守护心灵之窗
近视的成因及防控

主 编　陆人杰　邓国华　冯 伟

陈 洋　周 栋

西北大学出版社

·西安·

图书在版编目（CIP）数据

守护心灵之窗：近视的成因及防控／陆人杰等主编.
— 西安：西北大学出版社，2024.6
ISBN 978 - 7 - 5604 - 5404 - 7

Ⅰ．①守…　Ⅱ．①陆…　Ⅲ．①近视—防治　Ⅳ．①R778.1

中国国家版本馆 CIP 数据核字（2024）第 111718 号

守护心灵之窗：近视的成因及防控

SHOUHU XINLING ZHI CHUANG：JINSHI DE CHENGYIN JI FANGKONG

主　　编	陆人杰　邓国华　冯　伟　陈　洋　周　栋
出版发行	西北大学出版社
地　　址	西安市太白北路 229 号
邮　　编	710069
电　　话	029 - 88303310
网　　址	http：//nwupress. nwu. edu. cn
电子邮箱	xdpress@ nwu. edu. cn
经　　销	全国新华书店
印　　装	陕西瑞升印务有限公司
开　　本	787mm×1092mm　1/16
印　　张	26.75
字　　数	390 千字
版　　次	2024 年 6 月第 1 版　2024 年 6 月第 1 次印刷
书　　号	ISBN 978 - 7 - 5604 - 5404 - 7
定　　价	80.00 元

《守护心灵之窗： 近视的成因及防控》
编 委 会

主编简介

陆人杰 常州市第三人民医院党委委员、副院长，副研究员，公共卫生政策与管理博士、药学硕士、公共管理硕士。担任中国老年医学学会医学宣传教育分会委员、中国生物工程学会计算生物学与生物信息学专业委员会委员、中国生命关怀协会医院人文建设专业委员会委员、中国微循环学会转化医学专业委员会委员、江苏省医院协会第五届医院感染管理专业委员会委员及 INQUIRY、*International Journal of Health Planning and Management*、*SAGE Open*、《中国医疗管理科学》等国内外期刊的审稿专家。从事近视儿童青少年的心理健康、健康素养、合理用药等研究。主持省、市级科研项目 6 项，在 SCI、SSCI 收录期刊及核心期刊等上发表论文 40 余篇，获计算机软件著作权 2 项。

邓国华 常州市第三人民医院眼科主任，眼科教研室主任，主任医师，硕士研究生导师、温州医科大学眼科创新与转化研究院特聘教授、温州医科大学眼谷人工智能研究院特聘教授、常州卫生高等职业技术学校眼视光学产业教授、澳门科技大学医学院访问学者。担任中华中医药学会眼科学分会委员、中国医学装备协会眼科专业委员会委员、江苏省医学会第十一届眼科学分会委员会委员、江苏省中西医结合学会眼科专业委员会委员、江苏省防盲小组指导专家成员、常州市医学会眼科学分会副主任委员、常州市眼科医疗质量控制中心主任。擅长婴幼儿先天性白内障、各种复杂白内障手术，以及疑难玻璃体视网膜疾病的手术治疗，在省内率先开展 3D 数字导航系统引导下的眼科手术。主持省、市级课题 7 项，在眼科专业期刊上发表论文 50 余篇，在 SCI 收录期刊上发表论文 20 余篇，获国家专利 3 项。获市科技进步奖 1 项，获市医学新技术引进奖 2 项，先后被授予常州市"五一劳动奖章"及常州市"龙城工匠"称号。

冯　伟　常州市第三人民医院眼科副主任中医师，医学硕士，眼科视光医疗组组长，江苏省近视防控宣讲团专家组成员。担任江苏省医学会激光医学分会委员、江苏省医师协会激光医学专业委员会委员、常州市医学会医学科学普及分会委员。深耕眼视光领域10余年，临床经验丰富，擅长各类眼病的诊疗，尤其精通屈光手术治疗，儿童近视弱视治疗防控，角膜塑形镜验配以及各类角膜屈光性疾病的诊疗。参与省级中医课题1项，市级课题1项，出版医学专著2部，发表专业论文8篇。

陈　洋　常州市妇幼保健医院生殖中心副主任医师，南京医科大学妇产学科硕士，常州市"常有善育"项目主要参与者。担任中国民族医药学会外科分会理事。擅长儿童保健及妇产科疾病的诊疗，致力于为妇女儿童提供全面科学的生殖健康指导。参与省市级科研项目2项，在SCI收录期刊上发表论文1篇，在核心及省级期刊上发表论文多篇。

周　栋　常州市第三人民医院眼科医疗组组长，主任医师，从事眼科临床工作20余年。担任常州市医学会眼科学分会委员。主持省级中医药课题1项，参与各级各类课题5项，获国家实用新型专利4项，在SCI收录期刊上发表论文2篇，在核心期刊上发表论文2篇。荣获2018年常州市"卫计好青年"、2023年"优秀援疆干部"。

前　言

在现代社会，随着科技的发展和人们生活方式的改变，近视问题日益凸显，已经成为全球性的公共卫生挑战。为了深入探讨近视的成因、影响以及有效的防控措施，我们精心编写了这本近视科普读物——《守护心灵之窗：近视的成因及防控》。

本书旨在为读者提供周密、科学的近视知识，帮助大家更好地了解近视，从而采取有效的预防措施，保护视力健康。在成书过程中，我们汇聚了多位眼科学专家、公共卫生学者及教育心理学家的智慧与经验。经过深入的调研和严谨的论证，我们力求在本书中呈现准确、前沿的近视防控知识。同时，我们也注重内容的可读性和实用性，希望本书能成为广大读者保护视力健康的实用指南。本书的学术价值不仅体现在对近视成因的深入剖析，更在于其提出的综合性防控策略。我们结合国内外最新的研究成果，从遗传因素、环境因素、用眼习惯等多个角度探讨了近视的发病机制，并针对不同年龄段、不同人群的特点，提出了具体的预防和控制建议。此外，本书特别关注近视对心理健康的影响，以及如何在保护视力的同时，促进青少年的身心健康发展。我们相信，这些内容的融入，将使本书更具人文关怀和实践指导价值。

本书的出版由南京医科大学常州公共卫生高等研究院开放课题基金（编号：CPHS202303）、2022年江苏省省级卫生健康事业发展专项资金（省级临床重点专科建设补助资金）资助。本书的知识产权属常州市第三人民医院与南京医科大学常州公共卫生高等研究院共

1

享。同时，本书也是南京医科大学常州公共卫生高等研究院开放课题基金（编号：CPHS202303）、江苏省中医药管理局面上课题（编号：MS2022078）、江苏省医院协会医院管理创新研究课题（编号：JSY-GY－3－2023－247）的科研成果。希望本书的出版发行能够引起社会各界对近视问题的广泛关注，共同为青少年的视力健康保驾护航。

本书在编写过程中得到诸多同仁的关心和指导，他们不辞辛劳、积极参与，并对书稿的内容提出许多中肯的建议，同时西北大学出版社为本书的顺利出版也给予极大的帮助和支持，在此一并表示感谢。

我们衷心希望，本书能成为广大读者保护视力、关爱眼睛健康的良师益友。让我们一起努力，守护好每一双明亮的眼睛，迎接美好的未来吧！

编者
2024 年 6 月

目 录

2

第一章 了解近视

近视问题在我国已经变得越来越严重，成为影响广大民众尤其是青少年眼健康的重要问题。据统计，我国的近视人数已经达到了惊人的 7.5 亿，也就是说，平均每两个人中就有一人受到近视的困扰。这种常见的眼科疾病在全球范围内也备受关注。

第一节 近视的定义与类型

在正常情况下，光线进入眼睛，并在视网膜上形成一个清晰的图像。然而，对于近视患者，光线聚焦在视网膜前面，导致视物模糊。这主要是眼球的形状或眼轴长度异常所引起的。近视不仅影响视力，还可能对生活质量产生负面影响。本节将带大家认识一下近视以及它的分类。

一、光线成像的原理

光线在视网膜成像的原理是一个复杂的过程，涉及多个步骤和组织的协同工作。首先，光线从物体发出或反射后，经过角膜和晶状体的折射，聚焦在视网膜上。这个过程类似于光线通过透镜聚焦在电影屏幕上。

在这个过程中，角膜和晶状体起着非常重要的作用。角膜是眼球的最外层，具有折光作用，能够将光线折射后聚焦在视网膜上。晶状体则是一个可调节的透镜，通过肌肉的调节改变其形状，进一步调整光线的折射，确保光线正确聚焦在视网膜上。当光线聚焦在

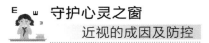
视网膜上时，大脑像放映机一样解析这些光线信息，形成我们所看到的图像。这个过程涉及神经系统的传递和解读，是眼睛和大脑之间复杂的信息交流过程。

此外，眼睛中的透明介质如房水、晶状体和玻璃体等也起着关键的作用。它们能够使光线通过并聚焦在视网膜上，同时防止光线散射或反射。这些透明介质出现异常或损伤，如白内障、玻璃体混浊等，都可能影响光线的聚焦和成像，导致视力下降。

二、近视的定义

近视是一种常见的视力问题，是眼睛在调节放松状态下，平行光线经眼的屈光系统折射后，焦点落在视网膜之前的一种屈光状态。近视的症状主要包括看远处物体模糊不清，而对近处物体则清晰可见。有时，患者还会出现眼睛疲劳、酸胀不适、畏光、流泪等症状。近视患者常常需要配戴框架眼镜或隐形眼镜来矫正视力，以便清晰地看到远距离的物体。近视的发生与多种因素有关，包括遗传因素、环境因素等。长时间近距离看书、电脑、手机等电子设备以及不良的用眼习惯都可能增加近视的风险。此外，缺乏户外活动、某些慢性疾病或长期使用某些药物也可能与近视的发生有关。

三、不同年龄段的近视

近视可以发生在任何年龄段，但不同年龄段的近视可能有不同的特点和治疗方式。

1. 儿童青少年近视

儿童青少年近视已经成为一个普遍存在的问题，这主要是由于现代社会中电子产品的普及以及学习压力的增大。长时间盯着电子屏幕，无论是手机还是平板电脑，都会对眼睛造成极大的负担，导致视力下降。而繁重的学习任务也使得孩子们没有足够的时间休息和放松眼睛。对于儿童青少年近视，定期的眼科检查和验光非常重要。一旦发现视力下降，就需要及时配戴框架眼镜或隐形眼镜来矫正视力，防止度数进一步增加。此外，家长和学校也应该鼓励孩子们多参加户外活动，放松眼睛，缓解学习压力。正确的用眼姿势，如保持适当的距离、调整屏幕亮度等，也是预防近视的重要措施。

2. 成年人近视

成年人近视的情况与儿童青少年不同。成年人眼球已经发育完成，度数相对稳定。然而，长期连续使用电子产品、读书等不良用眼习惯也会导致度数发生变化。这类近视容易出现眼睛疲劳、干涩等症状。对于成年人近视，配戴框架眼镜或隐形眼镜是矫正视力的主要方法。同时，保持良好的用眼习惯和卫生习惯也非常重要。适当休息，如闭眼、做眼保健操等，可以缓解眼睛疲劳。此外，均衡饮食、保证充足的睡眠也有助于保护眼睛健康。

3. 老年人近视

老年人是另一个需要特别关注的群体。随着年龄的增长，眼球结构发生变化，调节力下降，容易出现老视和近视同时存在的现象。这类近视度数较高，矫正视力较差，容易出现眼痛、头痛等症状。对于老年人近视，配戴合适的框架眼镜或隐形眼镜是必要的。同时，避免过度用眼和保持眼部卫生也是预防眼部疾病的重要措施。适当的眼部按摩、热敷等也可以缓解眼部不适。此外，定期进行眼科检查也非常重要，以便及时发现并治疗眼部疾病。

近视是一个需要长期关注和管理的健康问题。无论是儿童青少年、成年人还是老年人，都需要保持良好的用眼习惯和卫生习惯，定期进行眼科检查和验光，以确保眼睛健康。

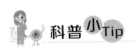 科普小Tip

在不同年龄段的儿童和青少年中，近视的发病率是否存在显著差异？

在不同年龄段的儿童和青少年中，近视的发病率存在显著差异。一般来说，年龄较小的儿童和青少年更容易发生近视，特别是那些长时间近距离看书、写作业、玩电子产品的孩子。这是因为在孩子身体发育的关键时期，眼睛也处于发育阶段，长时间近距离用眼会导致眼轴变长，进而引发近视。相比之下，年龄较大的青少年学习压力大、用眼时间长，也容易发生近视。不过，随着年龄的增长，近视的发病率会逐渐降低，但高度近视等特殊类型的近视在成年人中也有发生。

四、各种类型的近视

1. 按近视度数分类

（1）轻度近视：也称为低度近视，通常是指近视度数在 −3.0D 以下。轻度近视通常不会对视力造成太大的影响，例如看远处物体时有些模糊，但对于日常生活和工作一般不会造成太大的困扰。不过，轻度近视患者仍需定期检查视力，以确保度数不会进一步增加。一些简单的自我调节方法，如适当休息、保持正确的用眼姿势、多进行户外活动等，有助于预防轻度近视进一步发展。

（2）中度近视：近视度数 −3.0 ～ −6.0D。中度近视可能会对视力造成一定的影响，尤其是在远距离视物时，如看不清远处的物体、字迹等。患者可能需要配戴框架眼镜或隐形眼镜来矫正视力，以提高视觉质量。对于中度近视患者，除了配戴框架眼镜或隐形眼镜外，还可以考虑一些非手术性的治疗方法，如角膜塑形镜、低浓度阿托品滴眼液等，以控制近视度数的增加。

（3）高度近视：近视度数高于 −6.0D。高度近视可能对视力造成较大的影响。患者常常需要配戴厚重的框架眼镜或隐形眼镜，并且可能会影响职业选择和生活质量。此外，高度近视还会增加发生眼部疾病的风险，如视网膜脱离、黄斑病变等。因此，高度近视患者需要定期进行眼科检查，以确保眼睛健康。对于高度近视患者，除了配戴框架眼镜或隐形眼镜外，成年人还可以考虑手术治疗，如角膜激光手术、人工晶状体植入手术等，以改善视力。同时，也需要采取措施控制近视度数的增加，如保持良好的用眼习惯、增加户外活动等。

2. 按临床病理分类

（1）单纯性近视：单纯性近视是最常见的近视类型，其特点是近视度数较低，进展缓慢，眼底无严重的病理改变。这种类型的近视通常在青少年时期开始出现，长时间的近距离用眼、不良的用眼姿势或遗传因素等导致眼轴逐渐变长，使得平行光线聚焦在视网膜前面，形成近视。患者可以通过配戴框架眼镜或隐形眼镜来矫正视力，使患者能够清晰地看到远距离的物体。虽然单纯性近视患者眼底无严重的病理改变，但是如果长期不进行有效的矫正，可能会导致度数进一步增加，甚至发展为高度近视。

（2）病理性近视：病理性近视则是一种较为严重的近视类型，其特点是近视度数较高，通常在－6.0D以上，同时伴有眼底的病理改变。病理性近视通常在出生后不久或幼年时期就开始出现，并且进展较快，随着年龄的增长，度数逐渐增加。除了视物模糊外，还可能出现一些眼部的并发症，如视网膜脱离、黄斑病变、脉络膜新生血管等。这些并发症可能会对患者的视力造成严重影响，甚至导致失明。因此，对于病理性近视的患者，需要尽早进行有效的矫正和治疗，以避免度数进一步增加和并发症的发生。

3. 按屈光成分分类

（1）屈光性近视：屈光性近视主要指角膜或晶状体曲率过大或各屈光成分之间组合异常，导致屈光力超出正常范围，而眼轴长度基本在正常范围。这可能是遗传因素、先天性缺陷、角膜或晶状体的病变等导致的。与轴性近视相比，屈光性近视的度数一般较低，发展速度较慢，对眼睛的病理改变也较小。

（2）轴性近视：轴性近视是最常见的近视类型，指由于眼轴延长，眼轴长度超出正常范围，角膜和晶状体等其他眼屈光成分基本在正常范围。这种类型的近视通常是长时间的近距离用眼、不良的用眼姿势或遗传因素等导致眼轴逐渐变长，使得平行光线聚焦在视网膜前面，形成近视。随着眼轴逐渐变长，近视度数不断增加，可能导致一些眼部的病理改变，如视网膜变薄、脉络膜萎缩等。

4. 根据是否有调节作用参与分类

（1）假性近视：假性近视通常发生在儿童或青少年，表现为远视力低于正常，近视力正常。这种类型的近视并不是由于眼球结构的改变，而是由于调节功能的异常。当眼睛长时间处于近距离工作状态时，眼睫状肌长时间处于紧张状态，导致调节痉挛，使晶状体保持在相对较小的屈光状态，从而使远处的物体变得模糊。在小瞳下验光时，患者接受负球镜片后远视力可提高，但不能使调节放松，眼部疲劳症状可持续存在甚至加重。使用强效睫状肌麻痹剂散瞳后，远视力通常可恢复正常，检影验光提示患者为正视或轻度远视。因此，假性近视可以通过适当的休息和治疗来恢复正常的视力。

（2）真性近视：真性近视患者表现为远视力差，但近视力正常。这种类型的近视通常是眼球结构的改变，如眼轴延长或角膜曲率改变等，导致光线无法聚焦在视网膜上。患者的小瞳验光与散瞳验光结果无明显差异，用睫状肌麻痹剂散瞳验光时，患者散瞳后的远视力无明显变化，远视力可用负球镜片进行矫正。真性近视的形成与遗传因素、环境因素等多种因素有关，如长时间看电子屏幕、缺乏户外活动等。对于真性近视，目前主要采用配戴框架眼镜或隐形眼镜来矫正视力，对于高度近视患者，可能需要考虑手术治疗。

（3）混合性近视：混合性近视患者表现为远视力差，但近视力正常。这种类型的近视同时存在调节和结构的变化。患者小瞳验光与散瞳验光的结果存在差异，前者所需镜片屈光度大于后者。用睫状肌麻痹剂散瞳验光时，患者散瞳后的远视力有所提高，但无法达到正常。散瞳后发生的视力提高为调节过强所致，即假性近视，而余下视力下降的部分为真性近视，须用负球镜片矫正。对于混合性近视，同样可以采用配戴框架眼镜或隐形眼镜来矫正视力，但对于高度近视患者，可能需要考虑手术治疗。

五、结语

在前面的内容中，我们深入探讨了近视的定义、分类以及不同年龄段的近视特点。近视，作为一种常见的视力问题，给人们的生活和工作带来了诸多不便。为了更好地应对近视带来的挑战，我们需要更全面地了解这一视力问题。在后续的章节中，我们将继续深入探讨近视的相关知识，并从多个方面入手，揭示近视的奥秘。

（陈　洋）

第二节　近视的症状与影响

近视，一个看似简单的名词，却与我们的生活息息相关，它作为一种常见的视力问题，正影响着越来越多的人。近视的症状主要包括视远物模糊、眼部疲劳、眼球突出等，这些症状不仅影响生活质量，还可能对眼部健康产生负面影响。那么，近视的症状有哪些？它对我们的生活又会产生怎样的影响？本节将详细介绍近视的症状与影响，帮助您更好地了解这一视力问题。

一、近视的症状

1. 视远物模糊

近视患者视远物模糊的主要原因是光线聚焦异常。正常情况下，平行光线进入眼睛后应聚焦在视网膜上，而近视患者的眼轴过长或角膜曲率过于陡峭，导致光线聚焦在视网膜前面，形成了模糊的图像。视远物模糊是近视最常见的症状之一，对于近视患者来说，看远处物体时往往需要眯起眼睛才能稍微看清一些。

2. 眼部疲劳

由于近视患者的眼睛需要不断调节焦距来看清物体，长时间用眼容易引起眼部疲劳。眼部疲劳的症状表现为眼睛酸胀、疼痛、发痒等不适感。这种情况尤其在长时间看电脑、手机等近距离的物品后更容易出现。对于近视患者来说，正确配戴框架眼镜或隐形眼镜可以有效缓解眼部疲劳。

3. 眼球突出

近视患者的眼球往往会向外突出，这是眼轴延长所致。眼轴是指眼球从前到后的长度。近视患者的眼轴相对较长，导致眼球突出。这种现象在高度近视患者中尤为明显，有时还会伴随有眼部充血、水肿等症状。眼球突出不仅影响美观，还可能对眼部健康产生负面影响。

4. 夜间视力下降

夜间光线较暗，近视患者看东西时容易出现眩光、光晕等症状，导致夜间视力下降。这主要是近视患者的眼球结构异常，对于光线的汇聚能力减弱，导致夜间视觉质量不佳。此外，有些近视患者可能因为瞳孔较大或瞳孔调节能力较弱，在夜间光线较暗的情况下难以适应，也会影响夜间视力。

5. 头痛、眼胀等症状

在高度近视患者中，长期视物模糊可能导致眼部调节功能紊乱，容易出现头痛、眼胀等症状。头痛通常位于额部或眼眶周围，有时还会伴随有恶心、呕吐等症状。眼胀则是眼部压力增高所致，可能伴随有眼部充血、水肿等症状。对于高度近视患者来说，定期进行眼科检查和关注眼部健康状况非常重要。

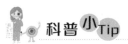 科普小Tip

视力下降是否近视发生的唯一早期迹象？

视力下降是近视发生的早期迹象之一，但并不是唯一的症状。其他症状还包括眼疲劳、头痛、眼胀等不适感。当孩子出现这些症状时，家长应该及时关注并带孩子去医院进行眼科检查。需要注意的是，并不是所有视力下降都是近视引起的，还可能是其他眼病或全身疾病的表现。因此，在出现视力问题时，应该全面检查并确诊病因，以便进行针对性的治疗。

二、近视儿童需警惕的五大症状

近视，作为现代儿童常见的视力问题，越来越受到家长和社会的关注。了解近视的早期症状，对于及时发现、干预和治疗具有重要意义。以下为您详细解析近视儿童可能出现的五大症状：

1. 视物模糊

视物模糊是近视最直观的表现。当孩子在看黑板、看电视或阅读时，如果经常性地眯起眼睛或凑得很近，这可能是他们在努力适应模糊的视觉。近视导致眼睛的屈光系统无法将远处的物体清晰地成像在视网膜上，因此孩子会感觉视物不清。

2. 眼睛疲劳

长时间看书、写字或玩电子产品后，孩子可能会感到眼睛酸胀、疼痛，甚至出现头痛。这是因为近视的眼睛需要更多的调节力来看清物体，长时间下来会眼睛疲劳。此外，眨眼次数减少也会加重眼睛的干涩和疲劳感。

3. 畏光

畏光是指眼睛对光线敏感，难以适应强光环境。近视儿童在阳光下可能会感到刺眼，需要眯眼或遮挡眼睛才能看清。这是因为近视眼睛的屈光系统发生了改变，光线进入眼睛时产生异常散射。

4. 眼位异常

正常情况下，我们的双眼是平行且对称的。但近视儿童可能会出现眼球突出或斜视的情况。眼球突出是眼轴增长导致的，而斜视则可能是屈光不正引起的眼肌力量不平衡。眼位异常不仅影响外观，还可能影响孩子的立体视觉和双眼协同功能。

5. 眼前出现黑点或漂浮物

这种现象被称为"飞蚊症"，是玻璃体混浊的表现。高度近视儿童的玻璃体内可能会出现微小的凝胶状物质，当这些物质漂浮在视线中时，就会形成黑点或漂浮物的视觉效果。虽然这种情况通常不会对视力造成严重影响，但如果孩子频繁出现此症状，建议及时就

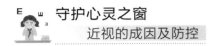
医检查。

了解这些近视症状后，家长们应该更加关注孩子的视力状况。如果发现孩子有以上任一症状，应尽快带孩子去医院进行眼科检查。同时，家长们也要督促孩子养成良好的用眼习惯，减少长时间近距离用眼的时间，定期参加户外活动以放松眼睛。只有做到早发现、早治疗，才能更好地保护孩子的视力健康。

三、近视的深远影响

1. 生活质量下降

近视患者视远物模糊，无法清晰地看到远处的物体，这会对日常生活和工作造成诸多不便。例如：驾驶时看不清道路和交通标志，可能增加交通事故的风险。运动时无法准确判断距离和动作，可能会影响表现和安全。观看电影、演出或比赛时，近视患者无法清晰地看到画面，影响观感和体验。此外，眼部疲劳也会影响学习和工作效率，导致用眼时间过长、眼睛酸胀等问题，降低学习和工作的效率。

2. 心理压力

由于看不清远处物体，近视患者容易产生自卑、焦虑等心理压力。他们可能会担心自己的视力问题影响形象和社交，或者在生活和工作中遇到困难和挑战。在社交场合中，近视患者可能因为看不清人脸而感到尴尬，影响社交互动。在工作中，近视患者可能需要频繁休息和调整眼镜，这可能会影响工作效率和职业形象。这些心理压力不仅影响心理健康，还可能对生活质量产生负面影响。

3. 眼部健康风险

长期近视不矫正或控制不当，容易引发多种眼部健康问题。近视患者的眼球结构异常，长期发展可能导致眼球突出、眼肌疲劳、青光眼等并发症。眼球突出是指眼球向外突出，可能会影响外观。眼肌疲劳是眼睛长时间调节焦距所致，可能会导致头痛、眼部疼痛等症状。青光眼是一种眼病，如果不及时治疗，可能会对视力造成严重损害。此外，高度近视患者还容易发生视网膜脱离、黄斑变性等疾病，这些并发症可能对视力造成严重损害，甚至失明。

4. 影响职业发展

某些职业对视力要求较高，如军事、航空、精密制造等。近视患者可能因视力不达标而无法从事这些职业，从而影响职业发展和个人成就。对于飞行员、航天员等职业，视力要求非常高，近视患者无法胜任这些职业。此外，一些精密制造、科学研究等工作也需要良好的视力条件，近视患者可能会受到限制。

5. 遗传风险

高度近视有一定的遗传倾向，父母患有高度近视，子女患近视的风险相对较高。这意味着近视可能会对家庭遗传产生影响，影响子女的视力健康。虽然遗传因素不是唯一的影响因素，但有高度近视家族史的人应该更加关注子女的视力状况，定期进行眼科检查，及早发现和治疗近视问题。同时，保持良好的生活习惯和用眼习惯也有助于预防和控制近视的发展。

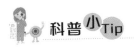

近视在人群中的普遍程度如何？

近视在人群中的普遍程度很高，特别是在一些发达国家和地区，近视已经成为一种"流行病"。据统计，全球近视的患病率已经超过25%，而在一些亚洲国家和地区，如中国、韩国和新加坡，近视的患病率甚至达40%以上。青少年是近视的高发人群，近视的发病率逐年上升，可能与现代社会中电子产品的普及、学习压力的增加以及不良的用眼习惯等因素有关。

四、高度近视危害多

一般来说，近视度数超过 -6.0D 的被视为高度近视。高度近视

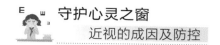
不仅会导致视力下降，还会引发一系列眼病，对眼睛健康造成严重威胁。随着近视度数的不断增加，眼球结构也会发生明显的变化。

1. 对眼球结构的影响

随着近视度数超过 −6.0D，进入高度近视的范畴，眼球结构会发生显著变化。这些变化包括眼轴的延长，呈现出眼球突出的外观，以及由此带来的视网膜压力和脆弱性增加。这种脆弱的视网膜容易出现裂孔，有可能导致视网膜脱离等严重视力问题。此外，高度近视还可能导致玻璃体变性、白内障、青光眼等眼病风险上升。

2. 运动时的眼部风险

高度近视患者在参与运动时，面临着更大的眼部风险。这些风险包括视网膜脱离、眼压的急剧变化以及其他眼部损伤。特定运动中的压力波动可能引发眼压的急剧升降，对眼球构成威胁。同时，剧烈的头部运动也可能导致眼球受伤。因此，高度近视者需要谨慎选择运动类型，并考虑配戴防护眼镜或装备来降低眼部风险。

3. 视力保护与预防措施

对于高度近视者来说，定期的眼部检查至关重要。这些检查有助于及时发现并治疗各种潜在的眼病，从而防止视力进一步下降。除此之外，维持良好的生活习惯和用眼卫生习惯也是预防眼病的重要措施。这些措施共同构成了高度近视者视力保护和预防眼病的基础策略。

五、关于近视不加深的年龄界限

近视是全球范围内的常见眼部问题，而其发展过程在不同年龄段存在一定的差异。近视的发展与眼球的生理变化密切相关，因此，了解近视不加深的年龄界限有助于更好地预防和控制近视。

在儿童和青少年时期，眼球处于快速生长发育阶段，眼轴逐渐变长，容易导致近视度数的增加。一般来说，近视度数会在 18 岁左右趋于稳定，不再明显增加。这是因为 18 岁以后眼球发育基本完成，眼轴长度趋于稳定。

然而，对于高度近视的人来说，即使在成年后，近视度数仍然有可能继续增加。这是因为高度近视的人眼轴长度超过正常范围，眼轴过长，导致视网膜承受压力过大，容易发生病变。此外，一些特殊情况也会导致近视度数增加，如病理性近视等。

因此，对于近视度数的控制，需要综合考虑年龄、遗传因素、生活习惯、眼部健康状况等多方面因素。对于儿童和青少年，应该养成良好的用眼习惯，减少长时间近距离用眼的活动。同时，成年后仍需关注眼部健康，保持良好的生活习惯，避免过度用眼和不良的视觉环境。

六、结语

近视的症状与影响是一个重要的科普话题。通过了解它的症状和影响，我们可以更好地关注自己的眼部健康，采取有效的预防和治疗措施。让我们共同关注眼部健康，保护我们的视力，创造一个清晰、美好的视觉世界吧！

（陈　洋）

第三节　近视的发病原因

近视，这一常见的视力问题，正逐渐成为现代生活中的一大困扰。那么，近视究竟是如何发生的呢？我们要从科学角度深入了解近视的发病原因。

一、多因素决定近视的发生

1. 遗传因素

（1）近视的遗传背景：近视的遗传性是一个复杂而有趣的话题。确实，基因在近视的发生和发展过程中起着一定的作用。高度近视往往与遗传有关。这种类型的近视被认为是由一个或多个基因的变

13

异所引起的，这些变异对眼睛的发育和眼轴长度产生了影响。这种遗传模式通常表现为常染色体隐性遗传，这意味着孩子从父母双方都继承有缺陷的基因型才能表现出近视的特征。然而，对于大部分人来说，近视更可能是一种多因子遗传病，这意味着它是由多个基因和环境因素的交互作用所引起的。

（2）关键遗传基因的作用：在众多参与近视形成的遗传基因中，有两类基因起到了决定性的作用。一类基因主要影响眼轴的长度。眼轴过长是导致近视的主要原因之一，这类基因的变异决定了眼睛发育过程中眼轴的生长情况。如果父母患有高度近视，那么他们的遗传基因可能携带与眼轴长度相关的变异基因，使得子女更容易发展成为近视。另一类基因则与角膜曲率有关。角膜曲率即角膜的弯曲度，决定了光线折射的角度，从而影响眼睛的焦距。当角膜曲率过大时，光线无法准确地聚焦在视网膜上，导致近视的形成。同样地，如果父母携带了与角膜曲率相关的变异基因，那么子女也更容易发展为近视。

（3）遗传的风险：高度近视的遗传不仅仅是遗传了近视这一状态，而是遗传了一种容易形成近视的体质。这种体质可能包括了眼轴过长或角膜曲率过大等相关的遗传基因。事实上，根据《高度近视防控专家共识（2023）》统计数据，与父母均无高度近视（-6.0D 以上近视）的孩子相比，父母中一人患有高度近视，其孩子高度近视的发病风险增加 2.99 倍；父母均有高度近视，其孩子高度近视的发病风险增加 10.74 倍，这一数据再次强调了高度近视的遗传性，并为预防和治疗近视提供了更深入的科学依据。

2. 环境因素

（1）长时间近距离用眼：长时间盯着电脑、手机或其他电子屏幕进行工作、学习或娱乐活动，会导致眼睛长时间处于近距离的调节状态，增加了眼睛的负担和压力。长时间持续这种状态会使得眼睛的调节能力下降，从而导致近视的发生和发展。因此，适当休息和放松眼睛非常重要，每隔一段时间要离开电子屏幕一段时间，缓解眼睛的压力和疲劳感。

（2）不良照明条件：光线不足或过强都会对视力产生负面影响。过强的光线会刺激眼睛，容易产生眩光和不适感；而光线不足则会使眼睛过度调节，容易引发眼部疲劳和近视。因此，保持室内光线适中、柔和，避免过强或过暗的环境下用眼是预防近视的重要措施之一。同时，使用合适的照明设备如护目镜或台灯等也能够有效地减轻眼睛的负担和压力。另外，小夜灯的使用也有影响，即使是微弱的光线也可能干扰睡眠质量和生物钟的调节。完全黑暗的环境不仅有助于孩子更快地入睡，而且可以提高他们的睡眠质量，进一步促进眼睛的健康。

（3）户外活动不足：户外活动对于保护眼睛健康起着重要的作用。研究发现，长时间的室内活动和缺乏阳光照射是导致近视的重要因素之一。户外活动不仅能有效预防近视的发生，还能减缓近视的发展。阳光下，身体会合成维生素 D，这种维生素对于维持骨骼和牙齿的健康至关重要。同时，阳光中的紫外线 B（UVB）对眼睛也有益处。当我们的眼睛暴露在阳光下时，紫外线 B 能够刺激视网膜释放多巴胺，这种神经递质有助于控制眼球的生长。如果缺乏阳光照射，多巴胺的释放量会减少，导致眼球过度生长，眼轴变长，进而引发近视。此外，户外活动还有助于缓解眼睛的压力和疲劳感。长时间盯着电脑、手机等电子屏幕会导致眼睛疲劳，进而增加近视的风险。而户外活动可以让我们的眼睛得到充分的休息和放松，减轻眼睛的疲劳感。

（4）不良用眼习惯：首先，不良的读写习惯是影响眼睛健康的一大隐患。长时间低头看书、写字时笔尖离眼睛太近、书本放得过低等都可能使眼睛过度调节，导致眼睛疲劳。这种疲劳如果长期累积，就会增加近视的风险。其次，错误的坐姿也会对眼睛造成伤害。此外，长时间连续用眼也是近视的"隐形杀手"。长时间盯着电脑、手机或者电视屏幕，会使眼睛长时间处于近距离的调节状态，加重眼睛的负担，导致视力下降。过度使用电子产品如手机、平板电脑等会加重眼睛的负担和压力，导致眼部疲劳和近视的发生。因此，要控制使用电子产品的时间和频率，特别是在连续使用时要注意适当的休息和放松。同时，使用电子产品时也要保持正确的坐姿和适当的距离。

（5）饮食因素：饮食对眼睛健康也有重要影响。均衡的饮食可以提供身体所需的营养素，对眼睛健康至关重要。缺乏维生素、矿物质和其他营养素可能导致眼睛健康问题，包括近视。例如，维生素 A 对眼睛的健康至关重要，缺乏维生素 A 可能导致夜盲症和干眼等眼部疾病。其他营养素如锌、钙、铬和硒也对眼睛健康起着重要作用。糖分及蛋白质的过多摄入也可能对眼睛健康产生负面影响。高糖饮食可能导致体内血糖水平升高，影响眼球组织的正常代谢，进而可能引发近视。而过多摄入蛋白质，尤其是动物性蛋白质，可能导致体内酸碱平衡失调，对眼睛健康产生不良影响。因此，保持适度的糖分和蛋白质摄入量也是预防近视的重要措施之一。

3. 眼球发育

新生儿出生后，外界的视觉刺激开始对眼球的生长发育产生调控作用。这一过程被称为"正视化"，持续到屈光状态和眼轴长度达到合适的匹配。在正视化过程中，眼球逐渐适应外界的光线刺激，形成正常的视觉系统。然而，如果在这一过程中受到不良因素的影响，近视的发生可能会提早并加速。长时间近距离用眼、过早过多使用电子产品等不良的用眼习惯是导致近视的重要风险因素。这些习惯会影响眼球的正常发育，使眼轴过度增长，从而导致近视的形成。此外，早产儿相比足月儿更早结束正视化过程，这使得他们的近视和散光的发病率高于足月儿。研究还发现，胎龄越小、出生体重越低的早产儿，近视的易感性越高。这些儿童属于高危人群，应当引起早期重视并加强筛查。

为了保护儿童的视力健康，预防近视的发生，家长和社会应当关注儿童的正视化过程。在孩子成长过程中，应避免长时间近距离用眼和过早、过多使用电子产品等不良的用眼习惯。同时，对于早产儿和高危儿童，应加强视力筛查和监测，及时发现并干预近视问题。此外，提供良好的视觉环境、鼓励孩子多参与户外活动和均衡饮食也有助于保护视力健康，减缓近视的发生。

二、近视与地域和人种相关

近视的发生与地域和人种确实存在一定的关联，这其中涉及多种因素的交织影响。

1. 黄色人种

对于亚洲人来说，近视的发病率普遍较高，其中中国人和日本人的近视率尤其显著。与欧洲和美国等地区的人群相比，亚洲人的近视率明显偏高。这可能与亚洲地区的文化、教育和生活方式有关。在亚洲，教育体系更注重考试成绩，学生往往需要长时间读书、写字，加上课业负担较重，导致眼部疲劳，增加了近视的风险。此外，亚洲地区的电子设备普及率也较高，长时间使用电子设备也是导致近视的一个重要因素。

2. 白色人种

对于白色人种来说，近视的发病率相对较低，尤其是在与亚洲人群的对比中。在欧洲和美国，虽然近视现象也存在，但近视率普遍没有像亚洲那样显著。这可能与欧美的教育体系以及生活方式有关。这些地区的教育体系相对更为灵活，不仅仅局限于书本知识，也注重学生的实践能力，从而减少了长时间盯着书本或电子设备屏幕的情况。此外，欧美人更崇尚户外活动，这也对预防近视有积极影响，因为户外活动和自然光照有助于减缓眼轴增长，这是近视的一个重要指标。然而，值得注意的是，随着电子设备在全球范围内的普及，以及现代生活方式的改变，白色人种的近视率也在逐渐上升。尤其是在年轻一代中，长时间使用智能手机、平板电脑等电子设备已成为常态，这无疑增加了近视的风险。

3. 黑色人种

另一个值得关注的是黑色人种。与其他人种相比，黑色人种的

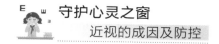
近视发病率明显偏低。这可能与黑色人种的遗传背景和环境因素有关。黑色人种的眼睛结构与其他人种有所不同，可能对近视的易感性有所差异。此外，黑色人种的生活习惯和环境因素也可能对近视发病率产生影响。

除了地域和人种的因素外，近视的发生还与多种遗传因素和生活习惯有关。一些研究已经发现，近视具有一定的家族聚集性，家族中有近视史的人群更容易发生近视。这可能与遗传基因的变异有关，导致眼睛的发育和眼轴长度受到影响。此外，长时间近距离看书、使用电子设备，缺乏户外活动等也是导致近视的重要因素。

综上所述，近视的发生与地域、人种、遗传和生活习惯等多种因素有关。对于不同的人群，应该根据其特点采取相应的预防措施，保护眼睛健康。同时，我们也需要进一步深入研究近视的病因和发病机制，为预防和治疗近视提供更多的科学依据。

三、关于照明度规范的相关规定

在照明规范方面，国际照明委员会（International Commission on Illumination，CIE）在 2001 年制订的标准中，明确规定了办公环境、学校环境以及图书馆阅读环境的照度要求。具体来说，这些场所需要达到的光照强度为 500lux。然而，相比之下，我国的相应标准较低。在我国，教室的光照强度要求仅为 300lux。

为了更好地保护儿童和青少年的视力，我国政府已经采取了一系列措施。2018 年 8 月 31 日，教育部与其他七个部门共同制订了《综合防控儿童青少年近视实施方案》。在这个方案中，学校被要求为学生提供一个符合用眼卫生要求的学习环境，并使用有利于视力健康的照明设备。此外，学校需要严格按照普通中小学校和中等职业学校的建设标准，确保教室、宿舍和图书馆（阅览室）等场所的采光和照明达到一定的标准。

除了学校环境外，家庭环境中的照明条件对于儿童的视力健康也十分重要。对于家庭课外学习，白天应尽量利用自然光线，而夜晚做作业时，光源应由屋顶灯（环境灯）和书写台灯（补光灯）共同组成。这样可以减少室内明暗差，保证书本的照明度达到400lux。这样的照明条件有助于减轻眼睛的负担，预防近视的发生。

无论是学校还是家庭，都应该重视照明条件对儿童和青少年视力的影响。通过提供符合标准的照明环境，我们可以有效地保护他们的视力健康，预防近视的发生和发展。

四、结语

总的来说，近视的发生是由多种因素共同作用的结果。遗传因素、不良的用眼习惯、不良的照明条件、缺乏户外活动等都可能增加近视的风险。因此，我们需要从多个方面入手，采取有效的措施来预防和控制近视的发生。例如，保持正确的用眼姿势、适当休息、注意阅读环境的光线、增加户外活动时间等都有助于保护眼睛健康，降低近视的风险。同时，定期进行眼科检查也是预防和控制近视的重要措施之一。让我们共同关注视力健康，创造一个清晰、美好的视觉世界吧！

（陈　洋）

第四节　近视的预防与控制

近视可防可控不可治！如何有效预防和控制近视，让我们的眼睛保持健康，是每个人都应该关注的问题。本节将为您揭开近视的预防与控制之谜，让您掌握守护明亮双眼的秘诀。

一、预防近视的发生

对于未发生近视的人群，尤其是儿童和青少年，积极预防近视的发生是非常重要的。以下是一些常用的方法，帮助您预防近视的发展。

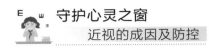
1. 良好的用眼习惯

（1）增加户外活动时间：阳光有助于调整视网膜的生理功能，预防近视。在自然光线下进行户外活动对眼睛非常有益，这有助于缓解眼睛的压力，预防近视。每天至少保证 2 小时以上的户外活动，并尽量在白天，特别是在阳光下进行活动。最新研究认为，间歇暴露在户外的近视预防效果优于连续 2 小时户外暴露。因此，可以增加户外活动的频率，保证每天户外活动的总时间不低于 2 小时。阳光是预防近视的"天然良药"。适当的户外活动可以促进血液循环，为眼睛提供更多的养分，增强其健康。参与户外活动，如乒乓球、羽毛球、网球、足球和篮球等，或者进行放风筝、踢毽子等活动，有助于锻炼眼睛的调节力。

（2）减少长时间近距离用眼：眼睛在调节焦距时，需要适当的休息来减轻其睫状肌的紧张状态。长时间的近距离工作或使用电子屏幕会导致睫状肌过度紧张，进而引发近视。长时间盯着手机、平板电脑等电子屏幕容易导致视力下降和近视。尽量减少使用时间，特殊情况下使用时间应控制在每天 15 分钟以内。电视也应少看，即使是视力正常的同学，每天看电视的时间也不应超过 45 分钟。每天使用电子屏幕的总时长应限制在 1 小时以内，并遵循"20 - 20 - 20"原则预防近视。

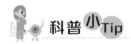
科普小Tip

什么是"20 - 20 - 20"原则？

这一原则建议我们在每近距离用眼 20 分钟后，暂停一下手头的工作，将视线转移到至少 20 英尺（约 6m）外的事物上，并持续观察 20 秒。

（3）正确的读写姿势：经常提醒、督促孩子读书写字坚持"三个一"，即眼睛离书本一尺（33cm），胸口离桌沿一拳（10cm），握笔的手指离笔尖一寸（3.3cm）。同时，连续用眼时间不宜超过 20 分钟，应适当休息。如果发现自己在写字或阅读时头部倾斜或趴下，应及时纠正。避免躺着或趴着看书，这可能会对眼睛造成不必要的压力。

（4）正确的握笔：握笔姿势是影响孩子视力的关键因素。错误的握笔姿势可能导致孩子头部偏向书写笔的左侧，双眼距离纸面更近，从而增加近视的风险。常见的错误握笔姿势包括右手靠近中性笔笔尖和用大拇指包绕握笔，这会导致右眼视线被挡住，使右眼靠得更近。长时间保持这种姿势会导致眼睛疲劳和近视。正确的握笔姿势应该是手握笔处与笔尖保持一寸的距离，手掌和手指呈放松状态，笔尖指向 11 点钟方向。

（5）适宜的读写环境：适宜的读写环境对于保护视力至关重要。在光线不足的环境下阅读或写作，眼睛需要更努力地调节焦距，长时间维持这种状态会导致眼睛疲劳。此外，为了看清楚文字，瞳孔会扩大，使得更多的光线进入眼睛，这增加了眼睛受到紫外线伤害的风险。相反，在光线过强的环境下，如直接阳光下或强灯光下，强烈的眩光会刺激眼睛，造成不适。此外，过强的光线也会增加眼睛调节压力，从而加重眼睛的负担。

为了保护视力，我们应该选择一个适宜的读写环境。理想的环境应该有足够的照明，这样可以减少眼睛的调节压力，防止眼睛疲劳。例如，使用台灯或阅读灯时，应选择具有适宜色温（4000 ~ 4500K）和足够光照强度的灯具。此外，尽量避免在直接阳光下或强灯光下阅读或写作。另外，我们也可以通过调整纸张颜色和对比度来改善阅读体验。较浅的底色（如白色）可以使文字更突出，降低眼睛的调节压力。同时，合适的字体大小和行距也有助于减轻眼睛的负担。

2. 健康的生活习惯

（1）均衡的饮食：错误的饮食习惯可能会增加近视的风险。应控制甜食和油炸食品的摄入，多吃蔬菜水果。保持均衡营养和多样化饮食对预防近视有积极作用。保持足够的水分摄入有助于眼部血液循环和泪液分泌，预防干眼和其他眼部问题。注意不要过量饮水导致眼部水肿。

（2）充足的睡眠：保证足够的睡眠时间是预防近视的重要因素之一。4～12岁的孩子每天应保证至少10小时的睡眠，而13～18岁的青少年每天应保证至少8小时的睡眠。睡眠不足可能会增加近视的风险，因此请尽量保证充足的睡眠时间。

（3）定期做眼保健操：学习并定期做眼保健操，如闭目、远眺等，有助于放松眼部肌肉，缓解眼疲劳。学校和家庭可组织眼保健操活动或课程。

3. 建立儿童眼健康档案

（1）定期进行眼科检查：从孩子出生开始，就应定期带孩子去正规医院的眼科进行检查。这有助于及时发现并处理眼部问题，如先天性眼部疾病、视力问题等。

（2）记录与跟踪：建立详细的眼健康档案，记录孩子的眼部检查结果、医生的建议等信息。定期更新档案，以便跟踪孩子的眼部状况。

（3）与医生保持沟通：与眼科医生保持良好的沟通，了解孩子的眼部状况和需要注意的事项。遵循医生的建议进行治疗或预防措施。

（4）家庭教育的重要性：家长应了解眼健康知识，关注孩子的眼部状况，及时采取措施。同时，教育孩子养成良好的用眼习惯和生活方式，共同维护孩子的眼部健康。

（5）社区和学校支持：社区和学校可提供眼健康教育和宣传活动，提高公众对眼健康的认识和重视程度。这些活动可以包括讲座、展览、宣传资料等，帮助家长和孩子了解眼部问题的预防和治疗方法。

（6）早期干预与治疗：对于已经出现视力问题的孩子，家长应及时带孩子去医院接受治疗。早期干预和治疗有助于控制病情发展，提高孩子的视力质量和生活质量。同时，治疗过程中也要注意孩子的心理支持，帮助他们克服焦虑和恐惧情绪。

（7）合作与支持：家长、学校、社区和医疗机构应加强合作与支持，共同关注儿童的眼健康问题。通过合作和资源共享，可以更好地预防和治疗眼部问题，提高儿童的整体健康水平。

二、控制近视的发展

对于已经近视的儿童，控制近视进展是非常重要的。除了改善用眼习惯和保持健康的生活方式外，还有一些有效的控制方法。

1. 角膜塑形镜（orthokeratology lens，OK 镜）

角膜塑形镜是一种特殊设计的硬质隐形眼镜，它在夜间配戴时对角膜施加压力，使其形状发生改变，从而在白天达到清晰的视力。这种镜片的作用机制是改变角膜的几何形态，从而控制眼轴增长，进一步控制近视的发展。角膜塑形镜的验配有严格的适应证要求，因为这是一种医学属性较强的眼镜。在配戴角膜塑形镜之前，一定要咨询眼科医生，确保孩子适合这种眼镜，并且要遵循医嘱，定期进行复查，以确保眼睛的健康状态。

2. 低浓度阿托品

低浓度阿托品是一种有效的控制近视进展的方法。大量的数据报告显示，0.01%浓度的阿托品可以有效控制近视的发展，而且副作用相对较小、反弹问题也较轻。

3. 功能性镜片和多焦软镜

功能性镜片和多焦软镜也是有效的近视控制手段。周边离焦理论认为，通过改变光学信号的传递方式，可以抑制眼轴的增长。而多焦软镜适用于不能进行角膜塑形但又需要控制近视进展的儿童。在验配这些眼镜时，需要根据孩子的具体检查结果进行判断和选择。

三、对预防和控制近视有益的营养元素

1. 维生素 A

维生素 A 是视网膜中视紫红质的合成不可或缺的元素，它能够维持眼睛在黑暗环境中的视觉功能，对预防夜盲症和干眼有积极作

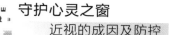
用。维生素 A 还可以影响视紫红素的再生，紫红素存在于视网膜视锥细胞中，对感光过程中起到关键作用。因此，平时饮食中应多注意补充维生素 A，多吃生菜、卷心菜、胡萝卜等蔬菜，它们可以帮助补充维生素 A。

2. 维生素 C

维生素 C 是晶状体的重要成分之一，在角膜上皮中含量最高，能够吸收紫外线，避免光诱导的氧化损伤，还能促进角膜胶原蛋白的生成，具有抗感染性质，促进角膜修复作用，对预防近视也有较好的作用。可以从橙子、苹果、猕猴桃、西红柿、南瓜、油菜以及其他新鲜的水果和蔬菜中补充维生素 C。

3. 铬元素

铬元素与近视的形成有一定的关系。当机体严重缺铬时，会引起机体血液渗透压的改变，进而导致眼睛晶状体渗透压的变化，房水易进入晶状体内，促进晶状体变凸，屈光度增加，产生近视。因此，应适当多摄入含铬元素的食物，如粗粮、小麦、花生、蘑菇、胡椒、肝脏、牛肉、鸡蛋、红糖、乳制品等。

4. 维生素 D

维生素 D 对预防近视有着很好的作用和效果。通过体育运动、晒太阳可以帮助促进体内维生素 D 的形成，起到预防近视的作用。

5. 蛋白质

蛋白质是构成眼球的必需营养物质。巩膜虽有一定的坚韧性，但在眼轴前后径部位仍比较弱。肉、鱼、蛋、奶等食物不仅含有丰富的蛋白质，而且含有全部必需氨基酸。值得注意的是，过多摄入蛋白质，尤其是动物性蛋白质，可能导致体内酸碱平衡失调，对眼睛健康产生不良影响。

6. 叶黄素和玉米黄素

这两种营养素是构成黄斑部的主要色素，具有抗氧化和吸收蓝光的作用，有助于保护眼睛免于蓝光和紫外线伤害。玉米黄素和叶黄素含量较高的食物有玉米、小米、菠菜、甘蓝菜等。

7. 花青素

花青素可减缓眼轴变长和屈光度向近视漂移，使巩膜胶原排列相对紧密、整齐，表现出对近视的抑制作用。花青素还能够激活和提高机体的视紫红质的再生能力，使人们能够较快地适应黑暗环境。花青素属于黄酮类化合物，广泛存在于越橘、黑果枸杞、蓝莓、黑加仑等深色植物中。

8. 钙

钙是骨骼的主要构成成分，也是巩膜的主要构成成分。钙的含量较高对增强巩膜的坚韧性起主要作用。食物中牛骨、猪骨、羊骨等动物骨骼以及乳制品、豆类产品、虾皮、虾米、鸡蛋、油菜、小白菜、花生、大枣等含钙量也较多。

9. 锌

近视患者普遍缺乏铬和锌，因此应多吃一些含锌较多的食物，如黄豆、杏仁、紫菜、海带、羊肉、黄鱼、牛奶、牛肉等。

四、结语

总的来说，预防和控制近视需要多方面的措施综合运用。保持充足的户外活动时间、保持正确的读写姿势、控制使用电子产品的时间、建立眼健康档案等都是有效的预防方法。对于已经近视的儿童，可以选择角膜塑形镜、低浓度阿托品等方法来延缓近视进展。同时，合理的营养和充足的睡眠也是保证视力健康的基础。

（陈　洋）

第五节　近视的误区与真相

在数字化时代的浪潮中，近视似乎成为现代人的"标配"，尤其在青少年人群中更为普遍。然而，人们对近视的认识仍存在许多误区，这些误区不仅会影响我们对近视的正确认识，还可能对眼睛健

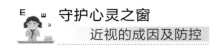
康产生不良影响。因此，本节将为您揭示近视的误区与真相，助您守护明亮双眸，迎接清晰美好的世界。

误区一：近视只是看东西模糊

对于近视，许多人仅仅认为其表现是视物模糊，然而实际上，这仅仅是其表面现象。近视对眼睛的影响远不止于此，它还会带来一系列的生理变化和可能的并发症。

真相：近视不仅会导致视物模糊，它还会引发眼球变形、眼轴变长、视网膜变薄等一系列生理变化。这些变化不仅影响视力，还可能引发严重的眼部疾病，如视网膜脱离和黄斑病变。因此，近视患者应该及时采取措施控制度数增长，如配戴合适的框架眼镜或隐形眼镜、定期进行眼科检查等。同时，保持良好的生活习惯和眼部卫生也是预防近视和眼部疾病的重要措施。

误区二：戴眼镜会使近视度数增加

对于很多近视患者，戴眼镜确实能够使他们看东西更清晰，但是有些人担心戴眼镜会让近视度数增加。这种担忧其实是没有科学依据的。

真相：首先，我们要明白戴眼镜的作用。眼镜的主要功能是矫正视力，使眼睛能够正常地调节焦距。对于近视患者来说，配戴适合的眼镜能够减轻眼睛的疲劳感，提高视觉质量，避免因长期眼部疲劳而加重近视。事实上，如果不配戴适合的框架眼镜或隐形眼镜，近视患者可能会因为看不清而过度调节眼睛，这反而会增加眼睛的负担，加速近视的发展。而且，长期眼部疲劳还可能导致其他眼部问题，如干眼等。因此，戴眼镜并不会使近视度数增加，反而是一种有效的矫正和保护措施。

误区三：手术可以治愈近视

许多人都认为通过手术可以治愈近视，但实际上手术只是矫正视力的一种方法，并不能改变眼球本身的病理变化。手术后如果不注意保护眼睛，仍然可能再次发生近视。

真相：我们要明白近视的原理。近视主要是眼球的屈光能力异常，使得远处的物体无法在视网膜上清晰成像。而手术主要是通过改变角膜的形态或植入人工晶状体等方式，来矫正视力，使眼睛能够正常调节焦距。但是，手术并不能改变眼球本身的病理变化。也就是说，手术并不能治愈近视的根本原因，如眼轴过长等问题。因此，手术后如果不注意保护眼睛，度数仍然可能再次出现或增加。事实上，手术矫正视力只是一种治疗方式，它可以帮助患者提高视力，但并不能保证度数不再增加。

误区四：长时间看电脑不会导致近视

有些人认为长时间看电脑不会导致近视，因为电脑屏幕比手机、平板电脑等设备的屏幕大。但实际上长时间看电脑也会导致眼睛疲劳和干涩等症状，容易引发或加重近视。

真相：首先，电脑屏幕释放的蓝光辐射对眼睛有一定的伤害，长时间盯着电脑屏幕会使眼睛过度调节，导致眼疲劳、干涩等症状。而且，长时间保持同一姿势看电脑也会影响身体的血液循环，导致眼部营养供应不足，进一步加重眼睛的疲劳和不适感。其次，长时间看电脑还可能引发其他眼部问题。例如，长期盯着电脑屏幕会导致眨眼次数减少，泪液蒸发过快，从而引发干眼。

误区五：眼镜度数配低一点，近视进展会稍慢

有些人认为眼镜度数配低一点可以减缓近视进展的速度，但实际上眼镜度数应该根据眼睛的实际情况来配，过低的度数会导致眼睛调节过度，反而加重眼睛疲劳，导致度数进一步增加。

真相：眼镜度数是用来矫正视力的，使眼睛能够正常调节焦距，看清楚远处的物体。如果眼镜度数过低，眼睛就需要更多的调节来弥补不足，这反而会增加眼睛的负担，导致眼睛疲劳、不适等症状。

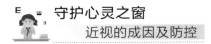
而且，过低的度数并不能减缓近视的加深速度。事实上，眼镜度数应该根据眼睛的实际度数来配，配足度数是矫正视力的关键。如果眼镜度数过低，眼睛仍然需要调节来看清物体，这会导致眼睛过度调节，加重眼睛的疲劳感，反而容易加速近视的发展。此外，长时间配戴度数不合适的眼镜还会导致视力进一步下降、近视度数增加等问题。而且，如果眼镜度数过低，一旦换上度数更高的眼镜时，可能会出现头晕、眼花等症状，影响视觉质量。

误区六：散瞳验光对眼睛有害

散瞳验光是一种通过药物使眼睛的睫状肌放松，以便进行更准确的验光的方法。然而，有些人认为散瞳验光会对眼睛造成伤害，这种担忧其实是一种常见的误区。

真相：散瞳验光使用的是局部麻醉剂，其作用是放松眼部肌肉，以便进行更准确的验光。药效过后，瞳孔会自然恢复正常，对眼睛没有任何伤害。事实上，散瞳验光是一种安全有效的验光方法。通过散瞳验光，我们可以更准确地了解眼睛的屈光状态，为配镜提供更准确的依据。对于青少年和儿童等调节力较强的群体，进行散瞳验光尤为重要，因为这可以帮助我们更准确地判断其近视状况，从而进行科学有效的干预和治疗。

误区七：眼保健操可以治愈近视

眼保健操是一种预防和缓解眼睛疲劳的方法，通过一系列的眼部运动来促进血液循环，放松眼部肌肉，缓解眼睛疲劳。然而，有些人误认为眼保健操可以治愈近视，这其实是一种常见的误区。

真相：近视主要是眼球的屈光能力异常，使得远处的物体无法在视网膜上清晰成像。眼保健操并不能改变眼球的形态和屈光能力，因此不能治愈近视。虽然眼保健操不能治愈近视，但它确实是一种有效的缓解眼睛疲劳的方法。长时间用眼的人群，如学生、电脑工作者等，通过眼保健操可以促进眼部血液循环，放松眼部肌肉，减轻眼部不适感，提高工作效率。此外，眼保健操还可以预防一些眼部问题。适当的眼保健操可以增强眼部肌肉的弹性，预防眼肌疲劳等问题。同时，眼保健操还可以促进泪液分泌，预防干眼等眼部疾病。

误区八：夜间使用手机不会导致近视

有些人认为夜间使用手机对眼睛的伤害较小，但实际上在黑暗环境中长时间使用手机会导致眼睛疲劳、干涩、视物模糊等症状，甚至引发或加重近视。

真相： 在黑暗环境中长时间使用手机会导致眼睛疲劳、干涩、视物模糊等症状。这是因为手机屏幕释放的蓝光辐射会刺激眼睛，使眼睛过度调节，同时长时间保持同一姿势看手机也会影响血液循环，导致眼部营养供应不足，进一步加重眼睛的疲劳和不适感。此外，夜间使用手机还可能影响睡眠质量。长时间使用手机会导致大脑过度兴奋，影响入睡和睡眠质量。而睡眠不足又会影响眼睛的健康，增加近视的风险。

误区九：戴隐形眼镜会导致眼睛感染

有些人认为戴隐形眼镜会导致眼睛感染，但实际上如果遵守正确的配戴和清洁方法，隐形眼镜是一种安全、有效的视力矫正方法。

真相： 正确配戴和清洁隐形眼镜可以减少眼睛感染的风险。在配戴隐形眼镜前洗手，确保镜片清洁，定期更换镜片和护理液，遵循正确的配戴和清洁方法可以降低感染的风险。

误区十：近视度数低不会影响生活

在许多人眼中，近视度数低似乎并不会对生活造成太大的影响，因此不需要治疗。但实际上，即使是轻度的近视也会对生活和工作造成一定的影响。

真相： 即使是轻度的近视，患者也会出现视物模糊、眼睛疲劳、

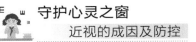
阅读障碍等症状。这些症状会影响患者的工作效率、生活质量以及健康状况。例如，在工作中，轻度近视可能导致患者看不清楚远处的指示牌、仪表盘等，影响工作效率和安全。在生活中，轻度近视也可能导致患者看不清楚电视、手机等电子设备的屏幕，影响生活质量。即使是轻度的近视，如果不及时治疗和控制，度数也可能逐渐增加。随着时间的推移，度数的增加可能会加重症状，甚至影响患者的正常生活和工作。

误区十一：只有孩子会得近视

在我们的日常生活中，很多人认为近视是孩子的"专利"，是学校里孩子们才会遇到的问题。但实际上，近视不仅仅是孩子的困扰，成年人同样也会面临近视的问题。

真相：近视是一种与年龄无关的眼部疾病。无论是孩子还是成年人，只要长时间处于不良的视觉环境下，如长时间看电脑、手机、平板电脑等电子设备，或者不良的阅读习惯、不注意眼部卫生等，都有可能导致近视。对于成年人来说，由于工作、生活等原因，长时间使用电子设备是常见的现象。长时间盯着电脑屏幕或手机屏幕，会导致眼睛疲劳、干涩等问题，进而可能引发近视。此外，不良的阅读习惯、过度用眼等也是成年人近视的常见原因。

误区十二：轻度近视不需要治疗

有些人认为轻度近视不需要治疗，但实际上轻度近视如果不及时采取措施控制度数增长，很容易发展成为高度近视。高度近视不仅会影响视力，还会引发其他眼部疾病。

真相：通常来说，轻度近视指的是近视度数在 − 3.0D 以下的情况。虽然这个阶段的近视度数相对较低，但如果不及时采取措施控制度数增长，很容易发展成为高度近视。高度近视是指近视度数超过 − 6.0D 的情况。与轻度近视相比，高度近视对视力的影响更为严重，且更容易引发其他眼部疾病，如视网膜脱离、黄斑病变等。这些眼部疾病可能会对视力造成不可逆的损害，严重影响生活质量。因此，轻度近视也需要及时采取措施控制度数增长。我们可以选择配戴合适的框架眼镜或隐形眼镜来矫正视力，使眼睛能够正常调节焦距，看清楚远处的物体。同时，保持良好的生活习惯和眼部卫生也是预防近视度数增加的重要措施。同时，定期进行眼科检查也是必要的。

误区十三：眼镜不需要一直戴着

有些人认为眼镜只需要在需要看远处的时候戴，平时可以不戴，这样能够减缓度数的增加。但实际上，这种观点是不正确的。眼镜需要一直戴着才能有效控制度数的增加，如果只是需要看远处的时候戴，平时不戴，会对眼睛造成不良影响。

真相：眼镜的主要功能是矫正视力，使眼睛能够正常调节焦距，看清楚远处的物体。如果只是需要看远处的时候戴眼镜，平时不戴，会导致眼睛长期处于疲劳状态，因为眼睛需要更多的调节来弥补度数的不足。眼镜度数的不合适也会加重眼睛的疲劳感。如果眼镜度数过浅，会导致眼睛过度调节，使度数进一步增加。而若眼镜度数过深，则会导致眼睛调节过度紧张，容易引发头痛、眼胀等症状。长时间配戴眼镜可以减轻眼睛的疲劳感，避免眼睛过度调节引起的度数增加。如果只是需要看远处的时候戴眼镜，平时不戴，会导致眼睛长期处于疲劳状态，容易引发或加重近视。

误区十四：眼部按摩可以治愈近视

近年来，眼部按摩因其声称能帮助缓解眼部疲劳、提高视力而受到广泛欢迎。然而，这种普遍的认知存在一定的误区。有些人错误地认为眼部按摩可以治愈近视，但事实上，眼部按摩并不能改变眼球本身的病理变化，因此不能治愈近视。

真相：眼部按摩虽然可以暂时缓解眼部疲劳，但并不能从根本上解决近视问题。这是因为按摩并不能改变眼球的屈光状态，也不

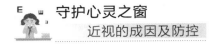
能修复已经形成的眼球结构改变。尽管如此，眼部按摩仍然是一种有效缓解眼部疲劳的方法。通过按摩，可以促进眼部血液循环，放松眼部肌肉，缓解长时间用眼导致的眼睛疲劳和不适感。

误区十五：看绿色植物不能缓解眼睛疲劳

在当今社会中，长时间面对电脑和手机等电子设备已经成为许多人生活的常态。随之而来的眼睛疲劳问题也日益严重。有些人认为看绿色植物不能缓解眼睛疲劳，但实际上，绿色植物对眼睛的放松作用是显著的。

真相：看绿色植物可以缓解眼睛疲劳。绿色植物能够调节眼球的焦距，使眼睛得到放松。同时，绿色植物也能使人心情舒畅，有益于身心健康。因此，在长时间使用电脑或手机后，可以看看绿色植物来缓解眼睛疲劳。

误区十六：戴眼镜会使眼睛变形

在近视人群中，有些人认为戴眼镜会使眼睛变形。这种观点似乎在一些人中广泛存在，但实际上，这是一个常见的误区。

真相：眼镜主要是用来矫正视力，使眼睛能够正常调节焦距，看清楚远处的物体。戴眼镜并不会对眼睛本身产生负面影响。眼睛变形的原因是什么？实际上，眼睛变形主要是近视度数的增加，导致眼轴变长，眼球突出。这种变形与是否戴眼镜没有直接关系。有些人可能会觉得戴眼镜后眼睛变形了，其实是近视度数的增加使得眼球变形更加明显，而不是戴眼镜本身。戴眼镜并不会导致眼睛变形。如果发现眼睛变形，应该及时检查度数是否增加，采取措施控制度数增长。同时，我们也应该选择合适的眼镜，确保眼镜的度数与近视程度相匹配，避免眼睛疲劳和度数进一步增加。

误区十七：治疗仪可以治愈近视

在当今市场上，许多商家声称他们的治疗仪可以治愈近视，吸引了许多消费者的关注。然而，这些声称往往缺乏科学依据，导致许多人对治疗仪的效果产生误解。

真相：近视是眼球的屈光能力异常，使得远处的物体无法在视网膜上清晰成像。这种异常的眼球形态是长期的、结构性的，而非简单的眼部疲劳或肌肉紧张所引起。因此，近视是一种不可逆转的眼部疾病。我们要认识到任何声称可以治愈近视的方法都需要经过严格的科学验证。目前，没有任何一种治疗方法被科学证明可以完全治愈近视。许多治疗仪所宣称的效果并没有得到科学证实，甚至可能存在安全隐患。实际上，对于近视的治疗，目前主要采用的方法包括配戴框架眼镜、隐形眼镜等光学矫正器具，以及在符合手术适应证的情况下进行手术矫正。这些方法都是通过光学或手术手段来矫正眼球的屈光状态，从而达到矫正近视的目的。

误区十八：眼镜不需要定期更换

有些人认为只要眼镜没有损坏就可以一直使用，不需要定期更换。但实际上随着时间的推移，眼镜的度数会发生变化，镜片也会磨损，导致视物模糊、眼睛疲劳等症状。

真相：随着年龄的增长，我们的近视度数可能会逐渐增加，因此，眼镜的度数也需要随之调整。如果长期配戴度数不合适的眼镜，不仅会影响视力，还可能导致眼睛疲劳、头痛等症状。眼镜的镜片也会随着时间的推移而磨损和老化。即使镜片没有明显的磨损，也会因为长期使用而导致镜片表面的涂层磨损或者镜片的光学性能下降。这会导致视物模糊、眼睛疲劳等症状的出现。现在的眼镜材质和涂层技术也在不断更新和进步。定期更换眼镜可以让我们享受到更好的视觉效果和使用体验。同时，现在市场上的眼镜品牌和款式也越来越多，定期更换眼镜也可以让我们尝试不同的款式和风格，增加生活的乐趣。

误区十九：高度近视无法控制

高度近视确实无法完全治愈，但并不意味着无法控制。除了常见的配戴框架眼镜和隐形眼镜之外，现代医学还有一些先进的方法可以用于控制度数的增长，如角膜塑形镜、屈光手术等。

真相：对于高度近视患者，可以选择适合的治疗方法来控制度数的增长。屈光手术如激光矫正手术则可以改变角膜形态，矫正视力。但需要注意的是，手术并非没有风险，应在充分了解并经过专业医生的评估后决定是否手术。

误区二十：近视是遗传的，无法预防

虽然近视有一定的遗传因素，但并不是完全由遗传决定的。不良的用眼习惯、长时间看电子屏幕等环境因素也是导致近视的主要原因。因此，采取正确的预防措施是很有必要的。

真相：虽然遗传因素对近视有一定的影响，但环境因素同样重要。为了预防近视，应保持正确的用眼姿势，适当休息，定期进行户外活动，减少长时间看电子屏幕的时间。同时，均衡饮食、保证充足的睡眠也有助于保护眼睛健康。

误区二十一：戴隐形眼镜会导致角膜变薄

在隐形眼镜的配戴者中，有些人担心长期配戴隐形眼镜会导致角膜变薄。这种担忧主要来源于对隐形眼镜工作原理和角膜生理的误解。

真相：隐形眼镜是一种直接覆盖在角膜表面的透明镜片，通过改变光线的折射路径来矫正视力。正常情况下，隐形眼镜不会对角膜造成直接的机械损伤。如果配戴隐形眼镜时不注意正确的使用方法和卫生习惯，可能会增加眼部感染的风险。例如，配戴过夜、使用过期护理液、镜片清洁不彻底等都可能增加眼部感染的概率。眼部感染可以导致角膜上皮细胞的脱落或者损伤，但这是不正确的配戴和护理习惯引起的，而不是隐形眼镜本身导致角膜变薄。

误区二十二：吃胡萝卜能改善近视

胡萝卜富含维生素 A，对眼睛健康有益，但它并不能直接改善近视。近视是眼球形态改变导致的视力问题，与维生素 A 的摄入量没有直接关系。

真相：虽然维生素 A 对眼睛健康至关重要，但单一的食物或营养素并不能直接改善近视。维生素 A 有助于维护视网膜的正常功能，预防夜盲症等眼部疾病，但它并不能改变眼球的形态或结构。要改善近视，我们需要采取科学的方法。如果度数较低，可以通过保持良好的用眼习惯、增加户外活动时间、均衡饮食等方式来预防近视加重。如果度数较高或者已经配戴框架眼镜或隐形眼镜，可以考虑进行手术治疗，如角膜屈光手术等。

误区二十三：手术后视力会回退

一些人认为近视手术后，视力可能会回退。然而，如果手术成功，并且术后护理得当，视力回退的可能性是很小的。

真相：近视手术如准分子激光角膜表面切削术，是通过改变角膜的形态来矫正视力的。在正常情况下，手术成功后，角膜的形态会在一段时间内保持稳定，视力也会相对稳定。然而，任何手术都有一定的风险和不确定性。在极少数情况下，手术后视力可能会出现回退现象。这可能与角膜愈合有关，或者个体对手术的反应不同。此外，一些术后的护理因素也会影响视力的稳定，如术后用眼习惯、眼部炎症等。为了减少手术后视力回退的风险，术后的护理非常重要。患者需要严格遵循医生的建议，按时使用眼药水、定期回诊复查。同时，避免过度用眼、避免眼部受到外力伤害、注意眼部卫生等也是重要的护理措施。

误区二十四：夜间使用电子设备会导致失眠

虽然夜间使用电子设备可能会影响睡眠质量，但并不是导致失眠的直接原因。失眠可能与多种因素有关，如生活习惯、心理状态等。

真相：我们要明白失眠的原因是多种多样的。失眠可能由生活压力、焦虑、抑郁、生活习惯等多种因素引起。而夜间使用电子设备，尤其是带有蓝光屏幕的设备，确实可能对睡眠产生一定的影响。蓝光对人体褪黑素有所影响。褪黑素是一种由人体自然产生的激素，主要作用是调节睡眠－觉醒周期，促进睡眠。如果夜间过多接触蓝光，可能会导致褪黑素分泌受阻，从而影响睡眠质量。但是，这并不意味着夜间使用电子设备直接导致失眠。失眠的原因往往比较复杂，可能涉及心理、生理、环境等多个方面。如果在夜间使用电子设备后感到失眠或睡眠质量下降，可以尝试调整使用时间，或者采取其他措施来改善睡眠。

误区二十五：电视屏幕越大越好

有些人认为电视屏幕越大越好，但实际上电视屏幕的大小应该根据观看距离来选择。如果屏幕过大，而观看距离过近，反而会对眼睛造成负担。

真相：电视屏幕大小的选择应该根据观看距离来决定。观看距离是指观众与电视屏幕之间的距离，而屏幕大小是指电视屏幕的对角线长度。在选择电视屏幕大小时，应该确保观看距离与屏幕大小相适应。如果屏幕过大，而观看距离过近，会对眼睛造成负担。过大的屏幕和过近的观看距离会增加眼睛的调节和集合工作，导致眼睛疲劳、干涩等问题。长时间在这种环境下观看电视，还可能引发近视等眼疾。因此，在选择电视屏幕大小时，应该考虑自己的观看距离。一般来说，观看距离应该是屏幕对角线长度的 1～1.5 倍。这个范围能确保眼睛在观看电视时不会过度调节，减轻眼睛的负担。此外，除了屏幕大小和观看距离外，电视的分辨率、亮度和对比度等因素也会影响观看体验。因此，在选择电视时，应该综合考虑这些因素，选择适合自己的产品。

误区二十六：眼镜框越轻越好

眼镜框的重量并不是越轻越好。如果眼镜框太轻，可能会导致配戴不稳定，使眼镜容易滑落或移动，从而影响视力。

真相：虽然轻质的眼镜框可能会减轻配戴者的负担，但如果眼镜框太轻，可能会导致配戴不稳定，使眼镜容易滑落或移动。眼镜框的稳定性对于保持眼镜在正确的位置和避免视力受损至关重要。在选择眼镜框时，我们需要考虑多个因素，而不仅仅是重量。材质、设计和稳定性都是重要的考虑因素。一些轻质的眼镜框可能会采用特殊的材质和设计来减轻重量，同时保持稳定性。例如，采用弹性材料、增加镜腿的弯曲度等设计，可以在减轻重量的同时保持眼镜框的稳定性。此外，个人的需求和舒适度也是选择眼镜框的重要因素。如果对眼镜框的重量敏感，可以选择轻质的材料和设计，但同时要考虑稳定性。如果对眼镜框的款式和风格有要求，可以根据自己的喜好来选择适合的款式。

综上所述，近视不仅仅是视力问题，它还会影响人们的生活质量。近视患者常常因为视物模糊而无法充分享受视觉盛宴，了解近视误区有助于我们更好地认识近视，采取正确的措施来保护眼睛健康。只有打破误区，科学护眼，才能真正保护眼睛健康，提高生活质量。

（陈　洋）

第六节　全球近视现状

近视，这个曾经被认为是"文明病"的视力问题，如今已在全球范围内呈现出泛滥之势。世界卫生组织发布的《世界视力报告》(2019) 指出，近视人群将从 2010 年的 19.5 亿增加到 2030 年的 33.6 亿。随着现代生活方式的改变，近视的发病率仍在持续增长。

一、近视大流行的趋势

有研究显示，2000 年、2010 年、2020 年、2030 年、2040 年和

2050 年全球全年龄段人群近视患病率分别为 22.9%、28.3%、34.0%、39.9%、45.2% 和 49.8%，高度近视患病率分别为 2.7%、4.0%、5.2%、6.1%、7.7% 和 9.8%。2050 年全球近视患病人数是 2000 年的 7.5 倍。预计在 2050 年，全球近视患病率最高为环太平洋的高收入地区（66.4%）和东亚地区（65.3%），最低的为东非地区（22.7%）和大洋洲地区（23.8%）。

然而，近视的流行趋势仍在不断恶化。据美国《调查性眼科与视觉科学》月刊 2019 年的一项研究显示，全球近视人口占比已经从平均 32% 上升到了近年的 50%。预测显示，到 2050 年，这一数字将飙升至惊人的 60%，特别是在发达地区，近视率可能达到惊人的 90%。

新冠疫情的爆发加剧了这一趋势。由于长时间居家隔离和线上学习，学生的户外活动时间大大减少，近视问题更加严重。此外，现代生活方式如长时间使用电子设备也对视力健康造成了压力。这一系列因素相互作用，导致了近视发病率的不断攀升。

二、全球地域和人种差异

近视问题不仅局限于个人的生理特征，更是受到环境、地域、种族和教育等多重社会因素的交织影响。从全球范围来看，不同地区和种族之间的近视发病率存在显著差异，这为深入研究近视的成因提供了宝贵的线索。

1. 地域差异

地域差异在近视问题上起到了不可忽视的作用。赤道地区的儿童似乎对近视有着天然的抵抗力，这可能与他们长时间暴露在自然光下的生活方式有关。自然光对视网膜释放多巴胺有刺激作用，而多巴胺能抑制眼轴增长，从而有助于预防近视的发生。相反，在高纬度地区，日照时间较短，孩子们可能难以获得足够的自然光照射，增加了近视的风险。

2. 种族差异

种族差异也对近视的发病率产生影响。白色人种的近视发病率普遍较低，这可能与他们的遗传背景、生活习惯和环境因素的综合作用有关。例如，白色人种的眼球结构可能与黄色人种存在差异，这可能影响他们对近视的易感性。此外，白色人种的文化和生活方式也可能对近视的发生产生影响，如他们更倾向于户外活动和体育运动等。

3. 教育体系和课程设置的差异

在亚洲国家，教育体系普遍强调考试成绩和学术竞争，导致学生们长时间用眼读书、做作业和使用电子设备等。这种高强度、长时间的学习压力可能导致学生们的视力问题。相比之下，一些西方国家的教育体系更为灵活，可能更注重学生的身心健康和户外活动，从而降低了近视的风险。

近视问题是一个复杂的社会现象，受到多种因素的影响。为了更好地预防和控制近视，我们需要进一步深入研究其背后的原因，并采取针对性的措施。这包括改善教育环境、增加学生们的户外活动时间、推广健康的用眼习惯等。同时，政府和社会各界也应该共同努力，创造一个更有利于视力健康的成长环境，让孩子们远离近视的困扰。

三、自然光理论在近视防控工作中的重要性

近视已经成为全球范围内的普遍问题，尤其在儿童中更为常见。尽管遗传因素在近视发病中起到一定作用，但环境因素也被认为是重要诱因。其中，自然光对近视的影响成为一个备受关注的话题。

尽管目前尚不完全清楚户外活动对预防近视的具体作用机制，但有理论认为，眼睛暴露在亮光下有助于维持其敏锐度。美国俄亥俄州立大学视力测定教授唐纳德·穆蒂指出，即使在阴雨天，室外的光照度仍比室内高出 10 倍。这为预防近视提供了新的视角：增加户外时间，让眼睛暴露在高光照环境中，可能对预防近视起到积极作用。

报道指出，自然光无法改变遗传性近视的进展，但对于因环境

因素导致的近视，自然光的影响不容忽视。美国俄亥俄州立大学视力测定教授唐纳德·穆蒂认为，自然光对预防近视具有积极作用。他指出，每天 2 小时或每周 14 小时的自然光暴露对儿童是有益的，而且这种效果的起始时间越早越好。因为一旦过了 12 岁，近视程度就很难得到有效控制。这一观点的提出是基于对自然光与人体生理关系的深入了解。自然光对人体的生物钟、内分泌和心理健康等方面都有重要影响。同时，自然光能刺激视网膜释放多巴胺，这是一种能够抑制眼轴增长的神经递质，有助于延缓近视的发生和发展。

为了保护儿童的视力健康，家长和社会应当重视自然光的重要性。除了鼓励孩子多参与户外活动，还应关注学校和家庭环境的采光设计。良好的采光条件可以让孩子在学习和生活中获得足够的自然光照射，从而降低近视的风险。此外，定期进行眼科检查也是预防近视的关键措施。通过早期发现和干预，可以有效地控制近视的进展，避免视力进一步恶化。同时，教育孩子养成良好的用眼习惯，如保持正确的阅读姿势、控制使用电子设备的时间等，也是预防近视的重要措施。

四、近视防控中全球公认的措施

面对全球性的近视问题，我们确实需要采取一系列有效的措施来管理和预防。

1. 深入研究和了解近视

通过科学研究，我们可以更清楚地了解近视的成因，从而制订出更有针对性的预防策略。例如，对于长时间使用电子设备的青少年，限制使用时间、定期休息和做眼保健操等措施可以有效地降低近视的风险。

2. 教育公众

学校、家庭和社会应当共同努力，提高人们对近视的认识，培养健康的用眼习惯。这包括正确的阅读姿势、适当的休息、避免长时间连续使用电子设备等。只有当人们意识到保护视力的必要性，才能自觉地采取行动。

3. 鼓励增加户外活动时间

减少长时间使用电子设备等生活习惯也是预防近视的有效手段。户外活动可以促使孩子们远离屏幕，放松眼睛，预防近视的发生。因此，家长和学校应当鼓励孩子们多参与户外活动，让他们在自然光线下进行游戏和运动。

4. 政府和医疗机构的责任

提供眼科检查服务和推广视力保健知识是预防近视的重要手段。政府可以制定相关政策，要求学校和社区提供视力检查服务，确保儿童和青少年能够及时了解自己的视力状况。同时，医疗机构也可以开展视力保健教育活动，向公众传授保护视力的技巧和方法。此外，政府还可以制定相关政策来减少学生的课业压力、增加户外活动时间等。这些措施有助于减轻孩子们的眼睛负担，降低近视的风险。学校也可以采取措施，如定期进行眼部保健操、合理安排课程时间等，以保护学生的视力健康。

防控近视需要全社会的共同努力。通过深入研究近视的患病率和危险因素、教育公众了解近视的危害、鼓励健康生活习惯、政府和医疗机构提供服务和支持等措施，我们可以有效地遏制近视的蔓延，保护人们的视力健康。这不仅是一项重要的公共卫生任务，也是我们为下一代创造更健康未来的责任。

五、各国近视防控"妙招"

1. 德国

德国的"巫婆眼镜"妙招是一个有趣的例子。从小学一年级起，德国学生就被邀请试戴"巫婆眼镜"，体验近视的感觉，了解造成近视的原因和戴眼镜对生活造成的不便。这一举措旨在让学生从小就对近视有所了解，并采取预防措施。

2. 加拿大

加拿大通过寄送"爱眼"信给家长，强调视力保护的重要性、用

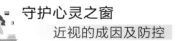
眼卫生的注意事项以及定期接受视力检查的方法等内容。此外，加拿大的学校（尤其是中小学）严格限制学生使用电子设备的时间，使青少年的用眼时间和强度大大降低。

3. 日本

日本近年来开始限制孩子玩电子游戏的时间，只允许他们在周末玩1次，每次不超过半小时或每周玩2次，每次不超过15分钟。这种措施旨在减少孩子长时间盯着屏幕的时间，从而预防近视。

4. 英国

英国提倡让孩子多参与户外活动。眼科专家建议，防治青少年近视的最佳手段就是让孩子每天能保证2个小时的户外活动时间。理想状态下，如果每天能保证2个小时户外活动，那么就可以有效预防儿童近视。

5. 法国

法国从婴幼儿时期就开始对儿童视力进行筛查。按照法国医保系统的要求，孩子出生后的第1周要进行视力评估，以判断是否存在器质性病变；满9个月和2周岁时，婴幼儿需再次接受视力检查，以判断是否存在眼球震颤或斜视等，避免对视力发育造成影响。同时，法国政府规定，婴幼儿必须分别在出生后的第8天、第9个月和第24个月做3次体检，其中一项重要内容就是视力检查，有问题就可以在第一时间得到矫正和治疗。

这些国家的举措都表明，近视防控需要从多个方面入手，包括教育、环境、生活习惯和医疗保健等。只有全社会共同努力，我们才能有效地预防和控制近视，为下一代创造一个更健康、更光明的未来。

六、结语

全球近视问题日益严重，已成为一个重大的公共卫生挑战。为了应对这一挑战，我们需要采取一系列有效的措施来管理和预防近视。深入研究近视的患病率和危险因素是关键，这有助于制定针对性的预防策略。教育公众了解近视的危害和保护视力的方法也至关重要。鼓励健康生活习惯，如增加户外活动时间、减少长时间使用电子设备等，有助于预防近视的发生。政府和医疗机构也应承担起更多的责任，提供眼科检查服务和推广视力保健知识。只有全社会共同努力，我们才能遏制近视的蔓延，保护视力健康。

（陈　洋）

第七节　我国的近视现状

　　随着社会的发展和科技的进步，近视问题在我国越来越严重，尤其是青少年近视率居高不下，已经成为一个不容忽视的社会问题。近视不仅影响青少年的身心健康，还可能对未来的职业发展产生负面影响。

一、近视发病率高

　　2021 年，第三届国民视觉健康高峰论坛的召开，为我们敲响了青少年近视问题的警钟。会上公布的数据显示，截至 2020 年，我国儿童青少年的总体近视率已达到惊人的 52.7%。这一数字不仅远超出了我们的预期，更在世界范围内高居榜首。我国 6 岁儿童的近视率为 14.3%，小学生的近视率高达 35.6%。更令人担忧的是，初中和高中阶段的学生近视率飙升至 71.1% 和超过 80%。这表明，随着学业的加重和电子产品的普及，青少年近视问题日益严重。

　　深入分析不同程度近视的数据，我们发现 10% 的近视儿童属于高度近视，而超过 1/3 的儿童是中度近视。这意味着中高度近视的比例已经接近 50%，这是一个触目惊心的数字。与欧美发达国家相比，我国的青少年近视率远超欧美国家，成为世界之最。

　　面对如此严峻的形势，我们必须采取紧急措施来解决青少年近视问题。家庭、学校和政府需要共同努力，加强对青少年视力健康

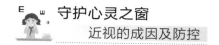
的关注和管理。家长应关注孩子的用眼健康，提供良好的视觉环境；学校应注重学生的眼保健教育，推广科学用眼知识；政府和社会应制定相关政策措施，加强医疗卫生体系的建设。

二、近视低龄化

近视低龄化是指近视发病的年龄越来越早，越来越多的儿童和青少年出现近视问题。随着现代社会的发展，儿童和青少年接触电子屏幕的时间越来越长，如电视、电脑、手机等，导致他们的用眼时间和强度增加，眼睛长时间处于紧张状态，进而引发近视。此外，学习压力大、不良的阅读习惯、缺乏户外活动等因素也可能导致近视低龄化。在城市中，高楼大厦的增多导致孩子的视野受限，更易导致近视的发生。因此，如何采取有效措施预防和控制近视低龄化成为一个重要的社会问题。

近视低龄化对个人和社会都带来了很大的影响。对于个人而言，近视会影响学习和生活质量，如无法清晰地看到远处的物体、需要频繁更换眼镜等。此外，对于个人来说，还会影响身心健康和未来职业选择。近视的人可能因为无法参加某些职业而错失机会，也会因为需要配戴框架眼镜或隐形眼镜而产生不适和不便。对于社会而言，近视低龄化会增加社会的医疗负担，影响国家的人口素质和劳动力水平。近视是一种常见的眼部疾病，需要定期进行检查和治疗，这会增加医疗资源的负担。同时，近视也会影响个人的学习和工作能力，从而影响国家的经济发展和社会稳定。

为了预防和控制近视低龄化，需要采取一系列措施。首先，应该加强宣传教育，提高家长和孩子的近视防控意识，让他们了解近视的危害和预防方法。其次，应该鼓励孩子多参与户外活动，放松眼睛，减少近距离用眼时间，培养良好的阅读和写作习惯。此外，应该加强电子产品使用的管理，限制孩子使用电子屏幕的时间，避免眼睛长时间处于紧张状态。同时，学校和家庭也应该提供良好的视觉环境，如调整课桌椅的高度、提供足够的照明等。此外，政府和社会也应该采取措施支持近视防控工作。政府可以制定相关政策鼓励企业研发和生产近视防控产品，同时也可以提供公共视力保健服务。学校可以定期组织视力检查，及时发现并采取措施防止近视的发展。家长也可以定期带孩子到医院进行检查和咨询医生的专业意见。

三、高度近视发病率高

在我国，随着社会经济的发展和人们生活方式的改变，近视已经成为一种普遍存在的眼病，高度近视的发病率也在逐年上升。这主要与以下几个因素有关：

1. 学习压力

我国的教育制度使得学生的学习压力较大，长时间的近距离学习、作业以及考试等都增加了近视的风险，尤其是高度近视的风险。很多学生从小学开始就戴上了眼镜，而且度数不断增加，发展成为高度近视。

2. 电子产品的普及

随着科技的发展，手机、电脑等电子产品的普及程度越来越高，青少年长时间使用这些产品，容易造成眼部疲劳，引发近视，尤其是高度近视。

3. 不良的用眼习惯

在日常生活中，很多人没有养成良好的用眼习惯，如长时间连续看书、看电视、玩游戏等，这些行为都可能引发近视，尤其是高度近视。

4. 缺乏户外活动

现代人的生活节奏越来越快，很多人缺乏足够的户外活动和运动，长时间待在室内，也会增加近视的风险，尤其是高度近视的风险。

5. 遗传因素

高度近视具有一定的遗传倾向，家族中有高度近视病史的人更

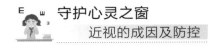
容易患上高度近视。

四、我国近视防控的措施

1. 加强学校视力管理

政府部门与学校密切合作，确保每个学生都能接受定期的视力检查。视力检查不仅限于一次性的活动，而是形成一项常规制度，确保每个学生每学期或每年都能得到检查。对于视力下降或存在近视风险的学生，学校会及时通知家长，并提供相应的建议和治疗方案。学校还会建立学生视力健康档案，以便追踪视力变化，并为后续的政策制定提供数据支持。

2. 促进户外活动

学校被鼓励增加体育课程和户外活动时间，确保学生每天都能有足够的时间在户外进行活动。在课间休息和午餐时间，学校也鼓励学生走出教室，进行简单的户外活动和伸展运动。通过增加户外活动，学生的眼睛可以得到放松，有助于缓解长时间看书或使用电子设备带来的眼部疲劳。

3. 家长教育与责任

政府通过家长会、宣传册、网络课程等方式，向家长普及视力保健知识，让他们了解近视的成因和预防方法。家长被鼓励监督孩子的用眼习惯，限制孩子长时间使用电子设备，尤其是在晚上或光线不足的环境中。家长还被要求定期带孩子去医院进行专业的眼科检查，以便及时发现并处理视力问题。

4. 提供免费视力筛查

政府与医疗机构合作，为学校提供免费的视力筛查服务。这些筛查通常包括视力测试、色觉测试、立体视觉测试等，旨在全面了解学生的视力状况。通过筛查发现的问题，医疗机构会提供进一步的检查和治疗建议。

5. 加强宣传教育

政府通过各种媒体平台（如电视、广播、报纸、网络等）向公众普及视力健康知识。在学校和社区举办讲座、研讨会等活动，邀请眼科专家讲解近视的预防和治疗方法。通过这些宣传教育活动，提高公众对近视危害的认识，引导人们养成良好的用眼习惯。

6. 电子产品管理

政府对电子产品的屏幕亮度、色温、分辨率等参数进行严格规定，以减少对眼睛的刺激和伤害。限制青少年使用电子设备的时间，尤其是在晚上或睡觉前。打击不良广告和网络游戏对青少年的诱导，保护他们的视力和身心健康。

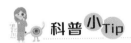

除了视力下降，近视早期还有其他哪些典型症状？

除了视力下降外，近视早期还有其他典型症状。例如眼睛干涩、疼痛、流泪等不适感；眼球变硬、看东西重影等视觉问题；眼睛出现闪光感等。这些症状可能与近视的发展有关，但具体原因需要进一步检查和诊断。如果孩子出现这些症状，建议及时就医并进行专业的检查和治疗。同时，家长也应该关注孩子的用眼习惯和环境因素，如控制孩子使用电子产品的时间、保持室内光线充足、增加孩子的户外活动时间等，以预防近视的发生和发展。

五、我国近视防控的难点

1. 近视防控意识的挑战

在我国，儿童青少年近视问题已经引起了广泛的关注。为了有效防控近视，需要学校、政府部门、家长和医疗机构等多方共同协作。尽管国家已经出台了相关政策，但在实际执行过程中，仍然存在一些困难和挑战。

（1）学校近视防控的困境：学校作为学生日常学习和生活的主要场所，对学生的视力状况具有深远的影响。然而，当前许多学校在推行近视防控措施时，面临着多方面的挑战。繁重的课程压力和学业负担使得学生长时间处于室内学习状态，缺乏必要的户外活动和休息时间，这无疑加剧了近视的风险。同时，部分学校对近视问题的严重性认识不足，缺乏系统有效的防控策略和管理机制，导致防控工作难以落到实处。

（2）政府部门在近视防控中的责任：政府在近视问题的预防和控制中承担着不可或缺的责任。但目前，一些地方政府对于青少年近视现象的关注度不够，相关的政策支持和资源投入有限。在执行层面，也存在执行力度不够、监管措施不到位等问题，这些都在一定程度上削弱了近视防控工作的整体效果。

（3）家长对近视防控的影响：家长作为孩子成长过程中的重要引导者，其态度和行为对孩子的视力健康影响深远。遗憾的是，一方面，不少家长对近视问题的认识存在偏差，甚至将其视为纯粹的视力问题而忽略其潜在的健康风险。另一方面，过度关注学业成绩而忽视孩子的身体健康，包括视力状况，也是导致近视问题日益严重的原因之一。

（4）医疗机构在近视防控中的角色与挑战：医疗机构在预防和治疗近视方面扮演着关键角色。然而，目前部分医疗机构在近视防控方面的专业能力和技术水平有待提高。同时，这些机构在普及视力保健知识和宣传教育方面也存在明显不足，无法有效地将正确的视力保护信息传递给公众，从而影响了近视防控工作的全面推进。

我国儿童青少年近视防控需要学校、政府部门、家长和医疗机构等多方共同协作。只有加强协作、完善政策、提高公众意识，才能有效地预防和控制近视的发生和发展。

2. 近视发生机制与精准防控的挑战

（1）发生机制：近视的发生机制仍不明确，这使得精准防控变得困难。尽管有一些研究探讨了近视的潜在机制，如调节功能、周边远视离焦、环境因素和基因因素等，但这些研究结果往往存在争议和不确定性。因此，对于近视的发生机制仍需进一步深入研究，以明确其具体原因和过程。

（2）精准防控：精准防控是另一个挑战。由于个体差异和环境因素等多种因素的影响，每个近视患者的发病机制可能不同。因此，针对不同个体制订个性化的防控方案是精准防控的关键。这需要医疗科技工作者针对不同个体进行深入研究，开发出更加精准和有效的防控手段和技术。此外，近视防控还存在数据采集和预测的挑战。近视的发生和发展是一个长期过程，需要长期的数据监测和分析才能做出准确的预测。然而，目前数据采集和监测的难度较大，数据的准确性和完整性难以保证。同时，对于预防最重要的预测更无法精准实现，如何精准地、个性化地预测近视的发生和发展仍是近视防控整体环节中的一个瓶颈和关键难点。

为了解决这些挑战和问题，需要加强国际合作和交流，借鉴国际先进经验和成果；加强基础和应用研究，推动科技创新和成果转化；加强宣传和教育力度，提高公众意识和参与度；建立健全相关政策法规和标准体系等。只有通过多方面的努力和协作，才能推动我国近视防控事业的发展和创新。

3. 近视防控数据采集与预测的挑战

（1）数据采集：近视防控数据的采集是防控工作的重要一环，但目前仍然存在一些困难和挑战。首先，数据来源的多样性使得数据整合和标准化变得困难。不同来源的数据格式、质量、采集标准等方面存在差异，这给数据的分析和管理带来了很大的不便。其次，数据采集的准确性和完整性也是一大挑战。近视的发生和发展是一个长期过程，需要长期的数据监测和分析才能做出准确的预测。然而，由于各种原因，如患者的依从性、设备误差等，采集的数据可能存在偏差或遗漏，这影响了数据的准确性和完整性。

（2）近视预测：近视防控的预测也是一个难点。目前，预测近视的方法和模型多种多样，但准确率仍有待提高。一方面，预测模型的建立需要大量的样本数据和长期的数据监测，这需要耗费大量的人力和物力。另一方面，预测模型的精度受到多种因素的影响，如个体差异、环境因素、生活习惯等，这些因素难以完全控制和标准化。

为了解决这些挑战和问题，需要加强近视防控数据的管理和标准化工作，建立统一的数据管理平台和标准体系，实现数据的共享和互操作。同时，需要加强预测模型的研究和开发，提高预测的精度和可靠性，为近视防控提供更加科学和精准的依据。此外，还需要加强国际合作和交流，借鉴国际先进经验和成果，共同推动近视防控事业的发展和创新。

六、结语

面对如此严峻的近视现状，我们需要采取有效措施来管理和预防近视。政府和学校应加强视力保健教育，提高公众对近视的认识和重视程度。家长也应该关注孩子的视力状况，定期带孩子进行眼科检查。此外，推广健康的生活方式，如增加户外活动时间、合理安排学习和休息等，有助于预防近视的发生。对于已经近视的人群，应积极采取矫正措施，如配戴框架眼镜、隐形眼镜或进行手术治疗。同时，要加强高度近视的筛查和管理，预防并发症的发生。

（陈　洋）

第八节　古代与现代近视现象的对比

在人类历史的长河中，视力问题一直伴随着我们的文明发展。然而，当我们把目光从现代转向古代，会发现近视这一现象在两个时代的分布与认知存在显著的差异。古代社会中，近视的发生率远低于现代社会。这一现象背后隐藏着怎样的原因？为何古代人对近视的认知与防治手段与现代截然不同？让我们一起深入探讨古代与现代近视现象的对比，揭示其背后的文化、社会与科技进步的交织影响吧！

一、古代社会近视发生率远低于现代社会

1. 古代与现代书写材料及阅读习惯的差异

在古代，人们使用的书写材料主要是竹简、丝绸等，这些材料

的物理特性决定了长时间阅读和书写时眼睛的疲劳感与现代纸张有所不同。同时，古代人的阅读习惯也减少了眼睛的负担，因为他们常常阅读字迹较大的书籍，而且书籍通常被放置在固定的位置。相反，现代人经常使用的电子设备，如手机和电脑，其屏幕小且字迹密集，长期使用这些设备很容易引发眼睛疲劳，进而增加近视的风险。

2. 古代与现代生活方式的对比

古代社会的生活方式使人们更加接近自然环境。频繁的户外活动，如狩猎和农耕，为眼睛提供了休息和远眺的机会，有助于减轻视觉压力。然而，在现代社会，人们更多地待在室内，缺乏足够的户外活动时间，这导致眼睛长时间处于近距离的视觉状态，从而增加了近视的发生率。

3. 教育普及程度对近视发生率的影响

在古代，教育并没有像现代社会那样普及，因此只有少数人有机会长时间读书或写字，这自然降低了近视的发生率。但随着现代教育的广泛普及，学生们需要长时间地学习和阅读，这无疑增加了近视的风险。此外，现代工作和生活方式中频繁使用电子设备和处理文书工作，也进一步加剧了近视问题。

4. 古代近视个例的存在

尽管古代社会的近视发生率较低，但并不意味着完全没有近视的情况。一些历史人物，如白居易和李白，就有视力问题的记载。这说明即使在古代，也有因遗传或用眼不当导致的视力问题。

二、对近视的认知不同

1. 古代社会

尽管近视并没有像今天这样普遍，但并不是完全没有被认识到。人们对近视的症状有一定的认知，并且有一些描述来形容这种视觉状况。在中国古代文献中，近视被称为"视近怯远"，意味着无法清晰地看到远处的物体。在西方，也有"蝇头症"之称，形象地描述了近视的症状。

然而，古代社会对近视的认知主要停留在对其症状的描述上，对于其病因和防治手段的了解相对有限。由于缺乏现代医学知识，人们往往把近视归咎于长时间阅读或工作导致的眼睛疲劳，或者年老体衰。这种认知反映了当时对于近视成因的朴素理解，也体现了对于视觉健康和保护眼睛的初步意识。由于对近视的病因和防治手段知之甚少，古代社会对于近视的处理方式比较简单，主要集中在休息和简单的生活习惯调整上。例如，减少长时间的阅读和工作，注意眼睛的休息和保养，以及尝试一些自然疗法如按摩、草药等。这些方法在一定程度上能够缓解眼部疲劳，但对于真正改善视力或预防近视的作用有限。

古代社会对近视的认知停留在表面，对其病因和防治手段的认识有限。这反映了当时医学知识的局限和科学技术的落后。

2. 现代社会

与古代相比，现代社会对近视的认知已经发生了翻天覆地的变化。在现代医学的推动下，我们对近视的理解已经深入到了生物学和遗传学的层面，而不仅仅是停留在症状描述和生活习惯调整的层面。

现代医学认为，近视是由多种因素共同作用的结果。其中，遗传是一个重要的因素，许多近视病例都有家族聚集的现象。这意味着近视可能会在家族中遗传给下一代。除了遗传因素外，环境因素和生活习惯也对近视的发生产生影响。例如，长时间近距离使用电子设备、缺乏户外活动等都可能导致近视的发生。在深入了解近视的病因后，现代医学提供了多种有效的治疗和防控手段。对于轻度近视，矫正眼镜、隐形眼镜等光学矫正工具是常用的治疗方法。这些工具能够通过光学原理改变光线在眼内的折射状态，从而矫正视力。对于中度至高度近视，框架眼镜或隐形眼镜仍然是主要的治疗方法，但手术干预也是一种选择。例如，激光角膜矫正术和晶状体植入术等手术方法可以帮助患者彻底摆脱框架眼镜或隐形眼镜的束缚。

现代医学还强调了近视的预防和控制。定期进行眼科检查可以帮助及早发现近视的迹象，及时采取干预措施。同时，保持健康的生活习惯，如减少长时间近距离使用电子设备、增加户外活动等，也有助于预防近视的发生或控制近视的发展。

现代社会对近视的认知已经深入到生物学和遗传学的层面，为其提供了更科学、更有效的治疗和防控手段。通过不断的研究和创新，我们对近视的认识和治疗将会更加完善，为更多的人带来清晰的视觉体验。

三、近视的重视程度不同

在古代社会，人们对近视的重视程度相对较低，这主要是因为近视在当时并不是一个普遍的问题。由于书写材料和阅读习惯的限制，以及生活和工作环境的差异，古代社会的近视发生率远低于现代社会。

然而，随着社会的发展和教育的普及，现代社会对近视的重视程度越来越高。人们逐渐认识到近视不仅是一个个体问题，也是一个社会问题。学校、家庭和公共卫生机构都加强了对儿童和青少年近视的防控工作。

四、配镜方式和治疗方法不同

1. 古代社会

在古代，没有眼镜的日子里，近视的人们生活在一片模糊之中。长久以来，他们深受其扰，却无计可施。为了解决这个问题，我们的祖先展现了他们的智慧与才智，发明了一种神奇的读书利器——放大镜！放大镜的出现，为古代的学者和文人提供了一种新的视觉工具。它不仅可以帮助他们更好地阅读和写作，还可以在绘画和工艺制作中发挥重要作用。通过放大镜，他们能够更清晰地观察细节，提高作品的质量和精度。随着时间的推移，放大镜的制作技术也在不断改进。从最早的水晶放大镜到后来的复合多片放大镜，其设计和材料都有了很大的进步。这些改进使得放大镜的性能更加稳定和提高，满足了人们在不同领域的需求。

真正意义上的眼镜传入中国是在明代宣德年间。当时，西方传教士为了更好地宣传教义，便携带眼镜作为礼物赠送给中国的皇族成员。这些眼镜是由玻璃制成的，虽然制作简单粗糙，却是中国历史上最早的眼镜。随着时间的推移，清朝时期眼镜开始逐渐普及。皇帝将眼镜作为赏赐赐给有功的大臣，使得眼镜成为身份和地位的象征。同时，一些富商和文人开始购买和使用眼镜，推动了眼镜的商业化和普及化。

在清朝时期，眼镜的制作技术也得到了很大的发展。从最早的单一透镜到后来的复合多片透镜，眼镜的性能得到了极大的提高。同时，眼镜的款式和材质也逐渐丰富多样，满足了不同人群的需求。从放大镜到眼镜的演变历程中，我们不仅看到了科技的进步，也感受到了人类智慧和创造力的无穷无尽。无论是古代的放大镜还是现代的眼镜，它们都为我们的生活和工作带来了极大的便利和改善。

在古代，由于医学知识和科技手段的限制，近视的治疗方法相对有限。然而，我们的祖先通过长期的实践和探索，积累了一些有效的经验和疗法。其中，中草药和针灸被广泛采用，并被认为是治疗近视的主要方法之一。

中草药在治疗近视方面发挥了重要作用。古代医家认为，近视是肝肾不足、气血亏虚等所致。因此，他们提倡使用具有滋补肝肾、益气养血等作用的中草药来改善视力。其中，菊花、枸杞子等中草药被广泛用于治疗近视，并被认为是明目的良药。这些中草药通过调理身体内部环境，达到改善视力的效果。除了中草药外，针灸也被认为能够治疗近视。古代医家认为，针灸可以刺激身体穴位，调和气血，从而达到改善视力的效果。然而，针灸治疗近视的效果并没有得到科学证实。虽然一些人通过针灸治疗改善了视力，但并不能排除心理暗示等因素的影响。因此，对于针灸治疗近视的效果需要进一步研究和验证。

另外，古代还有一些其他的方法如按摩和调节饮食等被认为能够改善视力。一些古代医书建议按摩某些穴位或进行眼部锻炼来改善视力。这些方法主要基于调理气血、舒缓眼部疲劳的原则。此外，一些饮食方面的建议也被提出，如多吃富含维生素 A 的食物（猪肝、胡萝卜）等，以补充眼睛所需的营养。

虽然古代对于近视的治疗方法相对有限，但我们的祖先通过智慧和实践积累了一些有效的经验。这些方法主要基于调理身体内部环境、舒缓眼部疲劳的原则，反映了古代医学对于人体整体观的重视。然而，由于缺乏科学验证和深入研究，这些方法的效果存在不确定性。在现代医学发展的背景下，我们需要更加科学地研究和验证这些方法的有效性，以更好地为近视患者提供治疗和改善视力的方案。

2. 现代社会

相比之下，现代社会对于近视的配镜及治疗方法已经非常先进和普及。现代医学已经深入了解近视的病因和发病机制，因此提供了多种有效的治疗和防控手段。

在配镜方面，现代社会已经普及了框架眼镜、隐形眼镜等多种光学矫正工具。这些眼镜采用了先进的材料和技术，能够提供更好的视觉效果和舒适度。此外，随着科技的发展，现代社会还出现了许多智能眼镜，它们具备多种功能，如语音助手、GPS 定位等。

在治疗方法方面，现代医学提供了多种选择。除了框架眼镜和隐形眼镜外，激光手术也成为许多近视者的选择。激光手术能够通过改变角膜的形态来矫正视力，从而避免配戴框架眼镜或隐形眼镜的麻烦。

五、结语

通过对比古代与现代的近视现象，我们可以看到人们对近视的认识和处理方式发生了巨大的变化。这不仅反映了科技和医学的进

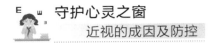
步，也反映了社会对健康问题的关注和重视程度的提高。希望未来的研究能继续深入探索近视的病因和发病机制，为防控和治疗提供更多的科学依据和方法。

虽然古人没有现代的眼镜技术，但他们仍然通过智慧和经验找到了一些应对近视的方法。从历史的长河中我们可以看到，人类对于生活的探索是永无止境的。无论是在古代还是现代，我们都一直在努力改善自己的生活质量。而关于近视的问题，不仅是对于古人还是现代人来说都是一个值得关注和探讨的话题。

（陈　洋）

第九节　视觉健康与生活质量的关系

在当今社会，科技的进步带来了生活品质的提升，但同时也带来了许多潜在的健康隐患。其中，视觉健康问题逐渐凸显，成为影响人们生活质量的重要因素。你是否曾因为视物模糊而错过了一张美好的风景照片？是否因为眼部疲劳而影响了工作效率？这些看似微不足道的小事，实则与我们的视觉健康息息相关。视觉健康与生活质量之间的关系，远比我们想象的要紧密得多。本节将列举几种常见的眼部疾病对视觉健康和生活质量的影响。

一、近视

近视是最常见的眼部疾病之一，特别是在青少年中。近视患者的眼轴长度会增加，导致光线无法准确地聚焦在视网膜上，从而造成视物模糊。这一现象主要是长时间近距离看电子屏幕、阅读或工作，导致眼球过度调节和痉挛，进而引起眼轴变长。

对于青少年近视患者，他们在课堂上可能会发现无法清晰地看到黑板上的字迹，这不仅会影响学习效果，还会对他们的自信心造成打击。此外，高度近视还可能引发视网膜脱离、青光眼等严重问题。例如，一个高度近视的年轻人在运动时，可能会因为眼球的剧烈震动而导致视网膜脱离，这将对其视力造成严重损害。除了影响学习和工作外，近视还可能对年轻人的社交和心理健康产生负面影响。他们可能会因为看不清而错过与朋友交流的机会，或者在社交场合感到自卑和局促不安。此外，由于需要频繁更换框架眼镜或隐形眼镜，也会给生活带来诸多不便。

因此，我们应该重视近视的预防和控制。保持健康的用眼习惯是预防近视的关键，如定期休息眼睛、控制用眼时间、保持正确的用眼姿势等。此外，定期进行眼科检查也是必要的，以便及时发现和控制近视的发展。通过这些措施，我们可以有效地保护眼睛健康，提高生活质量。

二、远视

远视是一种常见的眼部疾病，它与近视相反，远视患者的眼轴较短，导致光线聚焦在视网膜后面，看远或看近都不清晰。远视在儿童和年轻人中比较常见，随着年龄的增长，眼球发育逐渐停止，远视的症状会逐渐减轻。

远视的症状主要包括视物模糊、眼部疲劳、头痛等。远视患者在看近处或远处时都需要调节眼球，导致眼睛疲劳和不适感。如果远视度数过高，患者甚至需要使用凸透镜来矫正视力。

远视不仅影响患者的视力，还会对生活质量产生不良影响。例如，远视患者在阅读时需要将书本放得很远才能看清楚，这会增加眼睛的负担，导致眼睛疲劳和不适感。此外，远视还可能引发头痛、颈痛等问题，影响患者的身体健康。

对于远视的治疗，通常采用配戴框架眼镜或隐形眼镜的方式来矫正视力。此外，一些患者还可以通过手术来改善视力。为了避免远视影响健康，我们应该保持健康的生活方式，如保持均衡的饮食、适度运动、减少长时间使用电子产品等。同时，定期进行眼科检查也是预防和控制眼部疾病的重要措施。

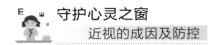
三、散光

散光是一种常见的眼部疾病，它会导致光线无法在视网膜上形成清晰的图像，从而造成视物模糊和眼部疲劳。散光的原因是眼球在不同方向上的屈光能力不同，导致光线在进入眼球后无法聚焦成一个清晰的点。这使得患者看东西时容易出现重影、模糊、眼部疲劳等症状。

散光对于日常生活和工作都有很大的影响。例如，一个散光的人在开车时可能会感到眼睛疲劳和视物模糊，这会影响他的驾驶安全。此外，散光还可能导致头痛、眼痛等症状，进一步影响患者的生活质量。因此，及时诊断和治疗散光对于保护患者的视觉健康至关重要。

对于散光的预防和治疗，保持健康的用眼习惯是关键。例如，减少长时间使用电子产品、控制用眼时间、保持正确的用眼姿势等。此外，定期进行眼科检查也是必要的，以便及时发现和治疗散光等眼部疾病。通过这些措施，我们可以有效地保护我们的眼睛健康，提高我们的生活质量。

四、弱视

弱视是一种严重的眼部疾病，通常是眼睛在发育过程中受到不利因素的影响，导致视力无法正常发育。弱视患者即使配戴框架眼镜或隐形眼镜也无法获得清晰的视力，这会对他们的学习和生活质量产生严重影响。

弱视的原因多种多样，包括先天性眼部疾病、眼部外伤、屈光不正等。这些因素导致眼球发育异常，使得视力无法正常发育。弱视患者通常会感到视物模糊、眼部疲劳、头痛等症状，这些症状会影响他们的学习和工作。

对于弱视患者来说，即使配戴框架眼镜或隐形眼镜也无法获得清晰的视力，这使得他们在学习、阅读、驾驶等需要高清晰度视力的活动中面临极大的困难。例如，一个弱视的孩子在学习认字时可能会遇到很大的困难，因为他的视力无法提供足够清晰的信息给大脑进行识别。这不仅会影响他们的学习成绩，还会对他们的自信心和自尊心造成打击。

弱视的最佳治疗年龄是 3~7 周岁，成年后几乎无法治疗，因此及早发现是治疗弱视的关键。我国对幼儿视力健康一直非常重视，从出生起的阶段性健康体检中都会有眼健康检查的内容，就是为了及时发现并治疗可能存在的弱视。家长们也要关注孩子的体检结果，如果有异常的情况要及时到医院就诊。

五、白内障

白内障是老年人中常见的眼部疾病之一，眼睛内部的晶状体变混浊，导致视力下降和视物模糊。白内障通常是年龄、遗传、眼部疾病、眼部受伤或长期使用某些药物等引起的。随着年龄的增长，晶状体逐渐失去弹性，变得混浊，光线无法正常通过，从而影响视力。

白内障对于老年人的生活产生很大的影响。随着视力下降，老年人可能无法清晰地看到周围的事物，这使得他们的日常生活变得困难。例如，一个白内障的老年人在走路时可能会感到非常不便，因为他们无法看清前方的事物，这增加了跌倒的风险。此外，白内障还可能导致老年人错过社交活动、无法进行日常家务活动等。如果不及时治疗白内障，还可能引发其他眼部问题，如青光眼等。青光眼是一种眼压过高的眼部疾病，会导致视神经损伤和视野缺损。白内障如果不及时治疗，可能会引发青光眼等严重问题。

因此，对于白内障的预防和治疗非常重要。保持健康的用眼习惯是预防白内障的关键，如定期休息眼睛、控制用眼时间、保持正确的用眼姿势等。此外，定期进行眼科检查也是必要的，以便及时发现和治疗白内障等眼部疾病。通过这些措施，我们可以有效地保护我们的眼睛健康，提高我们的生活质量。

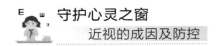
六、青光眼

青光眼是一种严重的眼部疾病，通常是眼压过高导致的。眼压是眼球内部的压力，它对于维持眼球的正常结构和功能是至关重要的。然而，当眼压过高时，就会对眼部视神经产生压迫，导致视神经损伤和视野缺损。

青光眼的症状包括眼痛、头痛、视力下降、视野模糊等。在病情严重的情况下，青光眼甚至可能导致失明。这对于患者的生活质量产生极大的影响，他们可能会失去独立生活的能力，无法进行正常的社交活动和工作。例如，一个青光眼的患者在黑暗的环境中可能会感到眼睛疼痛和视物模糊，这使得他们无法进行正常的夜间活动，如夜间驾驶或夜间阅读等。这不仅影响了他们的生活质量，还增加了他们发生意外事故的风险。

因此，对于青光眼的预防和治疗非常重要。保持健康的用眼习惯是预防青光眼的关键，如定期休息眼睛、控制用眼时间、保持正确的用眼姿势等。此外，定期进行眼科检查也是必要的，以便及时发现和治疗青光眼等眼部疾病。通过这些措施，我们可以有效地保护我们的眼睛健康，提高我们的生活质量。

七、结语

综上所述，各种眼部疾病对视觉健康和生活质量的影响非常严重。因此，我们应该重视眼部健康问题，定期进行眼科检查，采取积极的措施来预防和控制眼部疾病的发生。同时，我们还应该注意眼部卫生和健康的生活方式，如保持均衡的饮食、适度运动、减少长时间使用电子产品等。通过这些措施，我们可以有效地保护眼睛健康，提高生活质量。

（陈　洋）

第二章　眼部疲劳与近视防控

随着现代生活节奏的加快，电子设备的高度普及，眼部疲劳已经成为许多人的常态。长时间盯着电脑、手机屏幕，让眼睛承受着巨大的压力。而这种压力，正是导致近视发生和加重的重要因素。如何缓解眼部疲劳，有效防控近视，成为我们亟待解决的问题。本章我们将深入探讨眼部疲劳与近视的关系，以及如何通过科学的方法来减轻眼睛的疲劳感，从而为防控近视打下坚实的基础。

第一节　眼部疲劳的原因与影响

在当今社会，电子设备已经成为我们生活中不可或缺的一部分。无论是工作、学习还是娱乐，电子屏幕都扮演着重要的角色。然而，随着电子设备使用时间的增加，许多人开始感到眼睛疲劳，这不仅影响了生活质量，还可能对眼睛健康造成长期影响。本节我们将探讨眼部疲劳的原因与影响，帮助大家了解如何预防和减轻眼睛疲劳。

一、多因素导致眼部疲劳

眼部疲劳，也称为视力疲劳或视疲劳，是一种常见的眼部症状。随着现代生活中电子设备的大量使用，眼部疲劳的现象越来越普遍。长时间盯着手机、平板电脑等各种电子屏幕，不仅让眼睛感到疲劳，还会对视力产生不良影响。下面我们将深入探讨眼部疲劳的原因，帮助大家更好地了解如何预防和减轻眼睛疲劳。

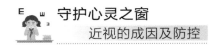
1. 长时间使用电子设备

长时间使用电子设备，如手机、平板电脑等，是导致眼部疲劳的主要原因之一。当我们盯着这些电子屏幕时，眼睛需要不断调节焦距以保持清晰视物。这种调节会导致眼睛肌肉长时间处于紧张状态，从而引发眼部疲劳。电子设备发出的蓝光对眼睛的晶状体和视网膜有一定的刺激作用。长时间接触蓝光可能使眼睛感到不适，并导致眼部疲劳。为了减轻蓝光对眼睛的影响，建议使用蓝光过滤器软件，或选择具有蓝光过滤功能的护眼模式。

长时间使用电子设备还可能影响睡眠质量。电子设备屏幕发出的蓝光可能会干扰人体内褪黑素的分泌，从而影响睡眠。为了保持良好的睡眠质量，建议在睡前避免长时间使用电子设备，并尽量减少蓝光对眼睛的刺激。

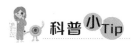 科普小Tip

孩子近视是否与长时间玩电子产品有关？

是的，孩子近视与长时间玩电子产品有一定关联。电子产品的屏幕通常较小且亮度较高，长时间盯着屏幕看容易导致眼部疲劳和干眼等问题。此外，使用电子产品时孩子往往会保持较近的用眼距离和不良的坐姿，这也会增加近视的风险。因此，建议限制孩子使用电子产品的时间，并鼓励他们多参与户外活动。

2. 不良的用眼习惯

不良的用眼习惯也是导致眼部疲劳的重要原因之一。长时间连续看书、写字、缝纫或其他近距离工作，或在光线不足或光线强烈的环境下工作或学习，都可能引发眼部疲劳。

为了减轻眼部疲劳，建议遵循以下几个原则：适当休息，每隔一段时间停止工作或学习，让眼睛得到放松；保持正确的姿势，如调整座椅和桌子的高度和角度，避免长时间低头或弯腰；注意光线环境，保持适宜的光线亮度，避免过强或过弱的光线对眼睛造成不良影响；合理安排工作时间和休息时间，避免长时间连续工作。

配戴合适的框架眼镜或隐形眼镜也是缓解眼睛疲劳的重要措施之一。选择合适的框架眼镜或隐形眼镜可以矫正视力问题，减轻眼睛的疲劳感。同时，定期进行眼部检查也是保持眼睛健康的重要手段。

3. 眼部疾病

一些眼部疾病也可能导致眼部疲劳的症状。例如，干眼、结膜炎、角膜炎等眼部疾病引起的炎症或泪液分泌不足等导致眼睛干燥、不适，从而引发眼部疲劳。对于这些疾病，及时治疗和改善生活习惯是缓解眼睛疲劳的关键。

一些眼部疾病，如斜视、上睑下垂等，也会影响人们的持久视物能力。对于这些患者，长时间用眼后容易出现眼部疲劳、眼胀、视物重影等症状。这些症状不仅影响生活、工作和学习，严重时甚至可能引发头痛、眼部疾病等健康问题。因此，我们需要重视眼部健康，遵循良好的用眼习惯，适时休息，减轻眼部疲劳对生活的影响。

4. 屈光不正

近视、远视、散光等屈光不正问题也会导致眼部疲劳。当眼睛需要不断调节焦距来看清物体时，肌肉会长时间处于紧张状态，引发疲劳感。对于这种情况，可以通过配戴合适的框架眼镜或隐形眼镜来矫正视力，减轻眼睛的疲劳感。同时，保持良好的阅读和用眼习惯，如每隔一段时间休息一下眼睛，做做眼保健操等，也有助于缓解眼睛的疲劳感。

5. 缺乏运动

长期久坐、缺乏运动也可能导致身体疲劳，包括眼睛疲劳。适当的运动可以促进血液循环，有助于缓解眼睛疲劳。因此，在日常生活中，我们应该保持适量的运动，如散步、慢跑、瑜伽等，有助于缓解身体的疲劳感，包括眼睛的疲劳感。

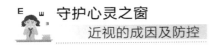
6. 年龄因素

随着年龄的增长，眼睛的调节能力逐渐下降，长时间近距离工作或阅读可能会感到眼睛疲劳。对于这种情况，老年人可以通过适当的休息和眼部保健来缓解眼睛的疲劳感。例如，每隔一段时间休息一下眼睛，做做眼保健操等。此外，适当的户外活动也有助于缓解眼睛的疲劳感。

7. 药物与营养

某些药物可能导致眼部不适或眼睛疲劳。例如，一些抗过敏药、抗高血压药等可能会引起眼部不适或干涩等症状。此外，营养不良，如维生素 A 缺乏，也可能影响眼睛健康，导致眼睛疲劳。因此，在服用药物时应注意眼部症状的出现，如有不适及时就医；同时保持均衡的饮食，摄入足够的营养素，有助于缓解眼睛的疲劳感。

8. 情绪压力

长期的精神压力和情绪紧张也可能引发身体疲劳，包括眼睛疲劳。情绪压力会导致身体紧张，使眼睛肌肉长时间处于紧张状态，容易引发疲劳感。因此，在日常生活中，我们应该学会放松自己，减轻情绪压力。例如，通过冥想、瑜伽等方法来放松身心；同时保持良好的作息习惯和睡眠质量，有助于缓解情绪压力和眼睛疲劳。

9. 眼科手术后

眼科手术，如常见的近视手术、斜视手术、青光眼手术和白内障手术等，都需要对眼表、眼球结构进行一定的调整。这些调整改变了眼睛的正常功能，所以在手术后的一段时间里，患者可能会出现不同程度的眼部疲劳症状。眼部疲劳可能会使患者的视力有些模糊，眼睛感觉疲劳，甚至出现头痛。这些都是正常的术后反应，不必过于担心。为了减轻眼部疲劳，可以听从医生的建议，按时使用药物，同时保持良好的生活习惯和用眼习惯。

综上所述，眼部疲劳的原因是多方面的。了解这些原因并采取相应的措施有助于保护眼睛健康，提高生活质量。适当的休息和眼部保健、保持均衡的饮食和良好的生活习惯、注意环境因素和情绪调节等都是缓解眼睛疲劳的有效方法。同时，定期进行眼部检查也是保持眼睛健康的重要手段。

二、眼部疲劳的影响

眼部疲劳给人们的生活和工作带来很大的不便，其影响主要体现在以下几个方面：

1. 眼睛干涩

眼睛干涩是眼睛疲劳最常见的影响之一。当眼睛长时间盯着电脑、手机等电子屏幕或书本时，眨眼次数会减少，导致泪液分泌不足，从而使眼睛感到干燥、不适。长期的眼睛干涩可能导致角膜上皮受损，引发眼部炎症等问题。

2. 眼睛酸胀

眼部疲劳会导致眼部肌肉的紧张，引发酸胀感和不适感。这种酸胀感通常在休息后可以得到缓解。

3. 视物模糊

长时间盯着屏幕或书本会让眼睛的调节能力下降，导致视物模糊。此时需要让眼睛休息一下，做做眼保健操，才能恢复清晰视力。为了保护视力，建议定期进行眼部检查，并遵循良好的用眼习惯。

4. 头痛

眼部疲劳有时会引起头痛，尤其是在眉骨和太阳穴区域。这种头痛通常在休息后可以得到缓解。为了缓解头痛，可以采取以下措施：放松身心，减轻压力；保持充足的睡眠；进行适当的运动和休息。

5. 眼部疾病

长期眼部疲劳可能导致眼部疾病的出现，如干眼等。这些疾病会严重影响生活质量，需要及时就医诊治。

6. 降低学习和工作效率

眼部疲劳会导致注意力不集中、思维迟缓等现象，从而降低学习和工作的效率。为了提高学习和工作效率，建议遵循良好的用眼

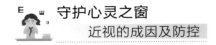
习惯，保持充足的睡眠和适当的运动。

7. 影响心理健康

长期的眼部疲劳和不适感可能对心理健康产生负面影响，如引发焦虑、抑郁等情绪问题。为了维护心理健康，建议采取积极的应对方式，如与朋友交流、进行放松活动等。同时，及时寻求心理医生的帮助也是重要的。

三、眼部疲劳与职业相关性

1. 计算机工作者

长时间面对电脑屏幕是导致计算机工作者眼部疲劳的主要原因。他们需要长时间盯着屏幕，进行编程、设计、写作等工作，眼睛需要不断调节焦距以保持清晰视物，这会导致眼部肌肉长时间处于紧张状态，引发眼部疲劳。此外，计算机工作者还可能因为蓝光对眼睛的刺激而感到不适。

2. 医生和护士

医生和护士经常需要长时间注视电子仪器和阅读医疗文件，这容易导致眼部疲劳。他们还需要在紧急情况下保持高度集中注意力，这会进一步加重眼睛的负担。此外，手术室中的灯光和紫外线也可能对眼睛造成伤害。

3. 驾驶员

驾驶员在驾驶过程中需要长时间集中注意力，观察路况和仪表盘等，这会导致眼部肌肉长时间处于紧张状态。此外，强烈的阳光和路面反光也可能对眼睛造成伤害，增加眼部疲劳的风险。

4. 环境科学家和研究者

环境科学家和研究者需要长时间观察和分析数据，阅读相关文献和报告，这容易导致眼部疲劳。他们还可能因为长时间使用电脑和电子设备而受到蓝光的伤害。

5. 美容师和理发师

美容师和理发师需要长时间保持精细的工作，如修剪、染发、烫发等，这需要他们保持高度的注意力，同时长时间保持同一姿势也容易导致颈部和肩部的疲劳。

6. 焊工和金属加工工人

焊工和金属加工工人需要长时间面对强光和高温环境，这不仅对眼睛造成伤害，还可能对皮肤和呼吸系统造成伤害。他们需要配戴专业的防护眼镜和呼吸器等设备来保护自己。

7. 建筑工人

建筑工人需要长时间在户外或高处工作，面对阳光、风沙等恶劣环境，这不仅容易导致眼睛疲劳，还可能对皮肤和其他身体部位造成伤害。他们需要配戴太阳镜、帽子等防护用品来保护自己。

8. 空中交通管制员

空中交通管制员需要长时间观察雷达屏幕和指挥飞机起降，这需要他们保持高度的注意力。同时，长时间坐着工作也容易导致颈部和腰部疲劳。空中交通管制员应当注意定期休息和锻炼，以保持身体健康。

四、干眼与眼部疲劳关系冷知识——"泪膜"理论

当我们谈及干眼，许多人首先想到的是眼部的干涩和不适。但实际上，干眼与眼部疲劳之间有着更为复杂的联系。接下来，让我们一起揭开这两者之间的神秘面纱。

干眼并非仅仅是眼部干涩那么简单。它是一种眼表疾病，会导致眼表发生一系列的生理和病理变化。这些变化包括眼表的炎症反应、角膜和结膜上皮的损伤以及角膜神经的异常。这些不良变化就像是我们眼中的"小恶魔"，不断地制造麻烦，让我们感到眼部不适、疲劳，甚至影响视力。

那么，这些"小恶魔"是如何影响我们的视力的呢？这就不得不提到泪膜的作用了。泪膜是眼球表面的一层保护膜，它由脂质层、水液层和黏蛋白层组成，能够滋润和保护眼球。而干眼患者的泪膜往往不稳定，就像是一层摇摇欲坠的玻璃，随时都可能破裂。当泪

膜不稳定时，它的光学质量就会受到影响。我们可以把角膜比作是一面镜子，而泪膜就是涂抹在镜子上的润滑剂。如果润滑剂不均匀或者缺失，镜子就会反射出模糊、扭曲的图像。同样地，当泪膜不稳定时，我们的视力也会变得模糊、有重影，甚至出现眩光。

为了弥补这种视力下降，我们的眼睛需要更加努力地工作，通过改变调节或者增加大脑融像负荷来适应。然而，这种适应过程会增加眼睛的负担，从而引发或加剧眼部疲劳。这就像是我们长时间搬运重物后感到手臂酸痛一样，眼睛在长时间过度调节后也会感到疲劳和不适。

因此，干眼不仅会导致眼部的干涩和不适，还会通过影响泪膜的稳定性来引发眼部疲劳。为了保护我们的眼睛，我们应该及时采取措施缓解干眼，如使用人工泪液、保持眼部清洁、避免长时间使用电子产品等。只有这样，才能让我们的眼睛远离"小恶魔"的困扰，保持清晰、舒适的视力。

五、结语

眼部疲劳是现代生活中的常见问题，长时间盯着电脑、手机等电子屏幕以及不良的用眼习惯是主要原因。眼部疲劳症状包括眼睛干涩、酸胀、视物模糊等，严重时甚至可能导致头痛、眼部疾病等。因此，我们需要遵循良好的用眼习惯，适时休息，减轻眼部疲劳对生活、工作和学习的影响。特别是对于容易发生眼部疲劳的职业人群，更应重视眼部健康，采取相应的防护措施。保持身心健康，是我们共同追求的目标。

（陈　洋　刘志南）

第二节　减轻眼部疲劳的方法与技巧

当今社会，随着电子设备的普及，越来越多的人面临着眼部疲劳的问题。眼部疲劳是长时间使用电子设备、不良的用眼习惯等导致的眼睛疲劳、干涩、视物模糊等症状。眼部疲劳不仅会影响我们的工作和学习效率，严重时甚至可能引发眼部疾病，如近视、干眼等。那么，如何有效地缓解眼部疲劳呢？本节将为您详细介绍减轻眼部疲劳的实用技巧，让您的眼睛重拾舒适与活力。

一、合理使用电子设备

长时间盯着电脑、手机等电子屏幕是导致眼部疲劳的主要原因。因此，每隔一段时间离开电子设备，让眼睛得到充分的休息是缓解眼部疲劳的有效方法。短暂的休息可以让眼睛放松，减轻眼部疲劳的症状。降低电子设备使用时间并不仅仅是为了缓解眼部疲劳，更是为了我们整体的身心健康。在忙碌的生活中，我们往往不自觉地陷入"屏幕依赖"，长时间盯着手机、电脑，这不仅增加了眼部疲劳的风险，还可能引发颈部、背部等问题。因此，合理安排使用电子设备的时间，适时休息，是每个人都应该养成的良好生活习惯。

为了更好地保护我们的眼睛，屏幕的高度设置也显得尤为重要。将屏幕高度调整至与眼睛水平平行，或者略低于眼睛 5cm 的位置，可以减少眼睛的调节负担，减轻眼部疲劳。同时，这样的设置也有助于保持正确的坐姿，预防因长时间低头而引发的颈椎问题。

当我们持续观看电子屏幕 45 分钟后，应该让眼睛得到充分的休息。远眺或闭眼休息 10 分钟是一个很好的方法。远眺可以放松眼部肌肉，而闭眼则可以让眼睛得到真正的休息。此外，进行简单的眨眼练习也是一个不错的选择。这个练习可以帮助促进泪液分泌，滋润眼睛，缓解眼部疲劳。

二、矫正屈光不正

在现代社会中，屈光不正已经成为一个普遍存在的问题。近视、远视和散光等屈光不正的情况在许多人的眼睛中都有所表现，但是很多人却从未进行过戴镜矫正。还有一些人虽然戴着眼镜，但是眼

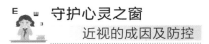
镜的度数、瞳距、镜框大小并不适合，即屈光矫正不当。这些情况都会导致光线无法清晰聚焦在视网膜上，需要经常动用调节功能，从而产生眼部疲劳。眼部疲劳不仅表现为眼睛的疲劳感，还可能出现头痛、眩晕、恶心等症状，严重影响生活质量。

三、及时诊治其他眼部疾病

眼部疲劳可能由多种眼部疾病引起，如干眼、角膜炎、结膜炎、青光眼等。这些疾病会损害眼部功能，导致眼部疲劳症状。那么，如何缓解这些眼部疾病引起的眼部疲劳呢？

1. 干眼

干眼是由于泪液分泌不足或质量异常引起的眼部干燥症状。要缓解干眼引起的眼部疲劳，我们可以使用人工泪液来补充泪液。在选择人工泪液时，最好选择不含防腐剂的天然人工泪液，这样更加安全。此外，热敷和按摩也是缓解干眼的有效方法。通过热敷可以促进泪液分泌，而按摩则有助于缓解眼部不适。

2. 结膜炎

结膜炎是一种常见的眼部炎症，可能导致眼部疲劳、痒和疼痛等症状。为了缓解结膜炎引起的眼部疲劳，保持眼部清洁非常重要。避免用手揉眼睛，勤换枕巾和毛巾，以减少细菌滋生。同时，适当使用抗炎药物可以减轻炎症反应，缓解眼部不适。

3. 角膜炎

角膜炎是另一种常见的眼部疾病，它可能导致眼部疼痛、视物模糊等症状。要缓解角膜炎引起的眼部疲劳，除了避免长时间用眼外，还需要使用抗炎药物和促进角膜修复的药物进行治疗。这些药物可以帮助减轻眼部疼痛和视物模糊，从而缓解眼部疲劳。

4. 青光眼

青光眼是一种眼内压升高，导致视神经受损的眼病。长时间的高眼压状态会损害视神经，导致视力下降和视野缺损。为了缓解青光眼引起的眼部疲劳，患者需要保持眼部休息，避免长时间连续使用电子设备。同时，医生可能会开具降眼压药物或建议手术治疗来降低眼压，从而减轻眼部疲劳的症状。

5. 白内障

白内障是一种晶状体混浊，影响光线进入眼睛，导致视力下降的眼病。随着年龄的增长，大多数人都可能发生白内障。白内障患者可能会感到眼部疲劳，因为他们的眼睛需要更加努力地工作才能看清物体。治疗白内障的唯一方法是手术更换混浊的晶状体，手术后患者的视力会有所改善，从而减轻眼部疲劳的症状。

6. 视网膜病变

视网膜是眼睛后部的感光组织，负责将光线转化为神经信号，传递到大脑以产生视觉。视网膜病变可以由许多原因引起，如糖尿病、高血压等。这些病变会影响视网膜的功能，导致视力下降和用眼疲劳。对于视网膜病变引起的眼部疲劳，治疗的关键是积极治疗原发病，如控制血糖和血压在正常范围内。此外，一些患者可能需要手术治疗或激光治疗来改善视力。

7. 眼肌疾病

眼肌疾病是指影响眼睛肌肉的疾病，这些肌肉控制着眼睛的运动。眼肌疾病可能导致眼球运动不协调或对焦问题，从而引起眼部疲劳。对于眼肌疾病引起的眼部疲劳，患者可能需要接受手术治疗或配戴特殊眼镜来矫正视力。这些特殊眼镜可以帮助调整眼睛的聚焦能力，改善视觉效果，从而减轻眼部疲劳的症状。

缓解眼部疲劳需要针对不同的眼部疾病采取不同的方法和技巧。保持眼部健康、避免长时间连续用眼是缓解眼部疲劳的基础措施。如果你有任何疑虑或症状加重，应尽早寻求眼科医生的帮助。同时，定期进行眼部检查也是预防眼部疾病的重要措施之一。通过了解这些方法和技巧，我们可以更好地保护自己的眼睛，让它们在长时间工作或学习中保持舒适和清晰。

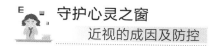
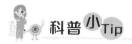

热敷可以缓解眼部疲劳吗？

热敷可以促进眼部血液循环，缓解眼部疲劳。您可以使用热毛巾敷在双眼上，保持毛巾的温度在 40℃ 左右，每次敷眼 10～15 分钟。热敷可以刺激眼部周围的穴位，促进血液循环，有助于缓解眼部疲劳。

四、调整生活作息和饮食

适度的运动对于缓解眼部疲劳具有积极作用。运动能够促进血液循环和新陈代谢，有助于改善眼部营养供应，缓解眼部疲劳。有氧运动如散步、慢跑、瑜伽等都是不错的选择，它们可以帮助放松身心，减轻眼部疲劳的症状。除了运动，定期进行短时间的休息也是缓解眼疲劳的有效方法。短暂的休息可以让眼部肌肉得到放松，减轻眼部疲劳的症状。您可以选择闭上眼睛，进行眼部体操、眼球转动等简单的眼部放松活动，以帮助缓解眼部疲劳。此外，每隔一段时间离开电脑或手机屏幕，眺望远处，也能起到放松眼部的作用。

合理的饮食对于缓解眼部疲劳具有积极的作用。为了保护眼睛健康，增强眼部免疫力，您应该多摄取富含维生素 A、维生素 C、维生素 E 和 Omega－3 脂肪酸的食物。维生素 A 对眼睛的视网膜健康至关重要，能够维持良好的夜视能力；维生素 C 可以促进眼部微血管的健康，预防白内障等眼病；维生素 E 具有抗氧化作用，可以保护视网膜免受自由基的损害；Omega－3 脂肪酸则有助于降低眼内炎症和视网膜病变的风险。富含维生素 A 的食物包括胡萝卜、南瓜、菠菜、鱼肉等；富含维生素 C 的食物有柑橘类水果、草莓、番茄等；富含维生素 E 的食物有坚果、种子、鳄梨等；富含 Omega－3 脂肪酸的食物有深海鱼、亚麻籽油等。同时，保持足够的水分摄入也有助于维持眼睛的正常功能。

需要注意的是，充足的睡眠是缓解眼部疲劳的重要因素之一。睡眠不足会导致眼部肌肉紧张和血液循环不畅，加重眼部疲劳的症状。因此，您应该保证每晚 7~8 小时的高质量睡眠时间，让眼部得到充分的休息和恢复。为了提高睡眠质量，您可以保持规律的作息时间，尽量在同一时间入睡和起床。此外，营造舒适的睡眠环境也非常重要，保持室内安静、凉爽、黑暗的环境有助于提高睡眠质量。避免在睡前使用电子产品，因为它们的蓝光会干扰人体褪黑素的分泌，影响睡眠质量。相反，您可以尝试在睡前进行一些放松的活动，如泡热水澡、听轻音乐等，有助于减轻眼部疲劳和放松身心。

五、物理方法

眼部按摩和眼保健操是保护眼睛健康、缓解眼部疲劳的实用方法。通过轻柔地按摩眼周穴位，可以刺激血液循环，缓解眼部肌肉紧张和疲劳，对于舒缓眼部不适、提高眼部舒适度非常有效。

眼部按摩的方法有很多种，轻压眼球、按摩太阳穴、轮刮眼眶等都是常见的方法。这些按摩动作可以有效地促进眼部血液循环，缓解眼部疲劳。在进行按摩时，需要注意力度适中，避免过度用力导致不适。同时，保持双手和眼部周围区域的清洁也很重要，以防止细菌感染。

除了眼部按摩，眼保健操也是缓解眼部疲劳的有效方法。简单的眼保健操动作包括闭目休息、上下左右看、眨眼运动和远近交替注视等。这些动作可以放松眼部肌肉，调节眼部肌肉的紧张度，对于缓解眼部疲劳非常有帮助。

通过综合运用这些技巧和方法，可以有效地减轻眼部疲劳症状，保护眼睛健康，让您的生活更加舒适和美好。同时，保持良好的用眼习惯和生活方式也是预防眼部疲劳的重要措施。

六、改善周围环境

除了适当的休息和眼保健操，我们还可以通过改善周围环境来

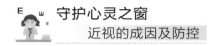
减轻眼部疲劳。

1. 调整空气湿度

干燥的环境容易导致眼部干涩，这是因为眼睛需要足够的湿润度来保持角膜的透明度和光滑度。如果环境过于干燥，眼泪蒸发过快，会导致眼部不适、视力模糊甚至角膜损伤。除了使用加湿器外，还可以尝试在室内放置一些绿色植物，它们不仅可以提供天然的湿度，还能净化空气。同时，保持室内适当的通风也很重要，但要避免直接吹风导致眼部不适。

2. 控制室内温度

过高或过低的室温都会影响人体的新陈代谢和血液循环，从而间接影响眼部的供血和营养状况。适宜的温度有助于眼部肌肉的放松，减少疲劳感。还可以通过增减衣物、饮用温水或凉茶等方式来适应室内温度。此外，保持室内空气的流通也有助于调节温度。

3. 合理调节光照

强光或弱光环境都会使眼睛过度调节，造成眼部疲劳。长时间在强光下工作或学习还可能导致视网膜损伤。此外，还可以选择配戴防蓝光眼镜来减少电子屏幕对眼睛的伤害。同时，定期做眼保健操和远眺也有助于放松眼部肌肉。

4. 保持室内清洁

尘埃和污染物不仅会刺激眼睛，引起炎症或过敏反应，还可能携带细菌和病毒，增加眼部感染的风险。使用空气净化器来过滤空气中的有害物质也是一个不错的选择。此外，保持良好的个人卫生习惯，如勤洗手、不揉眼等，也有助于预防眼部感染。

七、结语

面对眼部疲劳问题，我们可以通过多种方法来缓解和预防。除了上述提到的技巧外，还应该注意控制用眼时间、避免长时间连续使用电子设备等。最重要的是要有保护眼睛的意识，坚持良好的用眼习惯和生活方式。通过综合运用这些技巧和方法，可以有效地减轻眼部疲劳症状，保护眼睛健康，让您的生活更加舒适和美好。

（邓国华　张　强）

第三节　眼部疲劳的自我检测与预防

　　眼睛是我们获取外界信息的主要通道，我们每天通过眼睛感知外界的信息高达90%。然而，当我们的眼睛过度使用，超过其承受能力时，就会产生眼部疲劳。在当今快节奏的生活中，数码设备的普及以及不良的用眼习惯使得眼部疲劳成为一个普遍存在的问题，影响着越来越多的人。但值得庆幸的是，通过适当地调整生活方式，眼部疲劳的症状可以得到缓解甚至完全消失。因此，了解眼部疲劳的自我检测和预防方法至关重要。

一、眼部疲劳自我检测之"自问自答"

　　以下是一些眼部疲劳自我检测的问题，每个问题都与眼部疲劳的症状和表现有关。您可以关注自己最近一周的感受，对每个问题进行回答。

　　1. 当我注视电脑屏幕或阅读时，是否经常感到眼睛疲劳？

　　原理：长时间盯着屏幕或书本会使眼睛的肌肉持续收缩，导致疲劳感。这是因为眼睛需要不断调节焦距以保持清晰的图像。这种持续的调节工作会使眼部肌肉过度劳累，从而导致眼睛疲劳。

　　2. 当我结束一天的工作或学习后，是否觉得眼睛难以集中精力？

　　原理：长时间使用电子设备或阅读，使眼部肌肉和神经处于高度紧张状态，导致眼部疲劳。当眼部疲劳累积到一定程度时，就会影响视觉集中能力，使我们难以集中精力看东西。

　　3. 我的眼睛是否经常感到干涩或不适？

　　原理：长时间盯着屏幕或书本，减少了眨眼的次数，使眼睛表面缺乏必要的润滑，从而导致干涩。此外，电子设备释放的蓝光对人体褪黑素的分泌有所影响，也会导致眼睛干涩。

4. 在使用电脑或阅读后，是否经常出现头痛、颈部疼痛的情况？

原理：长时间低头使用电子设备或保持不良姿势会导致颈部肌肉紧张，甚至引发头痛。这是因为长时间保持同一姿势可能会压迫到颈部血管，影响血液循环，也可能压迫到神经，从而导致头痛。

5. 在长时间使用电子设备后，是否觉得视物模糊或重影？

原理：当我们长时间使用电子设备时，眼睛需要不断调节焦距以保持清晰的图像。这种持续的调节工作会使眼部肌肉过度紧张，导致疲劳和不适感。随着时间的推移，眼部肌肉的疲劳和紧张可能会影响视力，导致视物模糊或重影。

6. 我是否经常需要眨眼睛或揉眼睛来缓解眼部疲劳？

原理：这是眼睛自我保护的一种方式。眨眼睛可以润滑眼球表面，揉眼睛则是为了缓解不适感。当我们长时间使用电子设备或阅读时，眨眼的次数会减少，眼球表面的泪膜会蒸发，导致干涩。揉眼睛可以暂时缓解不适感。

7. 在看电脑屏幕或手机时，我是否觉得亮度、对比度或色彩有问题？

原理：长时间在不适宜的屏幕亮度或色彩下工作，可能会影响眼睛对亮度和色彩的敏感度，导致眼部疲劳。过亮或过暗的屏幕、对比度过低或过高、色彩过于鲜艳或不自然等都可能对眼睛造成负担，引发眼部疲劳。

8. 在使用电脑或阅读后，是否经常出现流泪或眼睛充血的情况？

原理：长时间使用电子设备可能导致眼部刺激或炎症，引发流泪和眼睛充血。电子设备释放的蓝光对人体褪黑素的分泌有所影响，会使眼睛干涩、疲劳和不适感增加。此外，不适当的屏幕亮度、对比度或色彩设置也可能对眼睛造成刺激和炎症。

9. 我是否经常感到眼睛酸胀或不适，尤其是在长时间使用电子设备后？

原理：这是眼部肌肉过度使用后的常见反应。长时间注视屏幕或书本会使眼部肌肉持续收缩，导致肌肉疲劳和酸胀感。此外，不适当的用眼姿势、长时间连续使用电子设备等也可能加重眼部不适感。

10. 在阅读或使用电脑时，我是否需要频繁调整焦距或眨眼来保持清晰视物？

原理：为了保持清晰视物，眼睛需要不断调节焦距和增加眨眼次数。当这些自然过程受到干扰时，可能会导致眼部疲劳。例如，长时间使用电子设备会使眼睛处于持续的调节状态，导致眼部疲劳和不适感增加。此外，不适当的用眼姿势、长时间连续使用电子设备等也可能干扰眼睛的正常调节功能。

二、眼部疲劳预防小贴士

1. 控制观看时间

长时间看电视会导致眼部疲劳。为了保护眼睛，连续观看时间不应超过 2 小时，之后应让眼睛休息 5 ~ 10 分钟。晚上看电视时，建议在电视背景开一盏小灯，有助于减轻眼部疲劳。长时间盯着电视屏幕会导致眼睛过度疲劳，甚至引发头痛。控制观看时间可以减轻眼睛的疲劳感，有助于保护视力。

2. 调整近用眼距离

长时间近距离阅读或工作容易引发眼部疲劳。因此，应尽量控制好近用眼距离，保持在 30cm 以上，并适时休息，以减轻眼睛的疲劳感。长时间近距离阅读或工作会使眼睛过度调节，导致眼部疲劳。控制好近用眼距离并适时休息可以减轻眼睛的疲劳感，同时也有助于保护视力。

3. 保持与电脑屏幕的适当距离

使用电脑时，应保持距离显示屏至少 50cm 的距离。显示屏应放在与眼睛平行或略低于眼睛的位置。这样不仅可以减轻眼部疲劳，还可以降低对眼睛的伤害。当人们使用电脑时，经常会出现过度靠近屏幕的情况，这会导致眼睛过度调节，引发眼部疲劳。保持适当

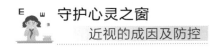
的距离可以减轻眼睛的疲劳感，同时也有助于保护视力。

4. 摄取足够的营养

维生素 A 对视网膜健康至关重要。为了保护眼睛，应确保摄取足够的维生素 A 和其他营养素，如鱼肝油、胡萝卜等。维生素 A 是视网膜健康的重要营养素，缺乏维生素 A 会导致夜盲症等疾病。因此，为了保护眼睛健康，应确保摄取足够的维生素 A 和其他营养素。鱼肝油、胡萝卜等食物富含维生素 A 和其他营养素，可以帮助补充身体所需的营养。

5. 慎用眼药水

虽然眼药水可以暂时缓解眼部充血和不适感，但频繁使用可能对眼睛造成伤害。如有需要，应在医生指导下使用。一些眼药水含有肾上腺素等成分，虽然可以快速缓解眼部充血和不适感，但长期使用可能会对眼睛造成伤害。因此，在使用眼药水之前，最好咨询医生的建议。

6. 注意灯光的影响

阅读或工作时，应选择合适的灯光，避免在过于刺眼或昏暗的环境下工作。同时，避免在颠簸的环境下阅读，以免加重眼睛的疲劳感。不合适的灯光会对眼睛造成伤害，导致眼部疲劳和视力下降。因此，选择合适的灯光非常重要。柔和的灯光可以减轻眼睛的疲劳感，同时避免对眼睛造成过度的刺激。此外，避免在颠簸的环境下阅读也可以减轻眼睛的疲劳感。

7. 及时诊治眼病

如果出现视力下降或其他眼部不适症状，应及时就医诊治。一些眼病如青光眼、视网膜病变等早期症状可能并不明显，但长期过度用眼可能会导致症状加重。及时诊治眼病可以预防眼病的发展和恶化，保护视力健康。如果出现视力下降或其他眼部不适症状，应及时就医诊治。医生会根据症状进行相应的检查和治疗，帮助缓解眼部不适和保护视力健康。

8. 常喝菊花茶

菊花茶富含维生素和其他营养素，具有养肝明目的功效。通过饮用菊花茶可以补充身体所需的营养素，有助于缓解眼睛疲劳和不适感。此外，建议在眼睛疲劳时，用热气腾腾的菊花茶进行眼部熏蒸也可以起到舒缓眼部不适的作用。

9. 加强计算机维护

为减少屏幕对眼睛的伤害，应及时更换老化的显示器，并调整显示器的亮度和对比度至适宜水平。同时，为避免屏幕反光对眼睛造成不适，可加设防反光屏。计算机维护对于保护眼睛健康非常重要。及时更换老化的显示器可以减少对眼睛的伤害，同时调整显示器的亮度和对比度至适宜水平也可以减轻眼睛的疲劳感。此外，加设防反光屏可以避免屏幕反光对眼睛造成不适感。

10. 关注精神因素

心理压力和情绪波动也可能影响眼部健康。保持良好的心态和情绪状态有助于缓解眼部疲劳和保护视力健康。避免过度焦虑和紧张可以帮助减轻眼部不适感，减少对视力的负面影响。

11. 闭眼休息

当感到眼部疲劳时，可以闭上眼睛休息片刻，用温热的毛巾敷眼 10 ~ 15 分钟，有助于缓解眼部疲劳感。闭眼休息可以让眼睛得到充分的休息和放松，有助于缓解眼部疲劳和保护视力健康。用温热的毛巾敷眼也可以起到舒缓眼部不适的作用。

12. 适当按摩

适当的按摩可以促进眼部血液循环，缓解眼部疲劳和不适感。通过摩擦双手至热后盖住眼睛进行深呼吸，或频繁眨眼等动作，可以放松眼部肌肉，缓解眼部疲劳。此外，定期进行眼部按摩也可以促进眼部血液循环，缓解眼部疲劳和不适感。

三、冷知识课堂

眼部疲劳不仅会导致眼睛疲劳，还可能引发全身性的健康问题，甚至导致早衰。这是因为疲劳会使肌肉和血液中的物质，如乳酸和酸性物质增加并在体内积累。这些物质不能及时排出体外或分解，

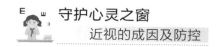
从而引起微循环障碍。微循环障碍会影响身体的正常代谢和氧气供应，导致器官功能衰退。长期眼部疲劳还可能直接对器官造成器质性病变，对身体健康造成严重影响。

当我们长时间用眼，肌肉和血液中的物质会发生变化，影响机体的正常代谢和功能，使机体的各个系统处于一个较低的水平时，免疫系统的功能也会受到影响。免疫系统是人体的重要防御机制，负责抵抗各种致病因素。如果免疫系统功能下降，身体对疾病的抵抗力就会降低，从而增加了患病的风险。长期眼部疲劳可能导致免疫系统的功能下降，使人更容易受到各种疾病的侵袭。这不仅包括常见的眼部疾病，还可能涉及全身性的健康问题。因此，对于经常感到眼部疲劳的人来说，除了关注眼部健康外，还需要加强身体的整体保健。

为了维护全身系统的正常功能，我们应该注意缓解眼部疲劳。合理安排工作和休息时间，保持良好的生活习惯和饮食习惯，进行适当的运动等都是有效的方法。此外，保持积极的心态和情绪状态也有助于提高身体的抵抗力。

因此，自我检测和预防眼部疲劳需要从多个方面入手。除了以上提到的措施外，我们还可以通过加强锻炼、保持良好的作息习惯等方式来提高身体素质和免疫力，从而更好地保护眼睛健康。同时也要注意及时就医治疗眼病和采取科学的方法缓解眼部疲劳。

（邓国华　陈　云）

第四节　眼部按摩与放松训练的重要性与方法

在快节奏的现代生活中，眼睛长时间对着电脑、手机等电子屏幕，很容易出现眼部疲劳症状。眼部疲劳不仅会导致眼睛疲劳、干涩、疼痛等不适感，还会影响工作和学习效率。为了缓解眼部疲劳，除了合理安排用眼时间、保持正确的姿势等措施外，眼部按摩和放松训练也是非常有效的方法。本节将重点介绍眼部按摩和放松训练的重要性及具体方法。

一、眼部按摩：全方位的健康与美容守护者

眼部按摩不仅是一种放松和舒缓的方式，更是一种科学有效的健康与美容方法。通过正确的按摩手法，我们可以达到多种令人惊喜的效果。

1. 眼部按摩好处多

（1）美容效果显著：眼部按摩能够刺激眼部周围穴位，促进血液循环，增强眼部肌肤的新陈代谢。这有助于减少眼袋、黑眼圈，预防和改善皱纹、色斑等老化现象，使眼部肌肤保持紧致、富有弹性，焕发年轻光彩。

（2）缓解眼部疲劳，保护视力：长时间盯着电子屏幕或书本会使眼睛感到疲劳。眼部按摩能够放松眼部肌肉，改善眼部组织的微循环，增强眼部细胞的活力。这有助于缓解眼部疲劳，使眼睛更加明亮、清晰，预防近视和其他眼疾。眼部疲劳是长时间用眼导致眼部肌肉疲劳、血液循环不畅引起的。通过眼部按摩，可以有效地放松眼部肌肉，促进眼部组织的血液循环，提高眼部细胞的活力。这不仅能够缓解眼部疲劳，使眼睛更加明亮、清晰，还可以预防近视和其他眼病的发生。

（3）改善睡眠，缓解神经衰弱：眼部按摩可以促进面部血液循环，放松脑部神经，缓解用脑过度及神经衰弱引起的失眠症状。通过按摩，人们可以放松身心，提高睡眠质量，从而在日常生活中保持清醒、精力充沛的状态。眼部按摩可以促进面部的血液循环，缓解面部肌肉的紧张和疲劳。这不仅能够改善睡眠质量，缓解神经衰弱等问题，还可以提高人们的精力和精神状态。在日常生活中，通过定期进行眼部按摩，我们可以保持清醒、精力充沛的状态，提高工作和生活的效率。

（4）防止眼部水肿：眼部水肿是摄入过多的盐分或循环系统异常

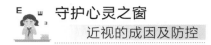
引起的。通过眼部按摩，可以促进眼部的血液循环和淋巴循环，加速新陈代谢，帮助身体排除多余的水分和毒素。这不仅能够防治眼部水肿，使眼睛更加明亮有神，还可以改善整体的气色和精神状态。

2. 按摩的方法

眼部按摩的方法有很多种，下面介绍一种简单易行的方法：

（1）准备工作：在进行眼部按摩之前，需要先清洁双手，确保双手的卫生。同时，将双手搓热，这样可以更好地促进血液循环，缓解眼部的疲劳感。

（2）闭上眼睛：将眼睛闭上，放松眼部肌肉和周围的肌肉群。这样可以缓解眼部的紧张状态，为接下来的按摩做好准备。

（3）按摩眼部下方肌肉：用中指指腹轻轻地按摩眼部下方的肌肉，从内眼角向外按摩。在按摩的过程中，可以依次经过睛明穴、承泣穴等穴位，每个穴位按摩 3～5 次。按摩时力度要轻柔，不要过度用力，以免对眼睛造成伤害。

（4）捏住眉毛处的肌肉并向下滑动：用示指和拇指轻轻地捏住眉毛处的肌肉，然后向下滑动并放松。这个动作可以缓解眼部上方的肌肉紧张，减轻头痛和眉弓痛的症状。

（5）按摩太阳穴和颧骨上方的肌肉：用中指和无名指指腹从太阳穴开始，向外按摩颧骨上方的肌肉。再沿着下颌线下滑至颈部，重复 3～5 次。这个动作可以促进头部的血液循环，缓解头痛和偏头痛的症状。

（6）手掌心覆盖在眼睛上并轻轻按压：用双手手掌心轻轻地覆盖在眼睛上，并轻轻按压数秒钟。然后慢慢松开，这个动作可以促进眼部的血液循环，缓解眼部疲劳和紧张状态。

3. 注意事项

（1）按摩时力度要轻柔，不要过度用力，以免对眼睛造成伤害。

（2）患有眼部疾病者，如角膜炎、结膜炎等，不宜进行眼部按摩，以免加重病情。

（3）眼部按摩的最佳时间为早晨起床后和晚上睡前，此时眼睛处于放松状态，按摩效果更佳。

（4）在进行眼部按摩之前，最好先咨询医生或专业的按摩师的建议，以确保安全可靠。

眼部按摩是一种简单易行、效果显著的方法，可以帮助缓解眼部疲劳、放松眼部肌肉、促进血液循环等。但需要注意的是，在进行眼部按摩时一定要注意力度和安全，以免对眼睛造成伤害。同时也要注意保持手部的卫生，避免细菌感染等问题。

二、放松训练：增强眼部肌肉的活力

除了眼部按摩外，放松训练也是缓解眼部疲劳的有效方法之一。放松训练主要是通过一些简单的动作和呼吸练习来放松眼部肌肉和身体其他部位的肌肉，从而减轻眼睛的紧张状态，增强眼部肌肉的活力。

1. 眼部放松训练的作用

（1）缓解眼部疲劳：长时间用眼，如阅读、使用电脑或手机等，会使眼睛长时间保持紧张状态，导致眼部疲劳。眼部放松训练通过特定的方法，如远近交替注视、反转拍等，帮助放松眼部肌肉，缓解眼部疲劳，让眼睛得到休息和恢复。这有助于减轻眼部不适感，提高眼睛的使用效率和持久力。

（2）促进血液循环：眼部放松训练可以促进眼部的血液循环。当血液循环流畅时，有助于减轻眼压，减少眼部疲劳和不适感。同时，血液循环的改善也有助于提供营养物质和排除代谢废物，维护眼部的健康状态。

（3）改善视力：眼部放松训练通过锻炼眼部肌肉、改善血液循环等方式，可能对一些视力问题产生改善作用。这并不是直接改变眼球的屈光状态，而是通过提高眼部调节能力和聚散能力，提高视力和清晰度。对于长时间近距离用眼的人群来说，定期进行眼部放松训练有助于减轻眼睛的模糊感，提高视力和清晰度。

（4）培养良好用眼习惯：进行眼部放松训练有助于提醒我们关注

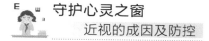
眼睛健康，养成良好的用眼习惯。当我们意识到长时间连续用眼对眼睛造成的压力时，我们会更加注意适时休息和放松眼睛。这有助于减少长时间连续用眼的压力，预防眼部疲劳和相关疾病的发生。

（5）提高视觉敏锐度：通过眼部放松训练中的调节和聚散训练，可以提升单眼的视敏度。视敏度的提高意味着我们能更清晰地看到细节和远处物体。此外，这种训练也有助于增进单眼视力，提高视觉的敏锐度和清晰度。

（6）增强双眼协调能力：双眼协调能力是指两只眼睛协调工作的能力。通过双眼的放松训练，如反转拍、聚散球等，可以提升双眼的协调能力，增进立体视觉和深度感知能力。这对于驾驶、运动等需要快速判断距离和深度的活动非常有帮助。

（7）预防和改善眼部疾病：长时间连续用眼容易引发一些眼部疾病，如近视、干眼、青光眼等。定期进行眼部放松训练可以预防和改善这些眼部疾病的发生和发展。通过减轻眼部疲劳、促进血液循环、改善视力等作用机制，眼部放松训练对眼部健康起到积极的保护作用。

2. 常用的几种眼部放松训练的方法

（1）雾视法：选择一个适合的场所，确保光线充足，可以选择阅读、看电视或使用电脑等需要用眼的场景。配戴度数较高的框架眼镜或隐形眼镜，使眼睛处于模糊的状态。可以逐渐增加度数，以更好地放松睫状肌的调节。

注意事项

①在进行雾视法之前，需要先咨询医生的建议，以确保安全可靠。

②雾视法的度数和时间应该根据个人的情况进行调整，过度使用可能导致眼部不适或头晕等问题。

③雾视法适用于缓解调节痉挛和眼部疲劳等症状，但对于眼部炎症、青光眼等疾病患者，应谨慎使用或避免使用。

（2）远近交替注视法：先注视远处的一个目标，然后逐渐将视线转移到近处的一个目标，再逐渐将视线回到远处。反复进行多次，可以有效地改善眼睛的调节功能。

注意事项

①在进行远近交替注视法时，需要注意保持正确的姿势和距离，以免影响训练效果。

②在进行远近交替注视法之前，应该先进行适当的热身运动，以避免眼部不适或眩晕等问题。

（3）反转拍法：将反转拍放在眼前，交替用正负镜片观看近处的物体。可以逐渐增加度数和变换镜片的正负度数，以更好地改善眼睛的调节和聚散功能。

注意事项

①在进行反转拍法之前，需要先咨询医生的建议，以确保安全可靠。

②反转拍法的度数应该根据个人的情况进行调整，过度使用可能导致眼部不适或头晕等问题。

（4）聚散球法：准备一个聚散球，即一个带有两个不同距离目标的球体。将聚散球放在眼前，注视目标并逐渐将球体远离眼睛，然后再逐渐将球体靠近眼睛。反复进行多次，可以有效地改善眼睛的聚散功能。

注意事项

要确保聚散球的清洁卫生，避免感染等问题。对于眼部疾病患者来说，应谨慎使用聚散球法，以免加重症状或引发其他问题。

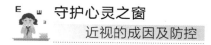
（5）同视机法：选择一个专门进行同视机训练的场所，确保设备齐全和清洁卫生。坐在同视机前，将头部放在正确的位置上。通过观察镜筒注视目标并进行训练动作，如旋转、缩放等。根据设备的指示进行操作和训练。

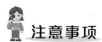

注意事项

同视机法需要在专业医生的指导下进行训练和操作。同时，要确保设备的清洁卫生和正确使用，以免造成损伤或感染等问题。

科普小Tip

①眼部训练每次训练时间不宜过长，建议控制在 10～15 分钟。每天可以多次进行训练，但要注意休息和避免过度疲劳。

②对于眼部疾病患者来说，应谨慎使用同视机法，以免加重症状或引发其他问题。

三、综合运用：让双眼重拾光彩

为了更好地缓解眼部疲劳，我们可以综合运用眼部按摩和放松训练的方法。综合运用眼部按摩和放松训练的方法，可以更全面地缓解眼部疲劳。我们可以先进行眼部按摩，通过轻柔地按摩眼周的穴位和肌肉，促进眼部血液循环，为后续的放松训练做好准备。眼部按摩可以采用各种传统的按摩手法，如揉、按、压等，也可以结合温热的毛巾进行热敷，增加血液循环。

在完成眼部按摩后，我们可以进行放松训练。根据个人的喜好和需要，选择适合自己的放松训练方法。例如，远近交替注视法可以帮助我们改善眼睛的调节功能，反转拍法则可以锻炼眼睛的聚散能力。在进行放松训练时，应注意保持正确的姿势和距离，避免过度用眼和疲劳。

综合运用眼部按摩和放松训练的方法可以相互补充，更好地缓解眼部疲劳。眼部按摩可以促进血液循环、放松肌肉，为后续的放松训练做好准备；而放松训练则可以针对性地锻炼眼睛的功能，提高眼睛的适应性和持久力。通过结合这两种方法，我们可以更全面地保护眼睛健康，缓解眼部疲劳，提高生活质量。

四、结语

通过本节的学习，我们深入了解了眼部按摩与放松训练在缓解眼部疲劳中的重要性。通过综合运用眼部按摩和放松训练的方法，我们可以更全面地保护眼睛健康，缓解眼部疲劳，提高生活质量。让我们从现在开始，重视眼部按摩与放松训练，共同守护心灵的窗户，享受清晰视界的魅力吧！

（邓国华　陈　瑜）

第五节　眼部疲劳与视觉健康的关系及影响评估

视觉健康是一个多维度的概念，涉及眼睛的生理健康、视觉功能以及与视觉相关的心理健康等多个方面。科技的快速发展让我们的生活愈发依赖电子设备。从早到晚，我们的眼睛都在与手机、平板电脑等电子屏幕打交道。长时间盯着屏幕不仅会导致眼部疲劳，还可能对视觉健康产生深远的影响。了解这些影响，有助于我们更加重视眼部健康，并采取积极的措施来缓解眼疲劳和保护视觉健康。

一、视觉健康不等于视力健康

1. 视觉

视觉则是一个广泛的概念，它涉及人眼对周围世界的感知和理解。这不仅仅是看到东西，更是对看到的物体、颜色、形状、运动

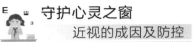
等的认知和解析。视觉还包括对空间、时间、光和影的感知，以及对物体之间的联系和关系的理解。

（1）信息处理：视觉不仅仅是看到，更是对看到的物体进行信息处理。大脑像一台强大的计算机，解析看到的图像，将其与已有的知识进行匹配，从而理解看到的是什么。这个过程涉及许多认知和神经方面的机制。大脑的不同区域负责处理不同的视觉信息，如枕叶负责处理图像的细节和颜色，顶叶负责处理空间信息和深度感等。这些区域通过复杂的神经网络相互连接，共同完成视觉信息处理的任务。

（2）感知与理解：视觉还涉及对所看到的事物进行情感和意义的解读。例如，当我们看到一朵花时，我们不仅能看到花的形状和颜色，还能理解花所代表的象征意义。这种理解和解读的能力是人类智力和文化的重要组成部分。除了基本的感知和理解外，视觉还涉及更高级的认知功能，如空间思维、判断和决策等。这些功能需要大脑皮层中更广泛的区域参与才能完成。

（3）视觉认知障碍：在某些情况下，尽管一个人的视力正常，他可能仍无法正确地理解和解析他所看到的。例如，一些人可能无法正确地识别面部表情或理解空间关系，这可能是视觉认知障碍。视觉认知障碍可能是大脑皮层或神经系统的损伤或疾病引起的。此外，一些心理和精神疾病也可能导致视觉认知障碍的症状。了解视觉认知障碍的原因和症状对于诊断和治疗这些疾病非常重要。针对不同的原因和症状进行个性化的治疗和管理方案是提高患者生活质量的关键。

2. 视力

视力通常是指眼睛对细节的分辨能力，也就是视网膜能够清晰地辨识物体或图像的能力。这是一种生理学上的测量，通常通过视力表来进行测试。

（1）生理因素：眼睛的健康状况直接影响到视力。例如，近视、远视、散光等光学问题，或者眼底疾病、白内障等眼病，都会影响视力。这些眼部问题可能是遗传、不良的用眼习惯、环境因素等导致的。近视通常是眼轴长度过长或角膜曲率过陡，导致远处的物体聚焦在视网膜前面。远视则是眼轴长度过短或角膜曲率过于平坦，导致近处的物体聚焦在视网膜后面。散光则是角膜形态不规则，导致光线不能正确聚焦在视网膜上。眼底疾病和白内障等眼病也会影响视力，需要及时治疗。除了眼部问题，一些全身性疾病也可能影响视力，如糖尿病、高血压等。糖尿病可能会引起视网膜病变，影响视力；高血压可能会引起眼底血管病变，影响视网膜供血，从而影响视力。

（2）外部因素：环境因素，如光线不足或过度，也会影响视力。长时间在光线不足的环境下工作或学习，可能会导致视力下降；而长时间在强烈的光线下工作或学习，也可能会对视力造成损害。因此，保持适宜的光线环境对于保护视力非常重要。长时间盯着电子屏幕工作或娱乐也是导致视力下降的主要原因之一。电子屏幕释放的蓝光可能会对视网膜造成损害，长时间盯着电子屏幕还可能导致眼睛疲劳、干涩等问题，进一步影响视力。因此，为了保护视力，我们应该适当休息眼睛，如每隔一段时间远离电子屏幕、闭眼休息、进行眼部按摩等。

（3）年龄因素：随着年龄的增长，眼睛的晶状体逐渐硬化，睫状肌的力量也会减弱，这可能导致视力下降。这通常表现为老视，即近距离视物模糊、疲劳等症状。除了生理因素外，不良的用眼习惯、缺乏运动等也可能加速视力的衰退。为了保持较好的视力，应该养成良好的用眼习惯，如定期休息眼睛、保持正确的用眼姿势、适当运动等。此外，均衡的饮食和充足的睡眠也对视力健康有益。

二、眼部疲劳对视觉健康的影响

1. 视觉信息处理

当我们眼部疲劳时，大脑接收到的视觉信息可能会受到影响。因为视觉信息处理是高度依赖大脑的，所以当大脑因为疲劳而无法

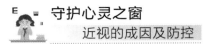
充分处理视觉信息时，可能会导致我们无法清晰地看到或正确地理解所看到的物体。这不仅会影响我们的日常生活和工作效率，还可能对我们的心理健康造成负面影响。

2. 感知与理解

视觉是我们感知和理解世界的重要方式之一。当我们眼部疲劳时，可能会影响我们对所看到的事物的感知和理解。这可能会导致我们无法准确地判断距离、大小、形状、颜色等，进而影响我们的决策和行为。长期眼部疲劳还可能导致视觉认知障碍，这可能会对我们的工作和生活造成严重影响。

3. 视觉认知障碍

长期眼部疲劳可能导致视觉认知障碍。视觉认知障碍是指各种原因导致的视觉信息处理、感知和理解方面的问题。这些问题可能表现为无法正确地识别物体、人脸、颜色、形状等，也可能表现为无法理解空间关系、运动轨迹等。视觉认知障碍可能是眼部疾病、神经系统疾病、脑部疾病等引起的，也可能是长期眼部疲劳引起的。对于由眼部疲劳引起的视觉认知障碍，及时调整用眼习惯，减轻眼部疲劳，有助于改善视觉认知障碍的症状。

4. 视觉感知能力

当我们的眼睛过度疲劳时，它们可能会变得敏感或出现干涩，这可能导致视物模糊或变形。这种模糊的视觉感知可能会影响我们对周围环境的准确判断，例如在驾驶时无法准确判断距离和速度，从而增加事故风险。长期眼部疲劳还可能影响我们的立体视觉，使得我们无法准确判断物体的深度和距离。

5. 注意力集中能力

当我们长时间用眼而没有适当的休息时，眼睛的疲劳感可能导致我们无法集中精力。眼睛是大脑的窗户，过度使用可能会使得大脑也感到疲劳，导致我们的思考速度变慢、决策能力下降。这可能会影响到我们的学习和工作效率，例如在学习新知识时无法快速理解和吸收，或者在工作中无法快速做出决策。

6. 情绪状态

长期的眼部疲劳可能会导致情绪问题。眼睛的疲劳感可能会引发焦虑、烦躁等情绪，这些情绪反过来又会影响我们的心理健康。此外，长期的眼部疲劳还可能影响我们的睡眠质量，导致失眠或睡眠质量差，进一步影响情绪状态。

7. 睡眠质量

良好的睡眠对于视觉健康至关重要。长时间的眼部疲劳可能导致入睡困难或睡眠质量差，从而影响身体和大脑的恢复和休息。睡眠不足可能导致眼部疲劳、干涩等症状加剧，形成恶性循环。长期的睡眠不足还可能对眼睛产生更大的负面影响，如加重干眼等眼部疾病。

三、评估用眼疲劳与视觉健康的影响

1. 了解眼部不适感的来源

眼睛是我们感知世界的重要器官，但长时间使用电子设备或长时间阅读等行为，都可能对眼睛造成压力，引发眼部不适。例如，干涩、酸胀、视物模糊等症状，这些都是眼睛疲劳的明显标志。了解这些症状并认识到它们可能是眼睛疲劳引起的，是解决这个问题的第一步。

2. 关注注意力集中度

当我们长时间用眼时，眼睛和大脑都需要额外的能量来保持集中。如果你发现自己难以集中精力完成某项任务，这可能是眼部疲劳的一个迹象。此时，可以尝试短暂的休息，让眼睛远离屏幕，眺望远方，或进行眼部按摩，帮助眼睛放松，恢复集中注意力的能力。

3. 关注睡眠质量

良好的睡眠对于眼睛的健康至关重要。电子设备屏幕释放的蓝光可能会干扰我们的睡眠质量。蓝光会抑制褪黑素的分泌，褪黑素是一种影响睡眠和觉醒的激素。因此，睡前 1 小时尽量避免使用电子设备可以帮助我们获得更好的睡眠。此外，保持规律的睡眠时间

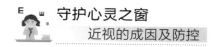
也有助于改善睡眠质量。

4. 关注身体健康状况

眼部疲劳可能不仅限于眼部问题。长时间盯着电脑屏幕或其他设备，可能会使颈部和肩部感到不适。适当的伸展运动和休息可以帮助缓解这些不适感。此外，保持良好的整体健康状况，如均衡饮食、定期运动等，也有助于减轻眼部疲劳。身体健康与视觉健康是相互关联的。

5. 关注工作和学习环境

改善工作环境和调整学习方式也有助于减轻眼部疲劳。例如，确保电脑屏幕放在合适的高度和角度，这样您的眼睛就不会因长时间俯视或仰视而感到疲劳。调整电子设备的亮度和对比度至舒适的设置，避免过亮或过暗的屏幕对眼睛造成压力。每隔一段时间休息一下眼睛，可以做一些视力游戏或看向远处，有助于减轻眼睛的疲劳感。

6. 寻求专业意见

如果怀疑自己有眼部疲劳问题，最直接的方式是寻求眼科医生的帮助。他们具有专业的眼科知识和经验，能够准确判断问题所在，并提供相应的解决方案。眼科医生可以进行全面的视力测试，检查眼镜度数、散光度数等是否准确，是否需要调整框架眼镜或隐形眼镜的度数。此外，他们还可以检查眼位、眼球运动等，以确定是否存在其他眼部问题。除了眼部疲劳，眼科医生还可以筛查其他眼部疾病，如干眼、青光眼、白内障等。这些眼部疾病也可能导致眼部疲劳的症状。基于专业测试和评估结果，眼科医生可以制订个性化的缓解眼部疲劳的方案。这可能包括调整框架眼镜或隐形眼镜的度数、建议使用特定的眼药水或眼保健产品、提供眼部锻炼的指导等。

四、保护视觉健康的有效措施

面对眼部疲劳的威胁，我们可以采取以下措施来保护视觉健康：
1. 休息
每隔一段时间让眼睛休息一下，这是缓解眼部疲劳最基本的方法。短暂的休息可以让眼睛得到放松，减轻眼睛的疲劳感。可以闭上眼睛，或者看向远处，做一些视力游戏等，让眼睛得到充分的休息。

2. 调整光线

如果长时间看电脑或者手机，可以选择屏幕亮度适中，与环境光线匹配，避免过强或过弱的光线对眼睛造成刺激。过强的光线会使眼睛感到不适，而过弱的光线会使眼睛更加费力地看东西，增加眼睛的疲劳感。因此，调整合适的光线是缓解眼部疲劳的重要方法。

3. 保持正确的坐姿

错误的坐姿不仅会引起颈部和背部疼痛，还会导致眼部疲劳。保持正确的坐姿，即头部与身体保持直线，双脚平放在地面上，手臂自然下垂。这样可以减轻眼睛的疲劳感，因为正确的坐姿有助于改善血液循环，使身体各个部位更加舒适。

4. 眼保健操

进行一些简单的眼保健操可以缓解眼部疲劳。例如闭眼深呼吸、上下左右看等。这些眼保健操可以放松眼部肌肉，减轻眼睛的疲劳感。此外，还可以进行一些眼球运动，如旋转眼球、眨眼等，有助于改善眼部血液循环。

5. 饮食调节

适当多吃富含维生素 A、维生素 C、维生素 E 和 Omega – 3 脂肪酸的食物，如鱼肉、蛋黄、胡萝卜、菠菜等，有助于缓解眼部疲劳。这些营养素对眼睛健康非常重要，可以帮助保护眼睛，预防眼部疾病。此外，保持足够的水分摄入也有助于缓解眼部疲劳。

6. 使用护眼产品

如护眼液、眼罩等，可以帮助缓解眼部疲劳。护眼液可以滋润眼睛，提供营养素；眼罩可以帮助遮挡光线，减少眼部刺激。但需要注意的是，使用这些护眼产品时应该选择正规品牌，避免对眼睛造成伤害。

7. 减少蓝光伤害

长时间看电子屏幕容易受到蓝光伤害，蓝光对眼睛的伤害较大。

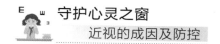
可以使用防蓝光眼镜或者调整电子设备设置来减少蓝光伤害。防蓝光眼镜可以过滤掉部分蓝光，减少对眼睛的刺激；调整电子设备的色温和亮度设置也可以减少蓝光对眼睛的伤害。

五、结语

用眼疲劳对视觉健康的影响是多方面的，不仅限于眼部不适，还可能影响大脑对视觉信息的处理、感知和理解能力。长期用眼疲劳还可能导致视觉认知障碍，影响生活和工作。评估眼部疲劳与视觉健康的影响需要从多个方面进行观察和评估，包括眼部不适感、注意力集中度、睡眠质量、身体健康状况以及工作和学习环境等。一旦发现有眼部疲劳的症状，应尽早寻求专业意见，进行全面的评估和诊断，以便采取针对性的缓解措施。维护视觉健康需要我们科学地使用眼睛，适时休息，调整生活习惯和工作方式，同时保持身心健康。

（邓国华　周　静）

第六节　工作、学习环境与眼部疲劳的关联及改善建议

随着科技的快速发展，电子设备如平板电脑、智能手机等已广泛渗透到我们的工作与学习之中。这些设备在为我们带来便捷的同时，也给我们的眼睛带来了前所未有的挑战。长时间的用眼、不适当的光线环境、错误的屏幕设置等都可能导致眼部疲劳，进而影响到我们的健康与效率。因此，了解工作、学习环境与眼部疲劳之间的关联，并采取相应的改善措施，对于保护我们的视力至关重要。

一、工作、学习环境中的光线影响及改善建议

（一）办公室环境

1. 环境分析

（1）长时间面对屏幕：在现代化办公室中，员工经常需要长时间面对电脑屏幕进行工作，如文档编辑、数据分析、图形设计等。长时间盯着屏幕容易导致眼睛干涩、疲劳，甚至引发头痛、颈肩痛等问题。

（2）不适当的照明：办公室照明可能存在过亮或过暗的情况，过亮的照明会造成屏幕反光，使眼睛感到不适；过暗的照明则会使眼睛更加用力地去看清屏幕，增加眼睛的调节负担。

（3）错误的屏幕设置：如果屏幕亮度、对比度和色彩设置不当，会使眼睛在长时间使用时感到疲劳。例如，亮度过高会刺激眼睛，而亮度过低则会使眼睛更加用力地去看清屏幕内容。

2. 改善建议

（1）调整屏幕设置：根据周围环境的亮度，调整屏幕亮度至适中水平，同时调整对比度和色彩方案，以减轻眼睛的负担。建议使用柔和的色彩和适中的对比度，以减少对眼睛的刺激。

（2）优化照明：确保办公室照明均匀且柔和，避免直接照射屏幕。可以使用窗帘或百叶窗调节光线，减少眩光和阴影。此外，考虑使用可调节亮度的台灯，为工作区域提供适当的照明。

（3）定期休息：遵循"20－20－20"原则，此外，定期进行简单的眼部运动和伸展运动，以缓解眼睛的疲劳和僵硬感。

（二）工厂或车间环境

1. 环境分析

（1）强光或弱光条件：工厂或车间环境中可能存在强烈的机器光源或阴暗的角落，这些光线条件对眼睛极为不利。强光可能导致眩光和眼睛刺痛，而弱光则会使眼睛更加用力地去看清物体，增加视

力负担。

（2）有害物质：工厂或车间环境中可能存在尘埃、颗粒物、气体或化学物质等有害物质，这些物质可能对眼睛造成刺激、感染或伤害。

（3）重复性作业：长时间进行重复性作业，如装配、检查、涂漆等，容易导致眼睛疲劳和视力下降。同时，重复性作业还可能引发其他健康问题，如肌肉骨骼疾病。

2. 改善建议

（1）配戴防护眼镜：根据工作环境中的有害物质和光线条件，选择适当的防护眼镜。例如，对于存在尘埃和颗粒物的环境，可以选择密封性好的防护眼镜；对于存在有害气体的环境，可以选择具有防毒功能的眼镜。

（2）改善照明：提供足够且均匀的照明，确保工作区域光线充足，减少阴暗角落。可以使用可调节亮度和方向的工业照明设备，以满足不同工作区域的需求。

（3）调整工作流程：合理安排工作时间和任务，避免长时间连续进行重复性作业。可以引入工作轮换制度，让员工在不同岗位之间轮换，以减轻单一作业对眼睛和身体的负担。

（三）室外工作环境

1. 环境分析

（1）变化的光线条件：室外工作环境中的光线条件可能随着时间和天气的变化而快速变化。从早晨的柔和阳光到中午的强烈阳光，再到傍晚的昏暗光线，这些变化都可能对眼睛造成影响。

（2）自然因素：在室外工作环境中，风、沙、尘等自然因素可能对眼睛造成刺激和伤害。例如，风可能吹起尘埃和颗粒物，导致眼睛感到不适或引发炎症。

（3）长时间暴露在阳光下：一些室外工作需要长时间暴露在阳光下，如建筑工地、交通路口、农田等。长时间暴露在阳光下不仅容易导致眼睛疲劳和干涩，还可能引发其他健康问题，如中暑、皮肤晒伤等。

2. 改善建议

（1）配戴太阳镜：选择具有100%紫外线防护功能的太阳镜，以减少阳光对眼睛的伤害。同时，太阳镜还可以减少眩光和眼睛的不适感。建议选择宽边太阳镜，以更好地遮挡阳光和防止尘埃进入眼睛。

（2）合理安排工作时间：尽量避免在阳光强烈时进行长时间室外作业。可以根据天气和光线条件调整工作时间表，如在早晨或傍晚进行室外作业。

（3）提供防护措施：对于需要长时间暴露在阳光下的工作人员，应提供帽子、遮阳伞、防晒衣等防护措施，以减少阳光对眼睛的直接照射。此外，定期补充水分和使用防晒霜也是必要的防护措施。

（四）远程工作环境

1. 环境分析

（1）不适当的用眼姿势：在远程工作环境中，员工可能在家中或其他非传统工作场所进行工作。这些环境可能缺乏专业的办公设备和人体工程学设计，导致员工采取不适当的用眼姿势。长时间低头看手机或电脑屏幕容易导致眼睛疲劳、干涩和颈肩痛等问题。

（2）缺乏专业的照明和屏幕设置：在远程工作环境中，员工可能没有足够的意识去优化照明和屏幕设置。不适当的照明和屏幕设置会使眼睛承受更大的压力，增加疲劳感和视力下降的风险。

（3）容易忽视休息：在舒适的环境中工作，远程工作者可能更加专注于工作任务而忽视定时休息的重要性。长时间连续工作不仅容易导致眼睛疲劳，还可能引发其他健康问题。

2. 改善建议

（1）调整用眼姿势：保持正确的坐姿和眼睛与屏幕的距离。建议使用符合人体工程学的椅子和桌子，确保屏幕位于眼睛水平线下方15°～20°的位置，以减少眼睛的调节负担。避免长时间低头或过度靠近屏幕。

（2）优化照明和屏幕设置：选择柔和且均匀的照明，确保屏幕清晰可见且不会造成反光。调整屏幕亮度、对比度和色彩设置至适中水平，以减轻对眼睛的刺激。可以使用电脑或手机上的护眼模式或蓝光滤镜功能来减少蓝光对眼睛的伤害。

（3）设置定时提醒：使用电脑或手机上的定时提醒功能，设置每隔一段时间就休息和放松眼睛的提醒。

（五）学习环境

1. 环境分析

（1）长时间阅读与学习：在学习环境中，学生经常需要长时间阅读书籍、使用电脑或平板电脑进行学习。长时间的近距离用眼容易导致眼睛疲劳、干涩，甚至引发近视等问题。

（2）不适当的阅读环境：一些学习环境可能存在光线不足或过亮、阅读材料字体过小、背景色与文字色对比度不足等问题，这些都会增加眼睛的调节负担，导致视力下降。

（3）连续使用电子设备：随着电子设备的普及，学生越来越多地使用平板电脑或手机进行学习。长时间盯着屏幕不仅容易导致眼睛疲劳，还可能受到蓝光伤害。

2. 改善建议

（1）合理安排学习时间：遵循"20 - 20 - 20"原则。此外，每隔1小时起身活动 5~10 分钟，以缓解眼睛的疲劳和身体的僵硬感。

（2）优化阅读环境：确保学习环境光线充足且柔和，避免在过暗或过亮的环境中阅读。选择字体适中、背景色与文字色对比度高的阅读材料，以减轻眼睛的调节负担。

（3）减少电子设备使用时间：尽量减少连续使用电子设备的时间，可以使用纸质书籍进行部分学习内容的替换。同时，开启电子设备的护眼模式或蓝光滤镜功能，以减少蓝光对眼睛的伤害。

（4）保持正确的用眼姿势：在阅读或使用电子设备时，保持正确的坐姿和眼睛与书本或屏幕的距离。避免长时间低头或过度靠近书本或屏幕，以减少眼睛的调节压力和颈肩负担。

二、屏幕设置与眼部疲劳

在日常生活中，屏幕已成为我们不可或缺的伙伴，无论是在家庭娱乐、公共交通还是专业工作环境中，我们都需要长时间面对各种屏幕。然而，不正确的屏幕设置和不良的用眼习惯可能会对我们的视力健康造成潜在威胁。以下是一些关于屏幕设置与用眼健康的建议，希望能为您的日常生活带来帮助。

（一）家庭娱乐环境

1. 亮度与对比度

（1）亮度调整：在家庭娱乐环境中，电视或显示器的亮度应根据室内光线进行调整。如果室内光线较暗，可以适当降低亮度，以避免屏幕过亮造成的眩光和眼部不适。相反，如果室内光线较强，应适当提高亮度，以确保屏幕内容清晰可见。

（2）对比度设置：对比度是指屏幕上最亮和最暗部分之间的差异。适当的对比度设置可以使图像更加清晰，减少眼部调节。如果对比度设置过低，图像会显得模糊不清，增加眼部负担；如果设置过高，可能会造成图像失真和眼部疲劳。

2. 色彩与色温

（1）色彩设置：电视或显示器的色彩设置应接近自然色，以呈现真实的图像效果。过于饱和或失真的色彩可能会对视觉造成干扰，增加眼部负担。通过调整色彩设置，可以获得更加舒适和自然的观看体验。

（2）色温调节：色温是指屏幕发出的光线的颜色温度。较暖的色温（如黄色调）可以减少蓝光输出，降低对眼部的刺激；而较冷的色温（如蓝色调）则可能增加蓝光输出。在家庭娱乐环境中，可以将色温调至较暖的设置，以减少对眼部的潜在伤害。

3. 观看距离与角度

（1）观看距离：保持适当的观看距离对于减轻眼部负担非常重要。一般来说，观看距离应至少是屏幕对角线长度的 2～3 倍。这样可以确保眼睛不需要过度调节就能看清屏幕内容，降低眼部疲劳的风险。

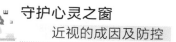
（2）观看角度：正确的观看角度可以减少对眼部的压力。建议将视线与屏幕中心保持水平，避免长时间仰头或低头观看。这样可以减少颈部和眼部的负担，提高观看舒适度。

（二）公共交通环境

1. 自动亮度调节

启用自动亮度调节：在公共交通环境中，光线条件可能会不断变化。启用设备的自动亮度调节功能可以根据环境光线自动调整屏幕亮度，确保屏幕内容始终清晰可见，同时避免过亮或过暗对眼部造成的不适。

2. 夜间模式与护眼模式

（1）开启夜间模式：在昏暗的环境中，开启设备的夜间模式可以减少屏幕发出的蓝光，降低对眼部的刺激。夜间模式通常会将屏幕色调调整为较暖的颜色，以减少对视觉的干扰。

（2）使用护眼模式：许多设备都提供了护眼模式或阅读模式，这些模式通过调整屏幕亮度、对比度和色彩等参数，减少对眼部的负担。在公共交通环境中，开启护眼模式可以提高阅读舒适度，减轻眼部疲劳。

3. 减少使用时间

在公共交通工具上，尽量缩短使用便携设备的时间。长时间在不稳定的光线和姿势下用眼可能会导致眼部疲劳和不适。可以通过听音乐、看书或休息等方式来替代使用便携设备，以减轻眼部负担。

（三）专业工作环境

1. 校准显示器

定期进行色彩校准：对于需要长时间使用专业显示设备的工作，如图形设计、视频编辑等，定期进行色彩校准非常重要。色彩校准可以确保显示器的色彩准确性和一致性，避免因色彩偏差而导致的眼部疲劳和误差。

2. 高分辨率与大屏显示

（1）选择高分辨率显示器：高分辨率显示器可以提供更加清晰和

细腻的图像效果，减少对眼部的调节需求。对于需要长时间观看屏幕的专业工作者来说，选择高分辨率显示器可以提高工作效率和舒适度。

（2）使用大尺寸显示器：大尺寸显示器可以提供更大的显示区域，使眼睛不需要过度集中就能看清屏幕内容。这样可以降低对眼部的调节压力，减少眼部疲劳的风险。

3. 专业防蓝光眼镜

配戴防蓝光眼镜：长时间面对专业显示设备可能会导致蓝光对眼部的伤害。考虑配戴具有专业防蓝光功能的眼镜，可以有效过滤屏幕发出的蓝光，保护视力健康。在选择防蓝光眼镜时，应注意选择具有合适防护效果和舒适配戴体验的产品。

（四）屏幕使用通用建议

1. 定期休息

遵循"20－20－20"原则，这是一种简单而有效地缓解眼部疲劳的方法，可以帮助放松眼部肌肉，减少调节压力。

2. 调整字体与行间距

（1）确保清晰可读的字体：选择合适的字体大小和样式，确保屏幕上的文字清晰可读。过小的字体可能会导致眼部过度集中和调节，增加眼部负担。

（2）调整适当的行间距：适当的行间距可以使文本更加易读，减少眼部在阅读时的跳跃和调节。过窄的行间距可能会导致眼部疲劳和阅读困难。

3. 避免连续使用

（1）交替使用不同设备：长时间连续使用同一设备可能会导致眼部疲劳和不适。可以通过交替使用不同设备来减轻眼部负担，如在使用电脑一段时间后，切换到平板电脑或手机进行短暂的使用。

（2）进行短暂的休息和活动：在长时间使用设备的过程中，定期进行短暂的休息和活动非常重要。可以起身走动、做一些简单的眼部运动和伸展运动，以缓解眼部的僵硬感和疲劳。

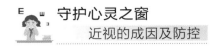
4. 保持屏幕清洁

屏幕表面的灰尘和指纹可能会对视线造成干扰，影响观看体验。定期使用干净的布或专用清洁剂清洁屏幕表面，可以保持屏幕清晰透明，提高观看舒适度。同时，清洁屏幕还可以减少细菌滋生和传播的风险，维护眼部健康。

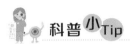 科普小**Tip**

手机上的"护眼模式"是否能够有效减轻对眼睛的伤害？

手机上的"护眼模式"可以在一定程度上减轻对眼睛的伤害，但并不能完全消除。护眼模式通常会降低屏幕亮度、调整色温或过滤蓝光等，以减少对眼睛的刺激。然而，即使开启了护眼模式，长时间盯着手机屏幕仍然会对眼睛造成负担。因此，除了使用护眼模式外，还应该注意控制使用时间、保持适当的用眼距离和良好的坐姿。

三、工作和学习环境中通用改善建议

1. 优化环境布局

合理布置工作、学习空间，确保光线适宜、通风良好。避免阳光直射，选择适当的照明设备。

2. 调整屏幕设置

根据上述建议，调整屏幕亮度、对比度、色彩等设置，使屏幕更加舒适易用。

3. 使用护眼工具

使用防蓝光屏幕保护膜、护眼镜等护眼工具，减少蓝光对眼睛的伤害。

4. 养成良好用眼习惯

保持正确的坐姿和眼睛与屏幕的距离（一般建议在 50～70cm），遵循"20－20－20"原则。

5. 保持眼部卫生

定期清洁眼睛，避免用手揉眼。使用人工泪液等眼部护理产品，缓解眼睛干涩、疲劳等症状。

6. 定期检查视力

定期到医院进行视力检查，了解自己的视力状况，及时发现并解决问题。

四、结语

工作、学习环境与眼部疲劳之间存在着密切的联系。通过优化环境布局、调整屏幕设置、使用护眼工具、养成良好用眼习惯等措施，我们可以有效地减轻眼部疲劳，保护视力健康。

（周　栋　宗　旺）

第七节　个体差异与眼部疲劳的应对策略

在这个信息爆炸的时代，人们的用眼需求日益增加，而每个人的用眼习惯和疲劳程度却不尽相同。了解自身的用眼特点，选择恰当的缓解疲劳方法，对于保护视力、提高工作效率至关重要。本节将针对不同人群的用眼需求，探讨个体差异与眼部疲劳的应对策略。

一、不同人群的用眼需求与疲劳程度

1. 学生群体

学生群体长时间处于学习状态，经常需要阅读书籍、写作业以及使用电子设备如平板电脑或笔记本电脑进行学习。这样的长时间、高强度的用眼活动容易导致眼部疲劳。学生群体的眼部疲劳不仅来源于学习时间的长短，还与学习环境的质量密切相关。在光线不足的环境下学习，眼睛需要更加用力地调节焦距，从而引发疲劳。同时，不合适的书桌高度和角度也可能导致颈部和眼部的双重压力。

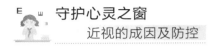
2. 上班族

上班族通常需要长时间面对电脑屏幕,进行办公、编程、设计等工作。这种长时间的屏幕注视不仅会导致眼睛干涩、疲劳,还可能引发头痛、颈部不适等症状。此外,加班、工作压力等因素也会加剧眼睛的疲劳感。上班族面临的眼部疲劳问题,很大程度上与长时间、高强度的屏幕使用有关。电脑屏幕发出的蓝光对眼睛有一定的伤害,长时间暴露在这种光线下,容易引发视网膜细胞的损伤。同时,长时间保持同一姿势注视屏幕,还会导致颈部和背部的肌肉紧张,进一步加剧疲劳感。

3. 中老年人

随着年龄的增长,中老年人的眼睛机能逐渐减弱,容易出现老视、白内障等视力问题。这些视力问题不仅影响生活质量,还可能导致其他健康问题。长时间阅读、看电视等活动会加重眼睛的负担,引发疲劳。中老年人的眼睛健康问题具有其特殊性。由于眼睛调节能力的下降,他们在进行近距离活动时,如阅读、写字等,需要更加用力地调节眼睛,这容易眼睛疲劳。同时,一些慢性疾病如糖尿病等也可能影响眼睛的健康,导致视力下降和疲劳感的加剧。

二、了解自己的生活习惯与工作模式

1. 生活习惯与眼睛健康的紧密联系

生活习惯对于眼睛健康的影响是多方面的,其中最为显著的是睡眠和饮食两大方面。

(1)睡眠:睡眠作为身心恢复的重要时段,对于眼睛而言同样具有至关重要的作用。在深度睡眠期间,眼球得到充分的休息与修复,有助于缓解日间积累的眼部疲劳。这一过程中,眼部肌肉得到放松,眼球的血液循环也得到促进,有助于清除眼部代谢废物和补充眼部所需营养。然而,若长时间熬夜或睡眠不足,便会打破这一平衡。眼部肌肉无法得到应有的休息,长时间处于紧张状态,进而引发充血、干涩等问题。同时,睡眠不足还会影响眼部神经的正常功能,导致视力下降、视物模糊等不良影响。

（2）饮食：饮食习惯也与眼睛健康密切相关。眼睛的正常运作依赖于多种维生素和矿物质的协同作用。这些营养物质在维持视网膜健康、保护眼部血管、参与视觉过程等方面发挥着重要作用。例如，维生素 A 是维持视网膜正常功能所必需的营养素，缺乏维生素 A 可能导致夜盲症等眼部疾病。维生素 C 则有助于保护脆弱的眼部血管，防止血管破裂和出血。锌元素则参与视网膜中的视觉过程，对于维持正常视力具有重要作用。

然而，现代人的饮食习惯往往存在很多问题。快节奏的生活使得很多人选择快餐、方便食品等缺乏营养的食物作为主食。这些食品往往缺乏维生素、矿物质等关键营养素，长期食用可能导致眼部营养不足，加剧眼部疲劳的风险。此外，一些人还存在挑食、偏食等不良饮食习惯，这也可能导致某些营养素的摄入不足，从而影响眼睛的健康状况。

因此，为了维护眼睛健康，我们应该养成良好的生活习惯。保证充足的睡眠时间，避免熬夜和长时间使用电子设备；保持均衡的饮食，摄入多种维生素和矿物质，避免挑食和偏食；定期进行眼部检查，及时发现并治疗眼部疾病。只有这样，我们才能拥有健康明亮的双眼，享受美好的生活。

2. 工作模式对眼睛健康的深远影响

不同的职业和工作模式对眼睛的影响具有显著差异，这主要源于各种职业对视觉需求的不同。对于那些长时间紧盯电脑屏幕的职业人群，如程序员、设计师、数据分析师等，他们的眼睛往往承受着巨大的压力。长时间面对屏幕，尤其是在光线不足或屏幕亮度过高的情况下，不仅会导致眼睛干涩、疲劳，还可能引发更为严重的头痛和颈部不适。这种压力的产生，主要是因为长时间保持同一姿势和焦距使得眼睛的调节肌肉无法得到应有的休息。我们的眼睛在观看不同距离的物体时，需要通过调节肌肉来调整晶状体的形状，从而确保图像能够清晰地聚焦在视网膜上。然而，长时间盯着电脑

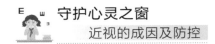
屏幕，眼睛的调节肌肉就会长时间保持同一状态，导致调节功能下降，进而引发眼部疲劳。

相对而言，一些需要频繁移动视线、变换焦距的职业人群，如教师、演讲者、售货员等，他们的眼睛负担相对较轻。这是因为不断变化的视线和焦距有助于锻炼眼睛的调节能力，并促进眼部血液循环。同时，这种工作模式也使得他们的眼睛有机会得到更多的休息，从而在一定程度上缓解眼部疲劳。

然而，无论从事何种职业，用眼卫生和休息都是至关重要的，可以帮助眼睛放松调节肌肉，缓解眼部疲劳。同时，保持良好的工作环境和适宜的照明条件也是减轻眼睛负担、缓解眼部疲劳的关键因素。例如，调整电脑屏幕的高度和角度，确保屏幕光线柔和且不刺眼，以及定期清洁屏幕以减少反射和眩光等，都有助于保护眼睛健康。

三、选择适合自己的缓解疲劳方法

1. 学生群体

学生应合理安排学习时间，遵循"20 - 20 - 20"原则。同时，保持良好的坐姿和照明条件也是关键，避免在光线不足或过亮的环境中学习。除了合理安排学习时间和保持良好的坐姿、照明条件外，学生还可以尝试其他缓解眼部疲劳的方法。例如，定期进行眼保健操可以促进眼部血液循环，缓解眼部肌肉的紧张感。参加户外活动也有助于放松眼睛，因为户外的自然光线和绿色植物都有助于缓解眼部疲劳。

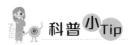

课间休息时，孩子是否需要离开教室进行户外活动？

是的，课间休息时孩子最好离开教室进行户外活动。即使时间有限，短暂的户外活动也有助于让孩子的眼睛得到放松和休息。在户外，孩子可以远眺、呼吸新鲜空气，这有助于缓解眼部疲劳。如果条件不允许进行户外活动，至少应该让孩子在教室内进行远眺或做一些简单的眼部运动。

2. 上班族

上班族应调整电脑屏幕的高度和角度，确保视线与屏幕保持水平，以减少对眼睛的压力。使用防蓝光眼镜或贴膜可以减少屏幕蓝光对眼睛的伤害。在工作中，也应遵循"20 - 20 - 20"原则，定时休息眼睛。上班族在缓解眼部疲劳方面还可以采取更多措施。例如，保持办公环境通风良好、光线适宜有助于减少眼睛干涩和疲劳感。在长时间工作后，可以进行眼部热敷、冷敷或使用眼药水来缓解眼部不适。此外，调整工作节奏、避免长时间连续工作也有助于缓解眼部疲劳。

3. 中老年人

中老年人应定期进行眼科检查，了解自己的视力状况，及时发现并治疗眼部疾病。在阅读、看电视等活动时，选择字体较大、对比度较高的设置以减轻眼睛的负担。保持良好的生活习惯如保证充足的睡眠、均衡的饮食等也有助于缓解眼部疲劳。针对中老年人的视力问题，除了定期进行眼科检查和保持良好的生活习惯外，还可以采取其他措施来缓解眼部疲劳。例如，在户外活动时配戴太阳镜可以保护眼睛免受紫外线伤害。针对老视等视力问题可以在医生指导下选择合适的框架眼镜或隐形眼镜进行矫正。此外，中老年人还可以通过参加眼保健讲座或培训课程来了解更多关于眼睛健康的知识和技巧。

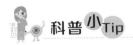 科普小Tip

球类运动是否有助于保护孩子的视力？

球类运动本身并不直接保护视力，但它确实有助于孩子的整体健康和视觉发展。参与球类运动可以让孩子进行全身性运动，促进血液

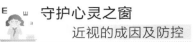
循环和新陈代谢，包括眼部血液循环。此外，球类运动需要孩子追踪移动的目标，这有助于锻炼他们的眼球运动和视觉追踪能力。然而，保护视力的关键仍然是保持良好的用眼习惯和足够的户外活动时间。

四、通用缓解眼部疲劳策略

除了针对不同人群提出的个性化建议外，以下通用策略也有助于缓解眼部疲劳：

1. 调整屏幕亮度与色温

环境光线是影响眼睛舒适度的重要因素之一。过亮或过暗的屏幕都会对眼睛产生刺激，导致眼睛疲劳。因此，建议根据环境光线调整屏幕亮度和色温，以减少对眼睛的刺激。一般来说，选择与自然光相近的亮度和色温，可以使眼睛更加舒适。

2. 使用护眼模式

现代电子设备大多配备了护眼模式或夜间模式。这些模式通过降低屏幕蓝光输出，减少对眼睛的伤害。蓝光是一种高能量的光线，长时间暴露会对视网膜产生损害，导致视力下降。因此，开启护眼模式可以有效地缓解眼部疲劳，保护眼睛健康。

3. 保持眼部卫生

眼睛是人体最为敏感的器官之一，容易受到外界细菌、病毒等微生物的侵袭。因此，保持眼部卫生至关重要。建议避免用手揉眼睛，定期清洁眼部，预防眼部感染。眼部感染不仅会导致眼睛不适，还可能加剧视力问题，甚至引发其他眼部疾病。

4. 做眼保健操

眼保健操是一种简单易行的缓解眼部疲劳的方法。通过定期进行眼保健操，可以有效地放松眼部肌肉，缓解疲劳。一些简单的眼部运动，如眼球转动、眨眼等，都可以有效地缓解眼部疲劳。同时，眼保健操还可以促进眼部血液循环，有助于维护眼睛健康。

5. 均衡饮食

饮食对眼睛健康也有很大的影响。摄入富含维生素 A、维生素

C、维生素 E 及锌等元素的食物，如胡萝卜、菠菜、鸡蛋等，有助于维护眼睛健康。这些营养素对眼睛的正常功能和视力维护至关重要。因此，建议保持均衡的饮食，多摄入富含这些营养素的食物。

6. 适当运动

适当的运动可以促进全身血液循环，包括眼部血液循环。通过运动，可以有效地缓解眼部疲劳，减轻眼部压力。一些全身性运动，如散步、跑步等，都可以有效地促进血液循环，缓解眼部疲劳。同时，运动还可以增强身体免疫力，有助于预防眼部感染等疾病的发生。

五、结语

个体差异与眼部疲劳之间存在密切关系，不同人群的用眼需求和疲劳程度各不相同。因此，了解自己的生活习惯和工作模式，选择适合自己的缓解疲劳方法至关重要。通过合理安排学习时间、调整工作环境、保持良好的生活习惯以及采取通用缓解策略我们可以更有效地保护眼睛，减轻眼部疲劳带来的不适。同时定期进行眼科检查也是预防眼部疾病、维护视力健康的重要措施。在日常生活和工作中，我们应时刻关注眼睛的健康状况，采取积极有效的措施保护视力健康。

（周　栋　赵申宇）

第八节　正确使用护眼产品

在这个数字化飞速发展的时代，电子产品几乎无处不在，我们的眼睛也因此承受了前所未有的压力。为了缓解眼部疲劳、保护视力，市场上涌现出各种各样的护眼产品，大致分为四大类，即眼药水、治疗仪器及装备、蒸汽眼罩、眼贴等。本节将为大家详细介绍这些护眼产品的正确使用方法，帮助大家关爱眼睛，从我做起。

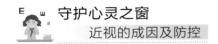
一、眼药水

1. 推荐使用人群

（1）眼部干涩：在数字化时代，长时间盯着电脑屏幕、手机或平板等电子设备已成为许多人的日常。此外，配戴隐形眼镜和在干燥环境中工作也可能导致眼部干涩。眼部干涩不仅会引起不适感，还可能影响视力。眼药水中的保湿成分能够迅速补充眼部所需的水分，形成一层保护膜，锁住水分，从而有效缓解眼部干涩。

（2）眼部疲劳：长时间用眼，无论是阅读、写作还是看电脑屏幕，都会导致眼部肌肉疲劳。这种疲劳感可能表现为眼部酸胀、视物模糊等。眼药水中的营养成分能够滋养眼部肌肉，促进眼部血液循环，从而缓解眼部疲劳。对于需要长时间用眼的人群，如学生、上班族等，定期使用眼药水可以有效保护视力，提高学习和工作效率。

（3）眼部异物感：眼部异物感可能是空气中的微小颗粒、眼部代谢产物或隐形眼镜配戴不当等引起的。这种不适感可能会让人忍不住眨眼或揉眼，进而加重眼部刺激。眼药水可以起到冲洗和舒缓的作用，将眼部的异物冲洗掉，同时缓解眼部的不适感。对于经常处于污染环境或配戴隐形眼镜的人群来说，眼药水是保护眼部健康的重要工具。

（4）眼部轻微炎症：眼部轻微炎症可能由多种原因引起，如细菌感染、过敏反应等。部分眼药水中含有抗炎成分，如抗生素、抗组胺药、血管收缩剂等，这些成分能够有效缓解眼部炎症引起的红肿、瘙痒等症状。然而，需要注意的是，如果眼部炎症症状持续不减或加重，应及时就医，以免延误治疗。在使用眼药水缓解轻微炎症时，一定要遵循医生的建议和指导，确保用药安全有效。

2. 使用注意事项

（1）选择适合自己的眼药水：在购买眼药水时，应根据自己的症状和需求选择适合的产品。如有疑虑，可咨询专业医生或药师的建议。

（2）注意眼药水的保质期：过期的眼药水可能导致眼部感染，因此在使用前请务必检查保质期。

（3）遵循正确的使用方法：使用眼药水前，请先洗手并确保药瓶口干净。滴药时，将头部仰起或平躺，用示指轻轻下拉下眼睑，将眼药水滴入结膜囊内。滴完后轻轻闭眼，用手按压内眼角处，以减少眼药水通过鼻泪管流入鼻腔。

（4）避免过度使用：虽然眼药水能缓解眼部不适，但过度使用可能导致药物性结膜炎、角膜炎等眼部疾病。因此，建议按照说明书或医生建议的频率使用。

3. 优点

（1）眼药水能够迅速补充眼部所需的水分和营养，形成一层保护膜，锁住水分，从而有效缓解眼部干涩。同时，眼药水中的营养成分能够滋养眼部肌肉，促进眼部血液循环，从而缓解眼部疲劳。这种快速缓解不适症状的效果，使得眼药水成为许多人在眼部不适时的首选产品。

（2）眼药水通常采用小巧的包装设计，便于携带和存放。无论是放在办公桌上、书包里还是口袋里，都不会占用太多空间。同时，眼药水的使用方法也非常简单，只需要将眼药水滴入结膜囊内，然后轻轻闭眼片刻，让眼药水充分分布到眼球表面即可。在紧张的工作或学习间隙，使用眼药水进行眼部护理，不仅可以缓解眼部疲劳，还有助于提高工作效率和学习效果。

4. 缺点

（1）成分不同，效果各异：市面上的眼药水种类繁多，成分各异，针对不同的眼部问题具有不同的效果。如果在没有明确自身眼部问题的情况下随意选择眼药水，可能会因为成分不适合而加重眼部不适症状。例如，针对干眼的眼药水可能含有保湿成分，而针对眼部疲劳的眼药水则可能含有舒缓肌肉的成分。如果错误地选择了不适合自己眼部问题的眼药水，不仅无法缓解不适，还可能引发其

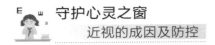
他眼部问题。

（2）长期使用可能导致药物依赖，影响眼部自然恢复能力：部分人群在使用眼药水后感觉眼部不适症状得到了迅速缓解，因此会长期持续使用。然而，长期依赖眼药水可能会导致眼部自然恢复能力的下降。眼部具有自身的保湿和调节机制，长期使用眼药水可能会干扰这些机制的正常运作，使得眼部对药物产生依赖性。一旦停止使用眼药水，眼部不适症状可能会再次出现，甚至加重。

（3）过度使用或不当使用可能引发眼部问题：眼药水虽然可以缓解眼部不适症状，但过度使用或不当使用可能会引发眼部感染、炎症等问题。例如，使用过期眼药水、不遵循正确的用药方法、频繁更换眼药水种类等都可能增加眼部感染的风险。此外，部分眼药水中可能含有防腐剂、抗生素等成分，长期使用或滥用这些成分可能会对眼部造成刺激和损伤，引发炎症等问题。因此，在使用眼药水时，需要严格遵循医生的建议和指导，按照正确的方法和剂量进行使用。

二、治疗仪器及装备（以眼部按摩仪为例）

眼部按摩仪作为现代眼部护理的常用设备，凭借其便捷性和高效性受到了人们的青睐。

1. 推荐使用人群

（1）眼部疲劳：眼部按摩仪通过模拟人工按摩的手法，对眼部周围的穴位和肌肉进行刺激和放松，从而有效缓解眼部疲劳。使用眼部按摩仪进行定期按摩，不仅可以减轻眼部肌肉的负担，还有助于提高工作和学习的效率。

（2）眼部血液循环不畅：眼部血液循环不畅可能导致黑眼圈、眼袋等问题的出现，影响面部美观。眼部按摩仪通过按摩眼部周围的穴位和肌肉，可以促进眼部血液循环，加速代谢产物的排出，从而改善黑眼圈、眼袋等问题。同时，良好的眼部血液循环还有助于为眼部肌肉提供充足的氧气和营养物质，维持眼部健康状态。

（3）睡前放松：在睡前使用眼部按摩仪进行按摩，可以帮助放松眼部肌肉，缓解一天的紧张和压力。眼部按摩仪的轻柔按摩和舒适温度有助于促进眼部周围的血液循环和新陈代谢，使眼部肌肉得到充分的放松和休息。此外，睡前使用眼部按摩仪还可以帮助提高睡眠质量，让你在夜晚获得更好的休息和恢复。

2. 使用注意事项

（1）选择正规品牌：购买治疗仪器及装备时，请选择正规品牌和渠道，以确保产品质量和安全性。

（2）遵循使用说明：不同产品的使用方法可能有所不同，请在使用前仔细阅读说明书，按照要求正确操作。

（3）注意使用时间和频率：过度使用治疗仪器及装备可能对眼睛造成负担，因此建议按照说明书或医生建议的时间和频率使用。

（4）保持清洁：使用眼部按摩仪等产品时，请保持产品清洁，避免细菌滋生。

3. 优点

（1）缓解眼部肌肉紧张，促进血液循环：眼部按摩仪通过模拟人工按摩的手法，对眼部周围的穴位和肌肉进行刺激和放松，从而有效缓解眼部肌肉的紧张状态。同时，按摩还可以促进眼部血液循环，加速代谢产物的排出，从而减轻眼部疲劳。这种双重的缓解效果使得眼部按摩仪成为许多人在眼部不适时的首选设备。

（2）可调节按摩力度和时间：眼部按摩仪通常具有可调节的按摩力度和时间设置，使用者可以根据自己的舒适度和需求进行调整。这种个性化的设置使得眼部按摩仪适合不同年龄段和眼部状况的人群使用，提高了设备的适用性和满意度。

（3）部分眼部按摩仪具有热敷功能：部分高端的眼部按摩仪还配备了热敷功能，可以在按摩的同时为眼部提供舒适的热敷体验。热敷可以促进眼部血液循环，舒缓眼部神经，进一步缓解眼部不适症状。这种综合性的护理效果使得具有热敷功能的眼部按摩仪在市场上更具竞争力。

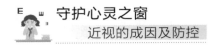
4. 缺点

（1）使用不当可能导致眼部受伤或加重不适：按摩力度过大、按摩时间过长或按摩位置不准确等都可能对眼部造成损伤。因此，在使用眼部按摩仪时，使用者需要严格按照说明书和医生建议进行操作，避免不当使用带来的风险。

（2）价格相对较高：相比于其他眼部护理产品，眼部按摩仪的价格通常较高，需要使用者进行一定的投入。这对于经济条件有限的人群来说，可能会成为购买眼部按摩仪的障碍。然而，从长远来看，投资一款高质量的眼部按摩仪对于保护眼部健康和提高生活质量是具有积极意义的。

（3）不适用于某些眼部疾病患者：虽然眼部按摩仪适用于大多数人群，但对于某些眼部疾病患者来说，使用前需要咨询医生的意见。例如，青光眼患者眼压较高，使用眼部按摩仪可能会加重病情。因此，在购买和使用眼部按摩仪之前，使用者需要了解自己的眼部状况，并遵循医生的建议和指导。

三、蒸汽眼罩

蒸汽眼罩是一种利用热敷原理缓解眼部疲劳的护眼产品。它能释放温热蒸汽，舒缓眼部肌肉，促进眼部血液循环。

1. 推荐使用人群

（1）眼部干涩：蒸汽眼罩释放的温热蒸汽可以湿润眼部，为眼部补充水分，从而有效缓解干涩症状。同时，蒸汽眼罩的温热效果还有助于打开睑板腺，促进泪液分泌，进一步改善眼部干涩。

（2）眼部疲劳：蒸汽眼罩释放的温热蒸汽可以促进眼部血液循环，加速代谢产物的排出，从而缓解眼部肌肉疲劳。此外，蒸汽眼罩的温热作用还可以舒缓眼部神经，减轻眼部压力，使眼部得到充分的休息和恢复。

（3）睡前放松：蒸汽眼罩释放的温热蒸汽和轻柔的压力有助于促进眼部周围的血液循环和新陈代谢，使眼部得到充分的放松和休息。

同时，蒸汽眼罩的温热效果还可以舒缓神经系统，帮助身体进入放松状态，从而提高睡眠质量。对于经常失眠或睡眠质量不佳的人群来说，睡前使用蒸汽眼罩是一个很好的选择。

2. 使用注意事项

（1）选择适合自己的蒸汽眼罩：市面上的蒸汽眼罩有多种类型，如一次性使用、可重复使用等。请根据自己的需求选择合适的产品。

（2）注意温度控制：使用蒸汽眼罩时，请确保温度适中，避免过热导致眼部烫伤。

（3）遵循使用时间：一般来说，蒸汽眼罩的建议使用时间为10～20分钟。请按照说明书要求控制使用时间，避免过长或过短。

（4）保持清洁：对于可重复使用的蒸汽眼罩，使用后请及时清洁并晾干，避免细菌滋生。

3. 优点

（1）通过热敷促进眼部血液循环：蒸汽眼罩释放的温热蒸汽能够轻柔地覆盖眼部，通过热敷效应有效促进眼部血液循环。这种血液循环的改善不仅有助于缓解眼部肌肉的疲劳，还能为眼部提供充足的水分和营养，从而缓解眼部干涩症状。对于长时间用眼或处于干燥环境中的人群来说，蒸汽眼罩是一种非常有效的眼部护理工具。

（2）携带方便：蒸汽眼罩通常采用轻便的包装设计，易于携带和存放。无论是出差旅行还是日常工作，都可以方便地将其放入包包或口袋中。这种便捷性使得可以在任何需要的时候随时使用蒸汽眼罩进行眼部护理，不受时间和地点的限制。

（3）一次性使用产品卫生便捷：蒸汽眼罩通常是一次性使用的产品，无须清洗和保养，使用后即可丢弃。这种一次性使用的特点不仅保证了产品的卫生性，还避免了重复使用而导致的细菌交叉感染风险。对于注重眼部卫生和健康的人群来说，这是一个非常重要的优点。

4. 缺点

（1）温度控制不当可能导致眼部烫伤：虽然蒸汽眼罩释放的是温

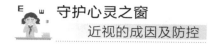
热蒸汽，但如果温度控制不当或使用时间过长，可能会导致眼部皮肤烫伤。因此，在使用蒸汽眼罩时，需要注意控制使用时间和温度，避免过度热敷带来的风险。

（2）对于某些人群来说，热敷可能加重眼部充血和不适感：虽然热敷对于大多数人来说是舒适和有益的，但对于某些眼部敏感或患有特定眼部疾病的人来说，热敷可能会加重眼部充血和不适感。因此，在使用蒸汽眼罩前，使用者需要了解自己的眼部状况，并遵循医生的建议和指导。

（3）长期使用可能增加成本支出：由于蒸汽眼罩是一次性使用的产品，长期频繁使用可能会增加成本支出。对于经济条件有限或需要长期进行眼部护理的人群来说，这可能会成为一个考虑因素。然而，从保护眼部健康和提高生活质量的角度来看，投资一款高质量的蒸汽眼罩是值得的。

四、眼贴

眼贴作为眼部护理的一种便捷方式，近年来在市场上受到了广泛的关注。它们通常以贴片的形式存在，可以紧密贴合眼部轮廓，为眼部提供针对性的护理。

1. 推荐使用人群

（1）眼部疲劳：眼贴中的特殊成分可以通过皮肤渗透，直接作用于眼部肌肉，帮助缓解眼部疲劳。这些成分可能包括天然植物提取物、维生素等，它们能够滋养眼部肌肉，促进眼部血液循环，从而减轻疲劳感。

（2）眼部干涩：部分眼贴特别添加了保湿成分，如透明质酸、甘油等，这些成分能够有效锁住水分，为眼部提供持久的保湿效果。使用这类眼贴可以迅速缓解眼部干涩，使眼部恢复湿润和舒适。

（3）黑眼圈和眼袋：黑眼圈和眼袋是常见的眼部问题，它们可能由多种因素引起，如疲劳、血液循环不畅、遗传等。部分眼贴针对这些问题进行了特别设计，含有能够改善血液循环、减轻眼部水肿和淡化黑眼圈的成分。这些成分可能包括咖啡因、维生素 K 等，它们能够促进眼部血液循环，加速代谢产物的排出，从而改善黑眼圈和眼袋。眼贴是一种直接贴在眼部周围的护眼产品，具有缓解眼部疲劳、淡化黑眼圈、消除眼袋等功效。

2. 使用注意事项

（1）选择适合自己的眼贴：根据自己的肤质和需求选择合适的眼贴产品，如为过敏体质，请在使用前进行皮肤测试。

（2）清洁眼部：使用眼贴前，请先清洁眼部皮肤，确保无油脂、污垢等杂质。

（3）遵循使用方法：将眼贴轻轻贴在眼部周围，确保与皮肤紧密贴合。根据说明书要求控制使用时间，一般为 10 ~ 20 分钟。

（4）注意使用频率：虽然眼贴具有多种功效，但过度使用可能导致皮肤负担加重。建议按照说明书或医生建议的频率使用。

（5）使用后保养：使用眼贴后，请轻轻按摩眼部皮肤，促进剩余精华的吸收。如有需要，可涂抹适量眼霜进行保养。

3. 优点

（1）直接作用于眼部皮肤，快速缓解眼部疲劳和干涩：眼贴采用贴片式设计，能够紧密贴合眼部轮廓，直接将有效成分传递给眼部皮肤。这种直接作用的方式使得眼贴能够快速缓解眼部疲劳和干涩，为眼部提供即时的舒适感。

（2）含有多种护眼成分：眼贴中通常含有多种对眼部有益的成分，如植物精华、维生素等。这些成分能够滋养眼部皮肤，促进眼部血液循环，从而改善眼部肌肤状态。长期使用眼贴不仅可以缓解眼部不适症状，还可以预防眼部皮肤老化，保持眼部年轻健康。

（3）便于携带和使用：眼贴通常采用小巧的包装设计，便于携带和存放。无论是在办公室、学校，还是其他需要眼部护理的场合，都可以方便地使用眼贴进行眼部保养。这种便捷性使得眼贴成为许多人在忙碌生活中的必备护眼产品。

4. 缺点

（1）部分人可能对眼贴中的成分过敏：由于眼贴中含有多种成

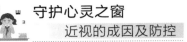
分，部分人可能对其中某些成分存在过敏反应。在使用眼贴前，建议先进行皮肤测试，确保自己对眼贴中的成分没有过敏反应。

（2）眼贴的效果可能因人而异，不一定能满足所有人的需求：虽然眼贴对于大多数人来说是有效的眼部护理工具，但由于个体差异性，眼贴的效果会因人而异。部分人可能在使用眼贴后感觉效果不明显或无法满足自己的需求。因此，在选择眼贴时，建议根据自己的眼部状况和需求进行选择，并遵循正确的使用方法。

（3）使用不当或过度使用：虽然眼贴具有缓解眼部疲劳和干涩的作用，但如果使用不当或过度使用，可能会给眼部皮肤带来负担，甚至产生其他问题。例如，长时间贴敷眼贴可能导致眼部皮肤缺氧、过度水合等。因此，在使用眼贴时，需要遵循正确的使用方法和时间，避免过度使用带来的风险。

五、结语

正确使用护眼产品对于保护我们的视力健康至关重要。在选择护眼产品时，请根据自己的需求和肤质选择合适的产品，并遵循正确的使用方法。同时，养成良好的用眼习惯，如定时休息、远眺、做眼保健操等，也是保护视力的重要措施。让我们从现在开始，关爱眼睛，享受健康的生活吧！

（周 栋 姜 磊）

第九节　科学控制用眼时间，预防近视

在信息化社会的浪潮下，电子产品已渗透到我们生活的方方面面，无论是工作、学习还是娱乐，我们似乎都离不开屏幕。然而，长时间盯着屏幕，用眼过度，已成为诱发近视等眼病的重要因素。因此，科学控制用眼时间，预防近视，对于维护我们的眼健康至关重要。

一、科学控制用眼时间的重要性

科学控制用眼时间，意味着我们需要合理安排工作、学习和娱乐的时间，避免长时间连续用眼。这样做的好处有：

1. 缓解眼睛疲劳

当我们长时间盯着电脑屏幕、手机或其他电子设备时，眼睛的睫状肌(主要负责调整眼睛的焦距以便看清不同距离的物体)会持续工作，几乎没有休息时间。这种持续的紧张状态会导致眼睛感到疲劳、沉重，有时甚至会出现疼痛。适时地让眼睛休息，可以帮助睫状肌放松，从而缓解眼睛的疲劳感。

2. 减少泪液蒸发

集中注意力看屏幕时，我们的眨眼频率会自然下降。正常情况下，眨眼可以帮助涂布泪液，保持眼球表面湿润。但眨眼次数减少会导致泪液蒸发加快，眼球表面变得干燥，容易引发干眼症状，如眼睛干涩、刺痛等。定时休息眼睛，恢复正常的眨眼频率，有助于维持眼球表面的湿润状态。

3. 预防近视进展

对于已经近视的人来说，控制用眼时间是保护视力的重要一环。长时间近距离用眼会使眼睛的睫状肌持续处于紧张状态，这可能会加速近视的发展。通过合理安排用眼时间，可以有效减缓近视度数的增长速度。

4. 调节睫状肌

睫状肌是眼睛内部的一个重要肌肉，它负责调节晶状体的形状，从而改变眼睛的焦距。长时间近距离用眼会使睫状肌持续收缩，长期处于这种状态可能导致肌肉劳损和调节功能下降。给予眼睛适当的休息，如交替看远近物体，可以使睫状肌得到放松，维持其正常功能。

5. 促进眼部血液循环

长时间用眼不仅会导致眼睛疲劳，还可能影响眼部的血液循环。

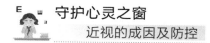
血液循环不畅可能引发多种眼部问题，如黑眼圈、眼袋等。适时休息并进行简单的眼部按摩，可以帮助促进眼部血液循环，为眼睛提供更多的营养和氧气，从而缓解眼部的不适症状。

6. 预防蓝光伤害

电子屏幕（如电脑、手机、平板电脑等）发出的蓝光波长较短，能量较高，长时间暴露在这种光线下可能对视网膜造成损害。此外，蓝光还可能干扰褪黑素的分泌，影响睡眠质量。通过控制每天使用电子设备的时间，以及使用防蓝光眼镜或贴膜等措施，可以有效减少蓝光对眼睛的伤害。

7. 保护视力储备

儿童青少年的眼睛处于发育阶段，具有一定的远视储备，且调节力强，这意味着即使受到一些不良因素的影响，视力也不会立即下降。然而，如果长时间过度用眼，这种远视储备可能会被过早消耗掉，导致近视等视力问题的发生。因此，科学控制用眼时间，尤其是在儿童青少年时期，对于保护远视储备和预防近视至关重要。家长应监督孩子的用眼习惯，鼓励他们多参与户外活动，以减轻眼睛的压力。

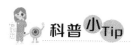
科普小Tip

对于幼儿来说，过早学习书写是否会对他们的视力产生不良影响？

过早学习书写可能会对幼儿的视力产生不良影响。幼儿的视觉系统仍在发育阶段，过早进行近距离的书写活动可能会增加视力负担，容易导致眼部疲劳和近视等问题。因此，建议在适当的年龄阶段引入书写活动，并确保孩子在书写过程中保持良好的坐姿和用眼习惯。

二、如何控制科学用眼

1. 合理控制用眼时间

用眼时间是影响近视的重要因素之一。长时间连续用眼，特别是盯着电子屏幕，容易导致眼睛疲劳和干涩，进而增加近视的风险。因此，合理控制用眼时间对于预防近视至关重要。

（1）遵循用眼原则：遵循"20 - 20 - 20"原则或类似的时间管理原则。

（2）合理安排工作与学习时间。

（3）限制电子屏幕使用时间。

2. 优化用眼环境

用眼环境对于眼睛的健康同样重要。一个良好的用眼环境可以减少眼睛受到的刺激和伤害，有助于预防近视。

（1）调整光线：确保用眼环境的光线适中，避免过强或过弱的光线对眼睛造成伤害。自然光是最好的选择，但如果在室内使用电子设备，可以调整屏幕亮度和对比度至舒适的水平，减少屏幕对眼睛的刺激。此外，避免在黑暗的环境中使用电子设备，因为这会使眼睛更加疲劳。

（2）保持适当的距离和角度：无论是看书、写字还是使用电子设备，都应该保持适当的距离和角度。一般建议将屏幕放置在离眼睛约一臂远的距离，并确保屏幕略低于眼睛水平。同时，避免长时间低头或仰头看屏幕，以减少颈椎负担和眼睛疲劳。在选择观看设备时，大屏幕设备如电视和投影仪是更好的选择。这是因为它们可以提供更大的观看距离，从而减轻眼睛的压力。由于手机屏幕尺寸较小，建议儿童尽量避免接触。同时，屏幕的大小也并非越大越好，观看距离应保持在屏幕对角线距离的 3 ~ 4 倍，以确保眼睛处于舒适的观看状态。

3. 培养良好的用眼习惯

良好的用眼习惯是预防近视的基础。通过培养正确的用眼姿势

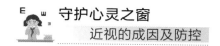
和习惯，可以减少眼睛受到的压力和伤害。

（1）保持正确的坐姿：调整正确的坐姿也是保持正确读写姿势的关键。首先，"眼离书本一尺"原则。在阅读或写作时，孩子应确保眼睛与书本的距离至少保持33cm。这样的距离能够减轻眼睛的调节负担，有助于预防视力下降。其次，"胸离桌边一拳"原则。孩子应该保持正确的坐姿，胸部与桌边之间留有6～8cm的距离。这样做不仅有助于维持良好的身体姿态，还能确保眼睛处于适宜的阅读高度，进一步减轻视力压力。再次，"手指离笔尖一寸"原则。在书写过程中，孩子应控制手指与笔尖的距离约为一寸，即3cm左右。这个细节同样重要，因为过近的距离会使眼睛过度聚焦，增加近视的风险。除了遵循这三个原则外，为孩子创造良好的阅读环境也至关重要。要确保阅读区域的光线明亮且均匀，避免在昏暗或光线不足的环境中进行长时间、近距离的阅读或写作活动。

（2）定期进行眼部运动：眼部运动是一种简单而有效的缓解眼睛疲劳的方法。通过定期进行眼球转动、上下左右看等运动，可以锻炼眼部肌肉，改善血液循环，并促进泪液分泌，从而保持眼球表面的湿润。此外，专门的眼保健操结合了多种眼部运动，可以更加全面地锻炼眼部肌肉，提高眼睛的灵活性和耐力。这些运动不仅有助于缓解长时间用眼造成的疲劳和干涩，还能预防一些常见的眼部问题，如近视、远视等。

（3）避免揉眼和过度用力：揉眼是一种非常不好的习惯，因为手上可能携带有细菌或病毒，这些微生物在揉眼时容易进入眼睛并引发感染。此外，揉眼还可能对脆弱的眼球施加不必要的压力，导致眼部损伤。因此，当眼睛感到不适时，应该用干净的纸巾轻轻擦拭，而不是用手直接揉搓。在配戴隐形眼镜或进行眼部化妆时，也要特别小心，避免过度用力或拉扯眼皮，以免对眼睛造成不必要的伤害。

（4）注意眼部清洁：保持眼部清洁对于预防眼部感染和维持舒适感非常重要。每天早晚使用干净的毛巾和清水清洁眼睛，可以去除眼部分泌物、灰尘和杂质，减少细菌滋生的机会。但需要注意的是，清洁眼睛时要避免使用自来水或脏水，因为这些水中可能含有细菌或病毒等污染物。此外，在清洁眼睛前要确保双手已经彻底清洁干净，以免将细菌带入眼部。对于配戴隐形眼镜的人来说，定期更换和清洗镜片也是保持眼部清洁的重要措施之一。

（5）定期进行眼科检查：定期进行眼科检查可以及早发现眼部疾病的迹象，避免病情恶化。特别是对于儿童青少年来说，他们的眼睛处于发育阶段，定期进行眼科检查可以及时发现并控制视力问题。

4. 饮食与营养补充

饮食对于眼睛健康同样重要。通过合理的饮食和营养补充，可以为眼睛提供所需的营养物质，有助于预防近视。

（1）均衡饮食：保证摄入足够的维生素 A、维生素 C 和维生素 E 以及锌、硒等微量元素。这些营养物质对眼睛健康至关重要。例如，维生素 A 可以促进视网膜感光物质的合成；维生素 C 和维生素 E 具有抗氧化作用，可以保护眼睛免受自由基的伤害；锌和硒则参与多种酶的合成和代谢过程，对眼睛健康也有积极的影响。建议多食用富含这些营养物质的食物，如胡萝卜、菠菜、鸡蛋、核桃等。

（2）适当补充眼部营养品：如果饮食无法满足眼部营养需求，可以考虑适当补充眼部营养品。例如，鱼油富含 DHA 和 EPA 等不饱和脂肪酸，对眼睛健康有益；叶黄素和玉米黄质等抗氧化物质则可以保护视网膜免受蓝光伤害。但需要注意的是，补充眼部营养品时要遵循医嘱或说明书上的用量建议，避免过量摄入。

三、确诊近视后的及时干预策略

一旦被确诊为近视，及时的干预措施对于保护眼睛、维护视力至关重要。以下将详细阐述几种推荐的干预策略：

1. 配戴合适的框架眼镜

对于已经出现近视的人群来说，配戴一副合适的眼镜是最直接、最有效的干预措施之一。通过精确的验光，可以确定近视的度数、散光情况以及瞳距等关键参数，从而配制出最适合的镜片。合适的

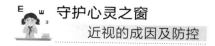
眼镜不仅可以使视力得到矫正，减轻眼睛的疲劳感，还能防止近视度数的进一步增加。在选择框架眼镜时，除了考虑度数和散光的矫正效果外，还要注意镜框的舒适度、美观度以及材质。一副舒适、美观的眼镜不仅可以提升配戴者的形象和自信，还能提高配戴的依从性，从而更好地保护眼睛。此外，对于儿童和青少年来说，应选择轻便、耐摔的镜框和具有防护功能的镜片，以确保安全。

2. 配戴隐形眼镜

对于不适合配戴框架眼镜或者对眼镜有特别要求的人群来说，配戴隐形眼镜是一个不错的选择。隐形眼镜具有轻便、美观等优点，可以在不影响外观的情况下矫正视力。同时，随着科技的发展，隐形眼镜的透氧性和舒适度也得到了显著提升。

然而，配戴隐形眼镜也需要注意一些问题。首先，要选择透氧性好、材质柔软的隐形眼镜，以减少对眼睛的刺激和损伤。其次，要注意隐形眼镜的清洁和卫生，定期更换镜片，避免细菌滋生和感染风险。此外，要控制配戴时间，避免长时间连续配戴导致眼睛缺氧和疲劳。对于初次配戴者，应在专业人士的指导下进行试戴和评估。

3. 接受专业治疗

对于近视度数较高或者有特殊需求的人群来说，可以咨询眼科医生，选择更为专业的治疗方法。例如，激光手术、晶状体植入等现代眼科技术已经相当成熟，可以在短时间内有效地矫正视力，提高生活质量。这些治疗方法具有精准度高、恢复快等优点，但也需要根据个人的具体情况和医生的建议进行决策。

在选择专业治疗时，需要谨慎考虑不同治疗方法的优缺点和适用范围。例如，激光手术适用于近视度数稳定、角膜厚度足够的患者；而晶状体植入则适用于高度近视或角膜条件不佳的患者。同时，治疗后的护理和保养也非常重要，需要严格按照医生的指导进行，以避免并发症的发生。

四、结语

眼睛是心灵的窗户，是我们感知外界的重要器官。在信息化社会的今天，我们更应该珍惜和保护我们的眼睛。通过科学控制用眼时间，结合其他预防措施，我们可以有效地预防近视，维护眼健康。让我们从现在做起，养成良好的用眼习惯，为拥有一个明亮的未来而努力！

（陆人杰　朱　婕）

第十节　保持正确的读写姿势与户外活动的重要性

在这个信息爆炸的时代，我们的双眼正面临着前所未有的挑战。从早到晚，无论是工作、学习还是娱乐，我们似乎都离不开各种屏幕。然而，就在我们享受科技带来便利的同时，视力问题也悄然而至。如何在这场视力保卫战中守住我们的明亮双眼？答案或许就隐藏在日常生活的两个简单习惯中：保持正确的读写姿势和增加户外活动时间。

一、正确的读写姿势与健康

正确的读写姿势不仅关乎视力健康，还与我们的整体身体健康息息相关。它如同一道坚固的屏障，守护着我们的双眼和身姿，让我们在知识的海洋中畅游时，既能收获满满的智慧，又能保持身心的舒适与健康。

1. 防止近视

当我们沉浸在书本或电子设备中时，如果头部低垂、眼睛紧紧盯着近处的物体，这种长时间的近距离聚焦会使得眼睛的调节肌持续紧张，无法得到应有的休息。久而久之，这种过度的调节负担可能引发眼部疲劳，进而演变为近视。然而，如果我们能够保持头部

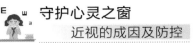
正直、将书本或屏幕放置在适当的距离内，并定期给予眼睛休息的时间，那么这种科学的用眼方式将有效减轻眼睛的调节负担，为预防近视奠定坚实的基础。

2. 减轻颈部和背部的压力

想象一下，如果我们长时间低头看书或写字，颈部和背部的肌肉会不自觉地紧绷起来，以支撑头部的重量和维持身体的平衡。这种持续性的肌肉紧张不仅会导致局部的疼痛和不适感，还可能逐渐演变为慢性的肌肉劳损和颈椎问题。相反地，如果我们能够坐直或站直、保持头部微抬、肩膀放松的读写姿势，那么颈部和背部的肌肉将得到充分的放松和休息，从而有效预防相关疾病的发生。

3. 提高专注力和学习效率

当我们坐得端正、身体舒适时，大脑的血液供应和氧气供应也会更加顺畅，这有助于我们保持清晰的思维和敏锐的注意力。同时，舒适的读写环境还能减少外界的干扰和分散注意力的因素，让我们更加专注于手头的学习任务。

4. 预防眼睛干涩与疲劳

当我们以正确的姿势阅读或写作时，眼睛与书本或屏幕之间的距离适中，减少了对眼睛的直接刺激。这样可以降低眼睛表面泪液的蒸发速度，从而保持眼睛的湿润度，预防干涩感。同时，适当的距离和角度也有助于减少眼睛的调节负担，避免长时间聚焦导致的肌肉疲劳。当眼睛不再感到干涩和疲劳时，我们的阅读体验会更加舒适，也能更长时间地保持专注。

5. 促进良好的血液循环

正确的读写姿势有助于改善血液循环，包括眼部的微小血管。当我们坐直或站直时，身体的重力作用有助于血液顺畅地流向各个部位，包括眼睛。良好的血液循环为眼睛提供了充足的氧气和营养物质，这对于维持视网膜和眼内其他结构的健康至关重要。同时，血液循环也有助于清除眼部的代谢废物，保持眼内环境的清洁。

6. 减少蓝光伤害

现代生活中，我们难以避免接触到电子设备发出的蓝光。然而，长时间暴露在这种蓝光下可能会对视网膜细胞造成损害，增加黄斑变性的风险。正确的读写姿势有助于我们保持与屏幕适当的距离，减少蓝光对眼睛的直接冲击。此外，我们还可以通过调整屏幕亮度、使用夜间模式或配戴防蓝光眼镜等方式来进一步减少蓝光对眼睛的伤害。

7. 培养良好习惯与自律性

保持正确的读写姿势不仅是一种外在的表现形式，更是一种内在的自律性体现。通过不断地纠正和调整自己的姿势，我们可以逐渐培养出良好的读写习惯。这种自律性不仅有助于保护视力健康，还能延伸到生活的其他方面，如保持规律的作息时间、合理的饮食习惯等。这些良好习惯的形成将对我们的整体健康产生积极的影响。

8. 对儿童的特别重要性

儿童正处于生长发育期，他们的骨骼和肌肉相对较为柔软和易变。因此，从小培养良好的读写姿势习惯至关重要。正确的读写姿势不仅可以预防近视等视力问题，还有助于塑造儿童良好的体态和自信心的建立。通过家长的引导和监督，以及学校的教育和培训，我们可以帮助儿童养成正确的读写姿势习惯，为他们的健康成长奠定坚实的基础。同时，良好的读写姿势也有助于提高儿童的学习效率和学习兴趣，促进他们在学业上的发展。

二、户外活动与视力保护

除了保持正确的读写姿势外，增加户外活动时间也是预防近视的有效方法。

1. 自然光的作用

户外活动有助于眼睛沐浴在自然光下。当我们身处户外时，眼睛不再局限于室内的昏暗或刺眼的光线，而是能够感受到自然光的柔和与均匀。自然光中的光线分布更加均匀，减少了眼睛对光线的过度调节，从而降低了眼睛疲劳和近视的风险。同时，自然光中的紫外线 B 是促进体内维生素 D 合成的重要因素。维生素 D 不仅对骨

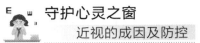
骼健康至关重要，而且对眼睛健康也发挥着积极作用。它有助于维持眼压的正常水平，并保护视网膜免受氧化应激损害。因此，经常参与户外活动，让眼睛充分沐浴在自然光下，对于保护视力、预防近视具有重要意义。

2. 缓解眼疲劳

在户外环境中，我们的视线不再固定于近距离的物体上，而是会自然地随着景物的变化而移动。这种远近交替的视线变换有助于放松眼睛的睫状肌，缓解因长时间聚焦而造成的眼部疲劳。此外，户外活动还能促进全身的血液循环和新陈代谢。当我们活动时，心脏会加快跳动，血液循环加速，为身体各个部位提供更多的氧气和营养物质。对于眼睛而言，改善眼部血液循环意味着更多的氧气和营养能够输送到眼球组织中，有助于维持眼睛的正常功能和健康状态。

3. 促进青少年儿童的身心发展

在户外环境中，孩子们可以接触到丰富多样的事物和景象，从而拓展自己的视野和认知范围。这种多样化的体验有助于激发孩子们的好奇心和探索精神，促进他们的智力发展和学习能力的提升。同时，户外活动还为孩子们提供了与同龄伙伴互动的机会，有助于培养他们的社交能力和团队协作精神。在户外活动中，孩子们可以尽情地奔跑、跳跃和玩耍，释放身心压力，促进身心健康的全面发展。因此，鼓励孩子们多参与户外活动不仅有益于他们的视力保护，还能为他们的整体成长打下良好的基础。

4. 促进眼睛的自然调节

在户外活动中，我们的视线会不断在远近不同的物体间移动，这种自然的视觉调节过程对眼睛肌肉是一种很好的锻炼。与长时间盯着近距离的屏幕或书本相比，户外环境中的视觉变化更加丰富和多样，能够更好地刺激眼睛肌肉的收缩和放松，提高其灵活性和适应性。这种自然的调节过程有助于预防近视和缓解眼部疲劳，保持眼睛的健康状态。

5. 降低眼压

一些研究表明，户外活动可能有助于降低眼压，这主要得益于全身血液循环和新陈代谢的改善。眼压升高是青光眼等眼病发病的重要因素之一，持续的高眼压可能对视神经造成损害。户外活动通过促进全身的血液循环，包括眼部微小血管的流动，有助于将眼压维持在正常水平。此外，户外活动中的运动也可能通过其他机制帮助降低眼压，如增加房水排出等。

6. 增强免疫力

户外活动能够增强人体的免疫力，这对于预防眼部感染和其他眼病也具有积极作用。在户外活动中，我们接触到更多的阳光和新鲜空气，这些都有助于提高身体的抵抗力。阳光中的紫外线具有杀菌作用，能够减少细菌和病毒在眼部的滋生。同时，户外活动还有助于促进维生素 D 的合成，维生素 D 不仅对骨骼健康至关重要，也对免疫系统的正常功能发挥着重要作用。因此，通过户外活动增强免疫力，我们可以更好地预防眼部感染和其他眼病的发生。

7. 改善心情和减轻压力

在户外环境中，我们可以享受到大自然的美丽和宁静，这种环境有助于放松身心、缓解压力和焦虑。当我们置身于自然环境中时，心情会变得愉悦和放松，这对于缓解因长时间工作或学习造成的眼部疲劳非常有帮助。同时，户外活动还能够提供社交机会、增加人际交往，从而进一步改善心情和减轻压力。

8. 促进睡眠

适当的户外活动能够促进良好的睡眠。在户外活动中，我们的身体接收到更多的自然光线照射，这有助于调整生物钟、提高睡眠质量。自然光线能够刺激视网膜上的光感受器，向大脑传递信号以调整生物钟的节奏。此外，户外活动中的运动也有助于消耗能量、促进身体疲劳，从而更容易入睡和保持深度睡眠。良好的睡眠对于保护视力和整体健康都至关重要，因为它有助于恢复身体机能、减轻眼部疲劳。

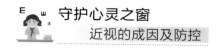
9. 预防眼部退行性病变

一些研究还发现，户外活动有助于预防眼部退行性病变，如年龄相关性黄斑变性等。这是因为户外活动能够增加眼睛接收到的光线量，从而刺激视网膜细胞的活性、保持其正常功能。在户外环境中，我们的眼睛会接触到更多的自然光线，包括蓝光和紫外线等。这些光线能够刺激视网膜上的细胞产生更多的能量和抗氧化物质，有助于保护视网膜免受氧化应激损害。同时，自然光线还能够促进视网膜色素上皮细胞的分布，从而维持视网膜的正常结构和功能。因此，通过参与户外活动、增加眼睛接收到的自然光线量，我们可以更好地预防眼部退行性病变的发生。

三、如何保持正确的读写姿势与增加户外活动时间

1. 保持正确的读写姿势

（1）选择合适的学习环境：首先，书桌和椅子的高度应该适中，以确保我们的手臂和背部能够得到适当的支撑，同时避免过高或过低导致的不舒适和不良姿势。其次，光线要充足且均匀，以避免眼睛过度用力或产生阴影，从而减轻视力负担。此外，我们还要避免在摇晃或不稳定的环境下看书或写字，以确保我们的注意力和视力能够专注于书本或屏幕上，减少分散和干扰。

（2）调整正确的坐姿："眼离书本一尺"原则。"胸离桌边一拳"原则。"手指离笔尖一寸"原则。除了遵循这三个原则外，为孩子创造良好的阅读环境也至关重要。要确保阅读区域的光线明亮且均匀，避免在昏暗或光线不足的环境中进行长时间、近距离的阅读或写作活动。

（3）控制用眼时间：控制用眼时间也是保护视力的重要措施之一。长时间连续用眼容易导致眼部疲劳和干涩感，因此我们应该每用眼 20～30 分钟就休息 5～10 分钟。在休息期间，可以远眺或做简单的眼部运动来缓解眼部疲劳。远眺可以帮助眼睛放松睫状肌，促

进视力恢复；而简单的眼部运动则可以促进眼部血液循环，缓解眼部疲劳感。

2. 增加户外活动时间

（1）安排固定的户外活动时间：每天至少安排 1~2 小时的户外活动时间，可以选择适合自己的运动方式，如散步、跑步、骑车、打球等。这样可以确保我们有足够的时间接触自然光线和进行身体锻炼，同时促进身心健康和视力保护。

（2）利用周末和节假日进行户外活动：我们可以组织家庭野餐、徒步旅行、露营等户外活动，与家人一起享受大自然的美好。这样不仅可以增加亲子互动的机会，还可以让我们从繁忙的工作和学习中解脱出来，放松身心。

（3）鼓励孩子多参与户外活动：对于青少年儿童来说，家长和老师应该鼓励他们多参与户外活动、少玩电子产品。可以安排一些户外游戏、体育活动或自然探索活动等，让孩子们在户外环境中自由奔跑、探索和发现。这样可以促进孩子们的身心发展、提高社交能力，同时也有助于保护他们的视力和预防近视。

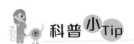

在学业压力日益增大的背景下，孩子每天只有半小时的户外活动时间，这对他们的视力健康是否有影响？

是的，这会对孩子的视力健康产生影响。户外活动时间不足会限制孩子接触到自然光的机会，而自然光对视力健康至关重要。缺乏足够的户外活动时间可能导致眼部疲劳、近视等问题。建议孩子每天至少进行 1~2 小时的户外活动，以促进视力健康。

四、结语

保持正确的读写姿势和增加户外活动时间是保护视力、预防近视的重要措施。我们应该从日常生活习惯入手，积极调整自己的生活方式和行为习惯，为自己的眼睛健康负责。同时，家长和老师也应该加强对青少年儿童的引导和教育，共同为他们的身心健康和未来发展贡献力量。

（陆人杰　王　珍）

第三章　定期检查与近视防控

眼睛，是我们感知外界、理解世界的重要器官。然而，随着现代生活节奏的加快以及各种电子设备的普及，眼睛健康问题日益凸显，成为不少人生活中的一大隐患。因此，定期进行眼健康检查显得尤为重要。通过专业的检查手段，我们不仅可以及早发现各种眼部疾病的迹象，还能够及时控制病情的发展，避免病情恶化对视力造成不可逆的损害。记住，眼睛的健康不容忽视，早检查、早发现、早控制，是守护我们宝贵视力的关键。

第一节　定期进行眼部检查的意义

眼睛，作为我们感知外界的重要窗口，承载着接收和处理大量视觉信息的任务。然而，随着现代生活节奏的加快以及各种电子设备的普及，我们的眼睛正面临着前所未有的挑战。定期进行眼部检查，不仅是关爱视力健康的表现，更是预防眼部疾病、早期发现并解决问题的关键。

一、早期发现眼部疾病

眼部疾病的隐匿性给人们的健康带来了极大的挑战。许多眼部疾病在发病初期是没有明显症状或体征的，这使得患者很难自我察觉问题的存在。如果不进行专业的眼部检查，这些潜在的问题很可能会被忽视，从而错过了最佳的治疗时机。

以青光眼、白内障和糖尿病视网膜病变为例，这些都是常见的

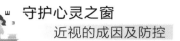
眼部疾病，对视力有着不同程度的影响。青光眼是一种眼压升高的疾病，长期的高眼压会损害视神经，导致视力逐渐下降。白内障则是晶状体混浊导致的视力下降，严重时甚至会导致失明。而糖尿病视网膜病变是糖尿病的并发症之一，长期的高血糖会损害视网膜血管，导致视力下降甚至失明。

这些疾病的共同特点是，在发病初期往往没有明显的症状或体征，患者很难自我察觉。而一旦病情发展到晚期，治疗难度将大大增加，视力损害也可能无法逆转。因此，早期发现和治疗对于保护视力至关重要。

定期的眼部检查是早期发现眼部疾病的有效手段。眼科医生通过专业的设备和技术，可以对眼球的各个部位进行深入细致的检查，从而发现疾病的蛛丝马迹。例如，通过测量眼压、检查眼底、观察晶状体透明度等，可以及时发现青光眼、白内障和糖尿病视网膜病变等疾病的迹象。一旦发现问题，医生就可以立即采取干预措施，阻止病情的进一步发展，保护患者的视力健康。

因此，定期进行眼部检查对于早期发现眼部疾病具有重要意义。只有及时发现并治疗这些潜在的疾病，才能避免视力损害的发生和发展。

二、预防近视等常见眼病

在现代社会，随着电子设备的普及和人们生活方式的改变，近视、远视、散光等屈光不正问题已经成为越来越普遍的眼部疾病。特别是近视，在年轻人中的发病率逐年攀升，已经引起了广泛的关注。

屈光不正不仅会影响人们的视力，还可能导致眼部疲劳、头痛等不适症状，严重时甚至会影响生活和工作质量。因此，预防和控制屈光不正的发展至关重要。定期的眼部检查在预防和控制屈光不正方面发挥着重要作用。通过专业的眼部检查，我们可以及时了解自己的屈光状态，包括近视、远视、散光的度数以及是否存在其他眼部问题。这样，我们就可以根据检查结果采取相应的措施来预防和控制屈光不正的发展。例如，如果发现视力有下降的趋势，我们可以及时调整用眼习惯，减少长时间使用电子设备的时间，增加户外活动时间，保持正确的用眼姿势，必要时及时就医等。

配戴合适的框架眼镜或隐形眼镜也是控制屈光不正的重要手段。通过选择合适的镜片度数和类型，我们可以有效地矫正视力，减轻眼部疲劳，防止屈光不正的进一步发展。除了定期的眼部检查外，我们还可以在日常生活中采取一些措施来预防屈光不正。例如，保持充足的睡眠时间，避免熬夜；保持均衡的饮食，多摄入富含维生素 A 和维生素 C 的食物；定期进行眼部保健操等。这些措施都可以帮助我们保护视力，预防屈光不正的发生。

因此，预防近视等常见眼病需要我们定期进行眼部检查，及时了解自己的屈光状态，并采取相应的措施来调整用眼习惯、配戴合适的框架眼镜或隐形眼镜等。同时，我们也需要在日常生活中注意保护视力，采取多种措施来预防屈光不正的发生和发展。

三、跟踪眼部健康状况，及时调整生活习惯

眼部健康，作为整体健康的一个重要组成部分，与我们日常的生活习惯息息相关。然而，在现代快节奏的生活中，长时间使用电子设备、工作压力大、缺乏足够的休息和运动等不良习惯，都可能对眼部健康造成潜在伤害。

眼部检查的重要性不仅在于诊断和治疗眼部疾病，更在于它能够为我们提供关于眼部健康状况的宝贵信息。通过定期的专业检查，我们可以全面了解自己眼睛的健康状况，包括眼压是否正常、视网膜是否有病变风险、晶状体是否保持透明等关键指标。这些信息不仅是对当前眼部健康的评估，更是对我们生活习惯的反馈。例如，如果检查发现眼压偏高，这可能是长时间使用电子设备、缺乏足够的休息等造成的。这时，我们就需要警惕并调整自己的生活习惯，如减少每天面对屏幕的时间、定期进行眼保健操、确保充足的睡

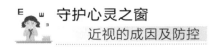
眠等。

同样地，如果视网膜检查显示有病变的风险，我们可能需要增加摄入对眼睛有益的营养素，如维生素 A 和维生素 C，并避免剧烈运动等可能增加视网膜压力的活动。这些调整都是基于眼部检查提供的信息，旨在预防眼部疾病的发生和发展。此外，定期的眼部检查还能帮助我们及时发现并纠正不良的用眼习惯。例如，很多人习惯在昏暗的环境下阅读或使用电子设备，这种习惯长期下来可能会对视力造成损害。通过眼部检查，眼科医生可以提醒我们注意这些不良习惯，并提供改善建议。

跟踪眼部健康状况并及时调整生活习惯是保护视力、预防眼部疾病的关键所在。通过定期的眼部检查，我们可以获取关于眼部健康的全面信息，并根据这些信息采取科学合理的措施来调整生活习惯和用眼方式。这样，我们才能更好地守护自己的视力健康，享受清晰、舒适的视觉体验。

四、定期做眼底检查

很多眼底疾病早期无明显不适，不容易被发觉，但早期往往是治疗的最佳时机，一旦错过这个时机，丧失的视力很可能得不到很好的恢复。所以通过定期的眼底检查，能够早发现、早治疗，防止疾病发展。

1. 健康人群

对于健康人群来说，定期的眼底检查也是必要的。40 岁以下的人群，建议每 1～2 年进行一次眼底检查；而 40 岁以上的人群，由于年龄增长和身体机能的变化，眼底疾病的风险也会逐渐增加，因此每年进行一次眼底检查是更为合适的。

2. 眼病人群

已经患有眼部疾病的人群更是需要密切关注眼底健康。他们应该遵循医生的建议，定期复诊并进行眼底检查，以便及时监测眼睛的健康状况变化，并根据病情调整治疗方案。

3. 高危人群

（1）高血压患者：高血压是导致眼底病变的重要因素之一。即使血压控制在正常范围内且平时没有不适感，高血压患者也应该每年进行一次眼底检查，以及时发现并处理潜在的眼底问题。

（2）糖尿病患者：糖尿病视网膜病变是糖尿病常见的并发症之一，严重时可导致失明。因此，糖尿病患者应该高度重视眼底检查。不同类型的糖尿病患者有不同的检查需求，如1型糖尿病患者从12岁开始就应该进行眼底检查；2型糖尿病患者则应在确诊时即开始进行眼底检查；妊娠期糖尿病患者也需要进行眼底检查。根据眼底病变的程度和病情发展，医生会制订相应的随访计划和治疗方案。

（3）高血脂患者：高血脂是导致动脉粥样硬化的重要因素之一，而眼底动脉是全身最细的血管之一，容易受到高血脂的影响。高血脂患者应该在遵医嘱合理用药的同时，定期进行眼底检查，以便及时发现并处理高血脂对眼底血管造成的潜在损害。

（4）高度近视患者：高度近视患者由于眼球结构改变，周边视网膜变薄，易出现视网膜裂孔等病变。因此，建议高度近视患者每年进行一次眼底检查。如果眼底出现裂孔或裂孔数量增多等异常情况，则需要按医嘱进行复查眼底，并采取相应的治疗措施。

（5）家族遗传史者：如果家族中有眼底疾病的遗传史，例如视网膜色素变性、黄斑变性等，那么家族中的其他成员也应该提高警惕，定期进行眼底检查。这些遗传性疾病可能在早期是没有明显症状的，但如果不进行专业的眼底检查，很难及时发现问题。

4. 长期用药者

某些药物，特别是长期服用的药物，可能对眼底产生不良影响。例如，长期服用某些抗生素、抗风湿药物、激素类药物等，都有可能引起眼底病变。因此，长期服用这些药物的人群也应该定期进行眼底检查，以及时发现并处理药物对眼底的潜在损害。

5. 不良生活习惯者

长期熬夜、过度疲劳、缺乏运动等不良生活习惯都可能对眼底

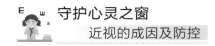
健康产生不良影响。这些不良习惯可能导致眼底血管痉挛、视网膜供血不足等问题，进而引发眼底病变。因此，有这些不良生活习惯的人群也应该注意改善生活习惯，并定期进行眼底检查。

6. 其他系统疾病患者

除了高血压、糖尿病、高血脂等常见疾病外，其他系统疾病如肾脏疾病、血液系统疾病等也可能对眼底产生不良影响。这些疾病可能导致眼底出血、渗出等病变，严重时可能影响视力。因此，患有这些系统疾病的患者也应该定期进行眼底检查，以及时发现并处理眼底病变。

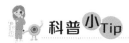

视力检查的频率应该是多久一次？

视力检查的频率应根据个人情况而定。对于儿童和青少年，由于他们的视力在发育阶段，建议每半年进行一次视力检查。对于成年人，如果没有视力问题或眼部疾病，每1~2年进行一次视力检查即可。然而，如果有视力下降、眼部不适或其他眼部问题，应及时就医并进行视力检查。

五、眼健康检查的内容

我们深知眼睛的健康远不止视力表上的读数。事实上，当我们注视视力表时，所测得的仅仅是那一刹那的视力状态。为了确保眼睛的全面健康，我们提供了一系列常规的细致入微的检查项目。

1. 问诊

在初次的眼健康检查中，问诊是一个不可或缺的环节。眼科专家会详细询问眼部症状、既往病史、家族眼病史以及日常生活习惯等，以获取眼部健康状况的初步信息。这些信息对于后续制订个性化的检查方案和治疗计划至关重要。

2. 视力检查

作为评估眼睛功能的基础，视力检查是每次眼部检查的首要任务。通过标准的视力表测试，能够准确了解裸眼视力和矫正视力情况。这一简单的测试不仅反映了当前的视力水平，更是进一步诊断眼部问题的重要依据。

3. 医学验光

验光不仅评估是否存在近视、远视或散光等视力问题，更通过散瞳验光技术，深入放松因长时间紧张而疲劳的眼肌，从而揭示出眼睛真实的屈光状况。特别是对于调节力较强的青少年，散瞳验光能够有效排除假性近视的干扰，提供更准确的屈光度信息。

4. 裂隙灯检查

这项检查利用高精度的裂隙灯显微镜，不仅使眼睛表面的细微病变无处遁形，还能通过调节焦点和光源宽度，形成"光学切面"，深入探寻眼部深层组织的健康状况。通过这一检查，我们可以及时发现并诊断结膜、角膜、虹膜以及晶状体等眼前节疾病，甚至还能通过附加前置镜头观察到玻璃体和视网膜的情况，从而确诊是否存在白内障等问题。

5. 眼底检查

许多严重的眼科疾病，如飞蚊症、黄斑变性、糖尿病视网膜病变、眼底动脉硬化、眼底出血以及视网膜血管阻塞等，都是通过眼底检查得以早期发现的。我们的眼底检查项目涵盖了玻璃体、视网血管和黄斑等多个方面，确保不留任何死角。

6. 眼压检查

正常人的眼压范围通常在 $10 \sim 21\,mmHg$。值得注意的是，青光眼等眼病在早期是不会影响视力的，但通过眼压检查却可以及时发现其迹象。因此，对于中老年人突然出现的眼部疲劳、眼睛胀痛以及同侧头痛等症状，我们都建议及时进行眼压检查以排除潜在风险。

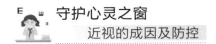
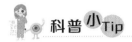

定期进行视力检查的费用大概是多少？

定期进行视力检查的费用因地区和具体检查项目的不同而有所差异。一般来说，基础的视力检查费用可能在十几元至几十元之间，但如果需要进行更复杂的检查，如验光、眼底检查等，费用可能会相应增加。建议咨询当地的眼科医院或诊所，了解具体的费用情况。

六、结语

定期进行眼部检查是保护视力、预防眼部疾病的重要措施。通过早期发现眼部问题、及时纠正不良习惯、科学用眼，享受清晰、健康的视觉体验。因此，无论您是年轻人还是老年人，都应该重视眼部健康，定期进行专业的眼部检查。

（冯　伟　阮丽花）

第二节　不同年龄段的眼部检查建议

眼睛，作为我们感知外界的重要器官，其健康状态直接关系到我们的生活质量。然而，不同年龄段的人群，由于生理特点、生活习惯和环境因素的不同，眼部健康问题的关注点也有所差异。因此，针对不同年龄段的人群，提出相应的眼部检查建议，对于预防和早期发现眼部疾病具有重要意义。

一、婴幼儿期

婴幼儿期，即从婴儿呱呱坠地到年满3岁的这段时期，是生命中充满奥秘与变化的阶段。在这个阶段，宝宝的眼睛，作为感知外界的重要窗口，也经历着从初生之犊的朦胧到逐渐清晰认识世界的奇妙旅程。由于婴幼儿的语言表达能力尚未成熟，他们无法像成年人那样准确描述自己的视觉感受或不适，因此，家长需要倍加留心，细致观察，并及时带宝宝进行专业的眼部检查。对于婴幼儿期的宝宝来说，眼部检查的重要性不言而喻。建议在宝宝出生后 1 个月内，便安排进行首次全面的眼部检查。这次检查的主要目的在于及时发现并评估宝宝眼睛可能存在的先天性异常。一些常见的先天性眼病，如先天性白内障等，如果能在这个时期得到及时发现和有效干预，将对宝宝的视力发育和未来的生活质量产生深远的影响。

家长应在宝宝 3 个月、6 个月、1 岁等关键成长节点，定期带宝宝进行眼部检查。这些检查不仅是对宝宝眼睛健康的持续关注，更是对宝宝成长过程中视力发育的重要监测。

在婴幼儿期的眼部检查中，医生会特别关注以下几个方面：

1. 眼球运动

医生会仔细观察宝宝眼球的运动情况，包括是否协调、有无不自主的震颤或偏斜现象。这些观察可以帮助医生判断宝宝的眼肌发育是否正常，以及是否存在潜在的眼位问题。

2. 瞳孔反应

瞳孔是光线进入眼睛的通道，其大小和对光线的反应是评估视神经发育情况的重要指标。医生会通过专业的检查手段，如使用手电筒照射宝宝的眼睛，来观察宝宝瞳孔的收缩和扩张反应是否灵敏。

3. 视力发育

婴幼儿期的视力发育是一个动态的过程。医生会利用适合宝宝年龄的测试方法，如视觉追踪、视觉偏好等，来评估宝宝的视力发育水平。这些测试通常是以游戏的形式进行，既能让宝宝在愉快的氛围中配合检查，又能准确反映宝宝的视力状况。

4. 眼部结构

医生还会仔细检查宝宝的眼睑、结膜、角膜等眼部结构，以确认是否存在炎症、感染或其他异常。这些检查对于及时发现并处理

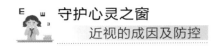
眼部问题至关重要。

除了定期的专业检查外，家长在日常生活中的细心观察也是保护宝宝眼睛健康的关键。家长应注意观察宝宝是否有流泪、眼屎增多、眼球发红等异常症状，一旦发现这些迹象，应及时带宝宝就医，以便得到及时的诊断和治疗。

此外，为宝宝创造一个良好的视觉环境也至关重要。避免让宝宝长时间暴露在过强或过弱的光线下，选择适合宝宝年龄的玩具和图书，保持适当的阅读距离和姿势，都是保护宝宝眼睛健康的重要措施。通过家长的精心呵护和医生的专业指导，相信每一个宝宝都能拥有一双明亮、健康的眼睛，去探索这个五彩斑斓的世界。

二、儿童期

儿童期是孩子生命中充满欢声笑语、探索与学习的黄金时期。在这个阶段，孩子的眼睛正经历着快速而关键的发育过程，同时，也是近视、远视、散光等屈光不正问题容易出现的阶段。为了保护孩子的视力健康，每半年进行一次眼部检查显得尤为重要。

在儿童期的眼部检查中，医生将重点关注孩子的屈光状态和眼轴发育情况。

1. 屈光状态

简单来说，就是眼睛对光线的折射能力。通过检查裸眼视力、矫正视力以及验光等步骤，医生能够全面了解孩子的视力状况，进而判断是否存在屈光不正的问题。这些详尽的检查数据，将为医生提供有力的依据，以制订针对性的视力矫正方案。

2. 眼轴长度的测量

在儿童期的眼部检查中同样占据着举足轻重的地位。眼轴长度，即眼球前后径的长度，它的变化与近视的发生和发展有着密切的联系。通过定期测量眼轴长度，医生能够及时发现近视的潜在趋势，从而采取相应的干预措施，有效延缓近视的发展进程。

当然，除了定期的眼部检查外，家长在日常生活中的细心呵护也是预防孩子近视的关键。在这个信息化、电子化的时代，孩子接触电子产品的时间越来越长。长时间盯着屏幕，不仅容易导致眼睛疲劳，还可能引发近视等问题。因此，家长应合理控制孩子使用电子产品的时间，鼓励孩子多参与户外活动，让眼睛得到充分的休息和放松。此外，正确的读写姿势也是保护孩子视力的重要因素。家长应引导孩子养成正确的读写习惯，保持适当的距离和角度，避免长时间近距离用眼。这样不仅能够减轻眼睛的负担，还有助于预防近视的发生。

儿童期是孩子视力发育的关键时期，也是预防近视的重要阶段。通过每半年的眼部检查，家长和医生能够共同关注孩子的视力状况，及时发现并解决问题。同时，家长在日常生活中的细心呵护和正确引导，将为孩子打造一双明亮、健康的眼睛，为他们的未来奠定坚实的基础。

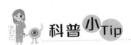
科普小Tip

学校是否提供定期的视力检查服务？

学校是否提供定期的视力检查服务取决于具体的学校和地区政策。一些学校可能会与当地的眼科机构合作，为学生提供定期的视力筛查服务。但并非所有学校都提供此项服务，因此建议家长向孩子所在的学校咨询相关情况。

三、青少年期

青少年期，这是生命中一个充满活力、挑战与变化的阶段。在这个时期，孩子们的身体正经历着快速的生长发育，同时，他们也面临着日益增大的学习压力。为了呵护他们的视力健康，每年进行一次眼部检查显得尤为关键。

1. 近视进展和眼镜度数

在青少年期的眼部检查中，医生将重点关注近视的进展和眼镜

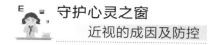
度数的变化。这个阶段的孩子往往长时间的学习、阅读以及使用电子设备，导致眼睛承受了巨大的压力。这种长时间的近距离用眼，容易引发近视度数的不断增加。因此，定期的眼部检查能够及时捕捉到近视的进展迹象，医生可以根据检查结果调整眼镜度数，确保度数与孩子的视力状况相匹配，从而避免过高或过低的度数给眼睛带来不必要的负担。

2. 潜在眼部疾病

青少年期也是一些潜在眼部疾病可能显现的时期。由于孩子们的身体还在不断地生长发育，一些眼部结构或功能上的异常可能会在这个阶段逐渐表现出来。全面的眼部检查能够帮助医生及时发现这些潜在问题，如弱视、斜视、眼底病变等，进而采取针对性的治疗措施，确保孩子的视力健康不受影响。

除了定期的眼部检查外，家长和孩子在日常生活中也应注重眼睛的保养。合理安排学习时间，避免长时间连续用眼；保持正确的读写姿势，减少近距离用眼的时间；积极参加户外活动，让眼睛得到充分的休息和放松。这些措施都能够有效地缓解眼睛疲劳，预防近视的发生和发展。

四、成年期

成年人作为社会的中坚力量，承担着工作、家庭等多重责任，常常在忙碌中忽视了自己的健康，尤其是眼部健康。虽然与儿童和青少年相比，成年人的眼部疾病发病率相对较低，但随着年龄的增长，一些与老化相关的眼部问题也会逐渐浮出水面。

每年进行一次眼部检查，对于成年人来说，是一个既科学又实用的健康保障措施。这样的检查频率，既能够及时发现并监控眼部问题的发展，又不会过于频繁地干扰到日常生活和工作。

在进行眼部检查时，医生将重点关注眼底病变和白内障等老化现象。

1. 眼底病变

作为一种常见的眼部疾病，包括视网膜脱离、黄斑变性等多种类型。这些疾病在早期往往没有明显的自觉症状，很容易被忽视。然而，如果不进行专业的眼底检查，很难及时捕捉到这些疾病的蛛丝马迹。一旦病情发展到晚期，治疗难度和效果都会大打折扣。因此，定期的眼底检查对于成年人来说至关重要。

2. 白内障

作为另一种常见的老年性眼病，主要表现为视力逐渐下降、视物模糊等。这种疾病虽然进展缓慢，但如果不及时治疗，最终可能导致失明。通过定期检查，医生能够及时发现白内障的迹象，并根据病情的严重程度制订相应的治疗方案。

除了定期检查外，成年人还应注意保持良好的生活习惯，以延缓眼部老化的进程。戒烟戒酒、保持充足的睡眠、避免长时间连续用眼等，都是维护眼部健康的重要措施。此外，保持均衡的饮食，摄入足够的维生素和矿物质，也有助于保护眼睛免受自由基的损害，从而延缓老化进程。

对于成年人来说，每年进行一次眼部检查是非常有必要的。通过专业的检查和良好的生活习惯，我们能够及时发现并应对眼部问题，保持清晰、健康的视野，更好地享受工作和生活的乐趣。

五、老年期

老年人经历了岁月的沉淀，为家庭和社会付出了巨大的努力。然而，随着年龄的增长，老年人的身体机能逐渐衰退，眼部健康也面临着诸多挑战。老年人是眼部疾病的高发人群，一些常见的老年性眼病如年龄相关性黄斑变性、白内障等在这个阶段的发病率显著上升，给他们的晚年生活带来了不小的困扰。

每年进行一次眼部检查，对于老年人来说，是一项至关重要的健康保障措施。这样的检查频率能够确保及时发现眼部问题，避免病情恶化，同时给予老年人及时的治疗和关怀。

在老年人的眼部检查中，医生将重点关注年龄相关性黄斑变性和白内障等常见疾病。

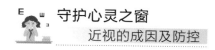

1. 年龄相关性黄斑变性

年龄相关性黄斑变性，是一种导致中心视力丧失的疾病。它是老年人失明的主要原因之一，对老年人的生活质量造成了严重影响。通过专业的眼底检查，医生能够及时发现黄斑病变的早期迹象，如黄斑区的色素紊乱、新生血管等。一旦发现问题，医生可以立即采取相应的治疗措施，如药物治疗、眼球内注药、光动力疗法等，以延缓病情的进展并保护中心视力。

2. 白内障

白内障是老年人中另一种常见的致盲性眼病。它表现为晶状体混浊，导致视力下降、视物模糊。白内障的发展通常较为缓慢，但如果不及时治疗，最终可能导致失明。通过定期检查，医生能够准确评估白内障的严重程度，并建议及时手术治疗。现代白内障手术技术已经非常成熟，能够有效恢复视力，提高老年人的生活质量。

除了定期检查外，老年人还应注意保持良好的心态和生活习惯，以预防眼部疾病的发生和发展。避免过度用眼、保持营养均衡、进行适当的户外活动等，都是维护眼部健康的重要措施。此外，老年人还应积极控制慢性疾病，如高血压、糖尿病等，这些疾病也可能对眼部健康产生不良影响。

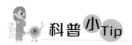 科普小Tip

除了孩子，家长是否也需要定期进行视力检查？

是的，家长自己也需要定期进行视力检查。虽然成年人相比孩子患近视的风险较低，但随着年龄的增长，其他眼部问题如老视、白内障等可能会出现。因此，定期进行视力检查可以及早发现并处理这些问题，保持良好的视力健康。

六、结语

不同年龄段的人群都应当重视眼部健康，并根据自身情况定期进行眼部检查。婴幼儿期和儿童期是视力发育的关键时期，需要密切关注视力变化；青少年期则面临着较大的学习压力，应重点防范近视的发生和发展；成年人虽然眼部疾病发病率相对较低，但也不可忽视眼底病变等潜在风险；而老年人作为眼部疾病的高发人群，更应注重眼部检查，及时发现并治疗眼部问题。因此，无论身处哪个年龄段，我们都应珍惜并呵护好自己的双眼，定期进行眼部检查，为拥有清晰、健康的视野打下坚实的基础。

（冯　伟　朱　琳）

第三节　定期检查与预防近视的关系及效果评估

近视，作为现代社会中越来越普遍的视力问题，已经引起了广泛的关注。尤其是在青少年群体中，近视率的不断攀升更是让人担忧。为了有效应对这一问题，定期检查和预防显得尤为重要。本节将从近视的成因、定期检查的意义、预防措施以及效果评估等方面，深入探讨定期检查与预防近视之间的关系及其实际效果。

一、定期检查的原因

近视是一种屈光不正的现象，表现为远视力下降，近视力正常。其成因复杂多样，主要包括遗传因素、环境因素和不良的生活习惯等。遗传因素是指近视在一定程度上受到基因的影响，如果父母双方或一方近视，子女近视的风险就会增加。环境因素则包括长时间近距离用眼、光线不足或过强、户外活动时间减少等。不良的生活习惯，如长时间使用电子产品、读写姿势不正确等，也会加剧近视的发展。近视不仅影响视力，还可能引发一系列并发症，如视网膜脱离、青光眼、白内障等，严重时甚至可能导致失明。因此，定期检查对预防和控制近视的发展至关重要。

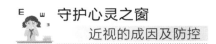
二、定期检查的意义

1. 为未近视人群提供预警与防护

视力健康对于每个人来说都是至关重要的，特别是对于未近视的人群而言，定期检查视力不仅有助于判断近视风险，还能辅助预测近视的发生，从而采取相应的防护措施。

（1）帮助判断近视风险：对于儿童来说，他们在 12 岁之前通常都应该是远视的。这是因为儿童的眼球在发育过程中，眼轴长度相对较短，导致远处的物体无法清晰成像在视网膜上，形成了生理性远视。然而，随着孩子的年龄增长，眼球逐渐发育成熟，远视度数会逐渐降低。因此，如果孩子在 12 岁之前远视度数就已经变为 0，那么他们离近视可能就只有一步之遥了。为了避免这种情况的发生，家长需要定期带孩子进行眼科检查。通过检查，医生可以了解孩子的远视储备情况，并根据远视度数的变化来判断孩子的近视风险。例如，如果孩子在 8 岁时远视度数已经低于 −1.0D，那么家长就需要格外关注孩子的用眼习惯和用眼环境，以防近视的发生。

（2）预测近视的发生时间：研究发现，近视儿童在近视发生前后的一段时间内，眼轴增长的速度会明显加快。因此，通过定期记录孩子的眼轴长度并观察其增长速度，医生可以预测孩子近视发生的时间，并提前采取干预措施。对于未近视的人群来说，每 3 ~ 6 个月进行一次眼科检查是非常有必要的。通过定期检查，我们可以及早发现近视的倾向并加以控制，从而避免近视的发生。此外，即使在孩子没有近视的情况下，家长也需要关注孩子的用眼健康，合理安排学习和娱乐时间，避免长时间连续用眼导致眼睛疲劳和近视的发生。

（3）及早发现并纠正不良用眼习惯：不良的用眼习惯，如长时间近距离看书、使用电子设备而不休息、在光线不足或过强的环境下阅读等，都会逐渐对眼睛产生压力，增加近视的风险。定期检查视力时，眼科医生不仅会检查视力状况，还会观察被检查者的日常用眼行为，从而发现这些潜在的不良习惯。一旦发现不良习惯，医生可以及时给出专业的纠正建议，如调整阅读距离、定时休息眼睛、改善阅读环境的光线条件等。这些建议对于预防近视和维护眼部健康非常重要。

（4）监测眼部健康状态：眼科检查通常包括一系列的综合测试，如视力表测试、色觉测试、眼压测量、眼底检查等。这些测试可以全面评估眼部的健康状态。眼压异常可能是青光眼等眼病的前兆，眼底检查可以发现视网膜脱离、黄斑病变等严重眼病的早期迹象。通过定期检查，可以及早发现这些眼部异常，避免病情恶化，同时及时纠正可能影响视力的其他眼部问题。

（5）及时发现并治疗其他眼病：除了近视，还有许多其他常见的眼病，如散光、弱视、斜视等。这些眼病在早期是没有明显症状或者容易被忽视的。定期检查视力可以及早发现这些眼病的迹象，避免病情进一步发展。例如，弱视如果在儿童时期得不到及时治疗，可能会导致永久性视力损害。早期发现和治疗这些眼病，不仅可以保护视力，还可以避免更复杂的眼科手术或长期治疗。

（6）建立眼健康档案：通过每次的眼科检查，可以为个人建立一份详尽的眼健康档案。这份档案记录了历次检查的视力数据、眼部状况、医生的建议等信息。这份档案不仅可以作为个人视力变化的记录，还可以为医生提供重要的参考信息，帮助医生更准确地判断眼部健康状况和制订治疗方案。对于儿童来说，这份档案尤其重要，因为儿童的视力变化较快，需要密切监测。通过建立视力健康档案，家长和医生可以更好地了解儿童的视力发展状况，及时采取干预措施。

（7）提高护眼意识：定期检查视力的过程也是一个很好的学习和教育机会。通过与医生的交流，人们可以更加深入地了解眼睛的结构、功能以及保护眼睛的重要性。医生在检查过程中会给出许多实用的护眼建议，如合理安排学习和工作时间、选择合适的阅读材料、调整屏幕亮度等。这些建议可以帮助人们更好地保护眼睛，预防眼

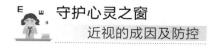
病的发生。提高护眼意识不仅可以帮助个人维护良好的视力，还可以推动整个社会更加重视和预防视力问题。这对于减少近视等眼病的发生率，提高全民健康水平具有重要意义。

2. 已近视人群定期进行眼科检查的重要性

近视在儿童中的发生率逐年上升，一旦孩子被诊断为近视，许多家长可能会认为只需配一副眼镜即可。然而，事实并非如此，定期的眼科检查对于近视儿童来说至关重要。

（1）定期监测，精准干预：孩子近视后，定期的视力及眼轴长度检查能够帮助家长和医生更准确地判断孩子的近视进展情况。这些数据的变化能够反映出近视度数是否增长过快，从而及时采取有效的干预措施。例如，当发现孩子近视度数每年增加超过75度，或者眼轴增长速度明显加快时，就需要警惕孩子可能属于进展性近视。这时，家长应密切关注孩子的用眼习惯，及时调整并采取措施，以避免孩子发展为高度近视。

通过定期的眼科检查，医生还可以根据孩子的具体情况为其提供个性化的近视防控建议。例如，对于不同类型的近视，防控效果也会有所不同。普通单光眼镜、渐进多焦点镜片、多焦点复合离焦镜片以及角膜塑形镜等不同的矫正方式，其防控效果也各异。因此，定期检查可以帮助医生为孩子选择最合适的近视矫正方案。

（2）及时调整，防止恶化：近视并非一成不变，孩子的近视度数和眼轴长度都可能随着时间发生变化。因此，定期的眼科检查可以及时发现这些变化，并采取相应的措施进行调整。例如，当孩子戴了眼镜后仍然发现度数无法控制时，可能需要考虑更换更合适的镜片或者尝试其他的近视矫正方法。

此外，定期的眼科检查还可以帮助发现孩子可能存在的其他眼部问题。例如视功能问题等都可能影响孩子的视觉健康。通过及时发现并处理这些问题，可以更好地保护孩子的眼睛健康，防止近视进一步恶化。

（3）评估并发症风险：近视，尤其是高度近视，可能增加一系列眼部并发症的风险，如视网膜脱离、青光眼、白内障和黄斑病变等。这些并发症都可能导致视力进一步下降，甚至失明。通过定期的眼科检查，医生可以评估孩子是否存在这些并发症的风险，并提前采取预防措施。

（4）跟踪治疗效果：如果孩子正在接受近视治疗，如配戴特殊设计的框架眼镜、隐形眼镜或使用药物等，定期的眼科检查就尤为关键。这些检查可以跟踪治疗的效果，确保孩子的近视得到有效控制。如果治疗效果不佳，医生可以及时调整治疗方案，以达到更好的效果。

（5）提供心理支持：近视可能会对孩子的心理造成一定影响，尤其是当他们发现自己的视力与同龄人不同时。定期的眼科检查不仅关注孩子的视力状况，还为孩子和家长提供一个与医生沟通的机会。医生可以向孩子和家长解释近视的原因、发展过程和治疗方法，从而减轻他们的焦虑和恐惧，提供必要的心理支持。

定期检查在预防和控制近视方面扮演着至关重要的角色。其意义不仅在于及早发现视力问题，更在于通过持续的监测和干预，有效管理近视的发展过程。

三、预防近视的措施

除了定期检查外，预防近视还需要采取一系列综合性的措施。

1. 增加户外活动时间

研究表明，户外活动时间的增加可以有效降低近视的发生率。因此，建议每天至少进行 2 小时的户外活动，尤其是在光线充足的环境下进行。

2. 控制用眼时间

长时间近距离用眼是近视发展的重要诱因之一。因此，要合理控制用眼时间，每隔一段时间进行适当的休息和远眺。

3. 保持良好的用眼姿势

正确的用眼姿势对于预防近视至关重要。无论是读书、写字还

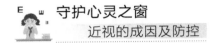
是使用电子产品，都应保持适当的距离和正确的姿势。

4. 均衡饮食

饮食对视力也有一定影响。建议摄入富含维生素 A、维生素 C 和维生素 E 以及锌、硒等微量元素的食物，如胡萝卜、菠菜、鸡蛋等。

5. 合理安排学习时间

对于青少年来说，学习压力大、时间长也是近视的一个重要原因。因此，要合理安排学习时间，避免长时间连续用眼。

四、定期检查在预防近视中的效果评估

为了全面评估定期检查在预防近视中的效果，我们需要从多个维度进行分析，包括近视发生率、近视度数增长速度、眼轴长度变化以及患者用眼习惯改善等方面。

1. 近视发生率

通过对比进行定期检查和未进行定期检查的群体，我们可以发现进行定期检查的群体在近视发生率上明显低于未进行定期检查的群体。这表明定期检查能够及早发现并干预近视的风险因素，从而降低近视的发生率。

2. 近视度数增长速度

对于已经近视的患者，定期检查可以监测近视度数的增长速度。通过长期追踪和数据分析，我们发现进行定期检查的患者在近视度数增长速度上相对较慢。这表明定期检查能够有效控制近视的进展速度，降低高度近视的风险。

3. 眼轴长度变化

眼轴长度是评估近视进展的重要指标之一。通过定期检查，我们可以精确测量眼轴长度的变化，并据此判断近视的稳定性和发展趋势。长期数据显示，进行定期检查的患者在眼轴长度增长上相对较为稳定，这进一步证实了定期检查在控制近视进展方面的积极作用。

4. 患者用眼习惯改善

定期检查不仅关注视力状况本身，还关注患者的用眼习惯。通过给予针对性的建议和指导，定期检查能够帮助患者改善不良的用眼习惯，如减少长时间近距离用眼、调整读写姿势等。这些习惯的改善对于预防和控制近视具有重要意义，也是评估定期检查效果的重要方面之一。

五、结语

定期检查与预防近视之间存在密切的关系。通过定期检查，我们可以及时发现近视的趋势和变化，采取针对性的干预措施，从而延缓近视的进展。同时，通过长期观察和数据统计，我们可以评估定期检查在预防近视中的作用和效果。因此，我们应该重视定期检查在预防近视中的重要性，积极采取措施保护视力健康。

（冯　伟）

第四节　定期检查的普及与推广策略

眼部健康是人体健康的重要组成部分，而定期眼部检查则是保持眼部健康的关键。然而，当前许多人对眼部检查的认知度和重视程度并不高，导致一些潜在的眼部问题无法及时发现和治疗。因此，本节旨在探讨定期眼部检查的普及与推广策略，以提高公众对眼部检查的认知度和重视程度，加强眼科医生的培养和队伍建设，推广定期检查的理念和习惯。

一、让更多人了解并重视眼部检查

提高公众对眼部检查的认知度和重视程度是推广定期眼部检查的关键。为此，我们可以从以下几个方面入手：

1. 加强宣传教育

为了提升公众对眼部检查的认知度和重视程度，宣传教育是关

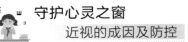
键一环。政府在这方面可以发挥主导作用，通过制定相关政策和规划，推动眼部健康知识的普及。例如，可以在电视、广播的黄金时段播放公益广告，或在报纸、杂志等平面媒体上刊登专题文章，深入浅出地阐述眼部检查的重要性。同时，社会组织也应该积极参与，利用自身的资源和网络，开展形式多样的宣传活动。例如，可以组织志愿者深入社区、学校、企业等基层单位，发放宣传资料，举办小型讲座，与公众面对面交流，解答他们的疑惑。

眼科医疗机构作为专业机构，更应该承担起宣传教育的责任。他们可以通过开设官方网站、微博、微信公众号等新媒体平台，发布眼部健康知识、检查指南、病例分享等内容，与公众进行互动交流。此外，还可以定期组织义诊活动，为公众提供免费的眼部检查服务，让他们在实践中感受到眼部检查的重要性。

2. 举办眼部健康知识讲座

举办眼部健康知识讲座是提升公众认知度和重视程度的有效途径。眼科专家作为讲座的主讲人，他们具备丰富的专业知识和临床经验，能够深入浅出地讲解眼部常见疾病的成因、症状、治疗方法以及预防措施。同时，他们还可以分享一些实用的眼科检查方法和技巧，教会公众如何自我检查、及时发现眼部问题。在选择讲座地点时，应注重覆盖面的广泛性。可以在社区活动中心、学校礼堂、企事业单位会议室等场所举办讲座，吸引不同年龄、不同职业的公众参与。为了提高讲座的吸引力和影响力，还可以邀请当地知名人士或公众人物担任嘉宾主持或分享个人经历，增加互动环节和趣味性。

此外，讲座的组织者还可以利用现代技术手段，如直播、录播等方式，将讲座内容传播给更广泛的受众。通过在线问答、弹幕互动等形式，增强讲座的互动性和参与感，让公众更加积极地关注和重视眼部健康。

3. 开发互动性和趣味性的教育工具

为了提高公众对眼科检查的兴趣和参与度，可以开发一系列互动性和趣味性的教育工具。通过设计专为不同年龄段人群打造的互动游戏和应用程序，以寓教于乐的方式，帮助公众了解眼部健康的重要性，并学习如何进行自我检查和保护视力。同时，利用虚拟现实和增强现实技术，创建生动逼真的模拟环境，让公众在体验中深入了解眼部结构和功能，从而更加认识到定期进行专业眼科检查的必要性。

4. 引入影响者营销和公众人物代言

为了扩大眼部健康检查的影响力，可以引入影响者营销和公众人物代言的策略。通过与在社交媒体上具有广泛影响力的健康、美容和生活方式博主合作，借助他们的话语权和粉丝基础，向公众传递眼部健康的重要性。同时，邀请备受公众喜爱的明星作为眼部健康的代言人，利用他们的公众形象和社会影响力，提高公众对眼部检查的关注度和认可度。通过影响者和公众人物的引领和示范，我们相信能够激发更多人关注眼部健康，并积极参与定期眼科检查。

5. 创作和分享多媒体内容

为了以更加生动和直观的方式向公众传递眼部健康知识，可以创作和分享一系列多媒体内容。通过制作精美的动画视频和真人演示视频，以视觉化的方式展示眼部检查的过程和重要性，吸引公众的注意力并加深理解。同时，还可推出专注于眼部健康的播客节目和音频课程，让公众可以在日常生活中随时随地收听学习。这些多媒体内容将结合专家的讲解和真实案例的分享，为公众提供全面、实用的眼部健康知识，引导他们养成定期进行眼科检查的良好习惯。

6. 推出激励和奖励计划

为了鼓励更多人积极参与眼部检查，可以推出一系列激励和奖励计划。通过为接受眼部检查的人提供优惠券、折扣券等福利，将给予他们实实在在的回馈，同时增加他们进行后续治疗和购买相关产品的意愿。此外，还可以建立一个积分奖励系统，为积极参与眼部健康活动的人提供积分奖励，积分可兑换各种奖品和服务。这些激励和奖励计划将激发公众的积极性和参与度，推动眼部健康检查

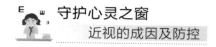
的普及和推广。

7. 开展定向的社区活动

为了将眼部健康知识深入人心，可以在社区层面开展一系列定向的活动。通过在社区中心、购物中心等公共场所举办免费的眼部筛查活动，为公众提供便捷、贴心的检查服务，让他们亲身体验到眼部检查的重要性和必要性。同时，还可与当地社区组织、学校、企业等建立紧密的合作关系，共同开展眼部健康宣传活动和筛查项目，将眼部健康知识传递给更多人。这些社区活动将结合实际情况和公众需求，注重针对性和实效性，为公众提供全方位、个性化的眼部健康服务。

二、培养更多优秀的眼科医生，壮大专业队伍

眼科医生是眼科检查的主力军，他们的专业水平和服务质量直接影响着眼科检查的效果和公众的认可度。因此，加强眼科医生的培养和队伍建设是推广定期眼科检查的重要保障。

1. 加强眼科医生的培训和学习

深化专业教育与培训是眼科医生队伍建设的重要基石。在医学院校阶段，应注重增加眼科相关课程的学时和深度，为未来的眼科医生打下坚实的理论基础。同时，建立完善的终身教育机制，通过定期举办研讨会、工作坊、在线课程等多样化培训方式，确保眼科医生能够不断更新专业知识，紧跟国际眼科诊疗技术的最新发展。此外，加强临床实习和技能培训，特别是显微镜手术操作、激光治疗等关键技能的培养，将使得眼科医生在实践操作中更加游刃有余。

2. 优化队伍结构与激励机制

我们应构建科学合理的眼科医生梯队，形成资深专家引领、中青年骨干支撑、新生代力量涌现的良性发展格局。为眼科医生规划清晰的职业发展路径，提供晋升机会和职业发展支持，将有效增强他们的工作动力和归属感。同时，建立与绩效挂钩的薪酬和奖励制度，表彰和奖励在眼部健康领域做出突出贡献的眼科医生，进一步

激发整个队伍的活力和创造力。

3. 拓展国际交流与合作

拓展国际交流与合作也是提升眼科医生水平的重要途径。应定期选派优秀的眼科医生参与国际交流项目，学习借鉴国际先进经验和技术，不断提升我国眼科医生的国际竞争力。同时，与国际知名眼科机构开展合作研究项目，共同攻克眼科领域的难题，推动眼科学的不断进步和发展。

4. 加强医德医风建设

在加强医德医风建设方面，应始终强化对眼科医生的职业道德教育，培养他们的责任意识和同理心，确保在眼科检查和治疗中始终将患者的利益放在首位。通过服务规范培训，提升眼科医生的服务意识和沟通技巧，使他们能够更好地为患者提供温馨、周到的眼科检查服务。这些措施的实施将全面提升眼科医生的专业水平和服务质量，为推广定期眼科检查提供有力的人才保障。

三、政府和社会组织一起推广免费的眼部检查活动和教育

政府和社会组织在推广定期眼部检查及宣传教育方面发挥着举足轻重的作用。政府通过出台激励政策、设立专项基金，鼓励眼科医疗机构和眼镜店等为广大公众提供便捷服务，同时还将眼部检查纳入公共卫生项目，确保服务的普及性。社会组织则积极整合资源，与多方协作，共同在社区层面开展教育和筛查活动，特别关注弱势群体的需求。

为了更有效地普及眼部健康知识，政府利用多种渠道进行广泛宣传，包括电视、广播和在线平台，强化公众对眼部检查重要性的认识。同时，社会组织也创新宣传手段，如利用社交媒体吸引年轻人关注，并开发互动性强的教育材料。通过这些综合措施，政府和社会组织共同构建一个强有力的支持体系，致力于提升公众的眼部健康水平，确保每个人都能享受到优质的眼部检查服务。

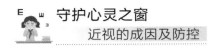
四、眼科医院和眼镜店提供方便快捷的眼部检查服务

眼科医疗机构和眼镜店等是提供眼部检查服务的主要场所，他们的服务质量和便捷性直接影响着公众的眼部检查体验和认可度。因此，我们需要加强眼科医疗机构和眼镜店等的建设和管理，提高他们的服务质量和便捷性。

1. 加强设备更新和技术升级

眼科医疗设备和技术是眼部检查的重要保障，我们需要加强对设备的更新和维护，保证设备的正常运转和准确性；同时还需要加强技术研发和创新，提高眼部检查的准确性和可靠性。

2. 强化人员培训和专业素养

眼科医生和验光师是眼部检查服务的核心力量。应加强对他们的专业培训和继续教育，确保他们具备最新的眼科知识和检查技能。同时，提升他们的服务意识和患者沟通能力，以提供更加人性化、专业化的服务。

3. 推广预约制度和分流管理

为了减少患者等待时间和提高服务效率，眼科医疗机构和眼镜店可以推广预约制度。通过在线预约、电话预约等方式，患者可以提前安排检查时间，避免长时间排队等候。此外，合理的分流管理也能确保患者得到及时、有序的服务。

4. 开展健康教育和宣传

眼科医疗机构和眼镜店不仅是提供检查服务的场所，也是宣传眼部健康知识的重要平台。他们可以通过展示宣传资料、播放教育视频、举办健康讲座等方式，向患者和公众普及眼部健康知识，提高大家对眼部检查的认识和重视程度。

5. 完善后续服务和跟踪管理

眼部检查不仅仅是一次性的服务，对于检查中发现的问题或潜在风险，眼科医疗机构和眼镜店应提供及时的后续服务和跟踪管理。这包括为患者提供详细的解读报告、给予合适的建议和治疗方案、安排定期复查等，确保患者得到持续、全面的眼部健康管理。

6. 加强合作与资源整合

眼科医疗机构和眼镜店之间可以加强合作与资源整合，形成优势互补的服务网络。例如，医疗机构可以提供专业的眼科医生资源和检查设备，而眼镜店则可以提供更加便捷的位置和服务时间。通过合作，可以为公众提供更加全面、便捷的眼部检查服务。

五、结语

定期眼部检查的普及与推广需要政府、社会组织、眼科医疗机构和公众等多方面的共同努力。我们需要加强宣传教育，提高公众对眼部检查的认知度和重视程度；加强眼科医生的培养和队伍建设，提高眼部检查的准确性和服务质量；政府和社会组织支持眼部检查的公益活动和宣传教育；眼科医疗机构和眼镜店等提供便捷的眼部检查服务，推广定期检查的理念和习惯。只有这样，我们才能够更好地保护我们的眼部健康，享受更加美好的生活。

（陆人杰）

第五节　眼部检查的误区与正确认识

在这个信息爆炸的时代，我们的双眼承受着前所未有的压力。然而，对于眼部健康的重要性，很多人仍然停留在"视力好就是眼睛健康"的浅显认知上。事实上，眼部检查的重要性远不止于此。本节将深入探讨关于眼部检查的常见误区，并为大家揭示正确的眼部健康观念，帮助大家更好地保护我们的双眼。

误区一：眼部检查无关紧要，不需要定期进行

眼部检查的重要性常常被忽视，许多人误以为只有在眼睛出现明显不适时，才需要进行检查。然而，这种观点可能会让我们错过

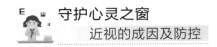
预防和治疗眼部问题的最佳时机。

正确认识：眼睛是我们感知外界的重要器官，其健康状态对我们的生活质量有着深远的影响。很多眼部疾病在初期是没有明显症状的，例如青光眼、糖尿病视网膜病变等。这些疾病如果不进行专业的眼部检查，很难被及时发现。而一旦病情发展到晚期，不仅治疗难度大，效果也可能大打折扣，甚至可能导致视力丧失。此外，一些潜在的全身性疾病，如高血压、糖尿病等，也可能在眼部表现出早期症状。通过眼部检查，医生不仅可以评估眼睛的健康状况，还可能发现其他系统性疾病的线索，从而提醒我们及时采取相应的干预措施。

误区二：视力好就代表眼睛健康，不需要进行其他检查

视力好就代表眼睛健康，这是一个广泛存在的误区。确实，视力是衡量眼睛功能的重要指标之一，它反映了我们眼睛对远处和近处物体的清晰辨识能力。然而，视力正常并不等同于眼睛的整体健康。

正确认识：眼睛是一个复杂的器官，包括角膜、晶状体、视网膜等多个部分，每个部分都有其特定的功能。视力检查通常只能评估眼睛的光学性能，即眼睛对光线的聚焦和折射能力。但是，很多眼部疾病在早期并不会影响视力，例如青光眼、白内障、糖尿病视网膜病变等。这些疾病如果不进行专业的眼部检查，很难被及时发现。

误区三：眼部检查没有用，无法预防眼病的发生

这种观念其实是对眼部检查作用的误解。眼部检查并不仅仅是查看眼睛目前的状况，更重要的是，它在预防眼病、监测眼病发展以及早期干预等方面都具有不可替代的作用。

正确认识：首先，眼部检查可以及早发现眼部问题的迹象。很多眼病在初期是没有明显症状的，如果不进行专业的眼部检查，患

者很难自行发现问题。而一旦病情发展到晚期，治疗起来会更加困难，效果也可能大打折扣。因此，定期进行眼部检查可以帮助我们及早发现问题的苗头，避免病情恶化。其次，眼部检查可以为预防眼病提供重要依据。通过检查，医生可以评估眼睛的整体健康状况，发现潜在的眼病风险，从而给出针对性的预防建议。例如，对于近视、远视等屈光不正问题，通过定期检查可以及时发现并采取措施进行矫正；对于老年人来说，医生可以根据检查结果提醒他们注意预防白内障、青光眼等老年性眼病的发生。此外，眼部检查还可以帮助我们及时纠正一些不良的用眼习惯，预防眼疲劳、干眼等常见问题的发生。这些看似不起眼的小问题，如果长期得不到改善，也可能发展成为严重的眼病。

误区四：年纪大了才会出现眼部问题

年纪大了才会出现眼部问题，这是一种常见的误区。实际上，眼部问题可以发生在任何年龄段，不仅限于老年人。不同年龄段的人群，都可能面临不同的眼部问题和挑战。

正确认识：对于年轻人来说，长时间使用电子产品、不良的用眼习惯等因素都可能导致眼部问题的发生。例如，近年来青少年近视问题日益严重，已经成为一个不容忽视的社会问题。长时间盯着电脑或手机屏幕，容易导致眼睛疲劳、干涩、视力下降等问题。此外，一些年轻人还可能存在先天性眼部疾病或异常，如果不进行眼部检查，很难及时发现问题。对于中老年人来说，随着年龄的增长，身体各个器官的功能都会逐渐衰退，眼睛也不例外。老年人常见的眼部问题包括白内障、青光眼、年龄相关性黄斑变性等。这些疾病如果不进行专业的眼部检查，很难被及时发现和治疗。同时，一些慢性全身性疾病，如糖尿病、高血压等，也可能对眼睛造成损害，增加眼部疾病的风险。

误区五：只有出现症状才需要检查

确实，很多人在面对眼睛的不适症状，如疼痛、瘙痒、红肿、视物模糊等时，才会考虑寻求医疗帮助并进行眼部检查。然而，这种"症状驱动"的检查方式可能会让我们错过预防和治疗眼部问题的最佳时机。

正确认识： 许多眼部疾病在早期阶段是没有明显症状的。这意味着，如果我们仅仅依赖症状来判断是否需要进行眼部检查，那么很可能在疾病已经发展到一定程度，甚至对视力造成不可逆损害时，才会发现问题。例如，青光眼、糖尿病视网膜病变等常见眼病在早期通常是无症状的，但如果不进行及时检查和治疗，它们可能会导致严重的视力损害甚至失明。此外，一些潜在的眼部问题，如屈光不正（近视、远视、散光等），可能在没有任何自觉症状的情况下逐渐发展。如果不进行定期检查，我们很难及时意识到这些问题的存在，更谈不上采取有效的干预措施了。

误区六：随意使用眼药水可以缓解眼部不适

这是许多人在面对眼部疲劳、干涩、发红等症状时的常见做法。他们往往认为，眼药水是一种"万能药"，可以随意使用来缓解各种眼部不适。然而，这种观念实际上存在很大的风险。

正确认识： 不同的眼药水针对不同的眼部问题。例如，有些眼药水主要用于缓解眼睛疲劳和干涩，有些则用于治疗眼部感染或炎症。如果随意使用眼药水，不仅可能无法有效缓解当前的症状，还可能因为药物成分不当而加重眼部问题，甚至引发新的眼部疾病。即使是针对同一症状的眼药水，不同品牌和类型的产品也可能存在成分和浓度的差异。这些差异可能导致不同的疗效和副作用。因此，在选择眼药水时，我们应该根据自己的眼部问题和医生的建议，选择适合自己的产品。此外，长期使用眼药水还可能产生依赖性和耐药性。一些眼药水含有防腐剂或其他化学成分，长期使用可能对眼睛造成损害。因此，我们应该尽量避免长期、大量使用眼药水，而是在医生的指导下进行规范治疗。

误区七：只有近视的人才需要做眼部检查

确实，视力是眼部检查中重要的一项内容，但眼部检查的范围远不止于此。

正确认识：眼部检查并不仅仅是为了检查近视。除了近视，眼部检查还可以检查远视、散光等其他屈光不正问题。这些问题同样需要及时发现和干预，以保持清晰的视力。

更重要的是，眼部检查还可以帮助我们发现和治疗其他眼部疾病。例如，青光眼，其是一种眼压升高的疾病，长期的高眼压会损害视神经，导致视力逐渐下降。在青光眼早期，患者往往没有明显症状，如果不进行眼部检查，很难及时发现问题。此外，白内障、视网膜病变等常见眼病也可以通过眼部检查及时发现。这些眼部疾病如果不及时发现和治疗，可能会导致视力下降、视野缺损甚至失明等严重后果。因此，即使我们不近视，也应该定期进行眼部检查，以确保眼睛的健康。

误区八：任何机构都可以进行眼部检查

并非任何机构都可以进行眼部检查，需要引起我们的高度重视。

正确认识：眼部检查并非简单的查看或测试，它需要借助专业的设备和技术，对眼睛进行深入、细致的检查。这些设备和技术通常包括裂隙灯显微镜、眼底镜、眼压计、验光仪等，它们能够帮助医生准确地评估眼睛的健康状况。然而，并非任何机构都具备这些专业的设备和技术。一些非专业机构，如普通体检中心、非眼科专科医院等，可能由于缺乏专业的设备和技术，无法进行准确、全面的眼部检查。如果在这些机构进行检查，可能会导致检查结果不准确或遗漏等重要问题，从而延误治疗时机。此外，进行眼部检查的医生也需要具备专业的知识和技能。他们需要了解各种眼部疾病的症状、诊断和治疗方法，能够准确地解读检查结果并给出相应的治疗建议。因此，在选择眼部检查机构时，我们还应该关注医生的资

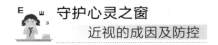
质和经验。

误区九：眼部检查会伤害眼睛

这种担忧其实大可不必。眼部检查，作为一种诊断眼部疾病和评估眼睛健康状况的重要手段，已经被广泛应用于临床实践中。在正常情况下，它不会对眼睛造成任何伤害。

正确认识：眼部检查通常包括一系列非侵入性的测试，如视力测试、眼压测试、裂隙灯检查等。这些检查方法都是经过长期临床验证的，安全性得到了广泛认可。在进行检查时，医生会使用专业的设备和技术，确保不会对眼睛造成任何不适或损伤。而且医生在进行眼部检查时，会非常小心谨慎。他们会根据患者的具体情况，选择合适的检查方法和设备，确保检查过程的安全和舒适。同时，他们还会在检查前对患者进行详细的解释和说明，消除患者的紧张和恐惧情绪。值得一提的是，一些先进的眼部检查设备和技术，如光学相干断层扫描（OCT）等，不仅能够提供高分辨率的眼部图像，还能在无创的情况下对眼睛进行深入检查。这些设备和技术进一步提高了眼部检查的安全性和准确性。

误区十：只要配副好眼镜，就不需要做其他眼部检查

确实，配上一副合适的眼镜可以帮助我们矫正视力问题，如近视、远视、散光等，使我们能够更清晰地看到世界。然而，眼镜并不能解决所有的眼部问题。

正确认识：首先，眼镜只能矫正视力，而无法治疗其他眼部疾病。例如，青光眼、白内障、视网膜病变等常见眼病，都无法通过配镜来治愈。这些疾病如果不及时发现和治疗，可能会导致视力下降甚至失明。因此，定期进行眼部检查是预防和治疗这些眼部疾病的关键。其次，即使我们已经配上了合适的眼镜，也需要定期检查以确保眼镜的度数和我们的视力状况相匹配。随着时间的推移，我们的视力可能会发生变化，因此需要定期调整眼镜的度数。同时，

一些不良的用眼习惯或环境因素也可能导致视力问题的进一步加剧。最后，眼部检查还可以帮助我们及时发现其他潜在的健康问题。例如，一些全身性疾病，如糖尿病、高血压等，也可能导致眼部并发症的发生。通过眼部检查，我们可以及早发现这些疾病的迹象并采取相应的治疗措施。

误区十一：眼部检查费用高昂，不值得做

在对待眼部健康的问题上，这种观念可能会让我们付出沉重的代价。确实，眼部检查可能会产生一定的费用，但与保护我们珍贵视力的价值相比，这些费用显得微不足道。

正确认识：眼部检查的费用是因地区和医院而异的，有些地方的眼部检查费用并不高。而且，许多医疗机构会提供套餐服务或优惠政策，以减轻患者的经济负担。此外，随着医疗保险制度的不断完善，部分眼部检查费用也可以得到报销。眼部检查的价值不仅仅在于诊断眼部疾病。通过检查，我们可以及早发现眼部问题的迹象，避免病情恶化。一些潜在的眼部问题，如屈光不正、弱视等，在早期是可以通过简单、经济的方式进行治疗的。如果等到病情严重再治疗，不仅费用会更高，而且治疗效果也会大打折扣。更重要的是，眼部健康与我们的生活质量息息相关。良好的视力是我们工作、学习和生活的基础。一旦失去视力，我们将面临巨大的生活困难和挑战。因此，从长远来看，投资眼部检查是非常值得的。

误区十二：只信任自己的感觉，不相信眼部检查结果

这是一个在健康管理中十分常见的误区，尤其在眼部健康方面。人们往往过于依赖自身的感觉，而忽视了专业检查的重要性。

正确认识：我们的身体感觉是一种宝贵的自我反馈机制，能够帮助我们及时发现一些健康问题。然而，在眼部健康方面，过度依赖感觉可能会导致严重的后果。许多眼部疾病，如青光眼、糖尿病视网膜病变等，在早期是没有明显症状或感觉的。这意味着，即使

我们的眼睛已经出现了潜在的问题，我们也可能因为没有任何不适而忽视它。等到这些疾病发展到晚期，出现明显的视力下降、视野缺损等症状时，治疗难度和效果都会大打折扣。因此，只依赖自己的感觉来判断眼部健康与否，是一种非常危险的行为。

相比之下，专业的眼部检查能够深入、全面地评估我们的眼睛健康状况。医生通过使用先进的检查设备和技术，可以及早发现眼部问题的迹象，避免病情恶化。因此，我们应该信任专业的眼部检查结果，而不是只依赖自己的感觉。当然，这并不是说我们应该完全忽视自己的身体感觉。如果我们感到眼睛有任何不适或异常，如视物模糊、眼痛、眼胀等，都应该及时就医并进行眼部检查。同时，我们也应该定期进行眼部检查，以确保眼睛的健康。

误区十三：认为所有眼部问题都可以通过手术解决

这是一种过于简化和片面的观点。手术无疑是现代医学的重要治疗手段之一，在眼部疾病的诊疗中也扮演着重要角色。然而，将手术视为解决所有眼部问题的"万能钥匙"则是不恰当的。

正确认识：许多眼部问题并不需要手术治疗。一些轻微的屈光不正问题，如近视、远视和散光，通常可以通过配戴框架眼镜或隐形眼镜来矫正。对于某些早期眼部疾病，如轻度白内障或干眼，药物治疗或生活方式的改变可能就足够了。手术本身并非没有风险。任何手术都伴随着一定的并发症可能性，眼部手术也不例外。例如，激光矫正视力手术虽然技术成熟，但仍有可能出现感染、干眼、视力回退等并发症。因此，在决定是否进行手术时，必须权衡手术的风险和潜在收益。此外，即使手术成功，也不意味着眼部问题就此完全解决。一些慢性眼部疾病，如青光眼或糖尿病视网膜病变，可能需要长期的药物治疗和定期随访，以确保病情的稳定。

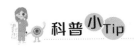

在家庭中，有哪些常见的光源和照明设备可以帮助保护孩子的视力？

　　在家庭中，常见的光源和照明设备可以帮助保护孩子的视力。首先，自然光是最好的光源之一，因此尽量让孩子在白天多接触自然光。其次，选择合适的台灯或落地灯，确保光线柔和、不刺眼，并放置在孩子的左侧或正前方，以避免阴影干扰视线。此外，使用可调节亮度和色温的 LED 灯也是一个不错的选择，因为它们可以根据需要提供不同的光照条件。最后，避免让孩子长时间暴露在过强或过弱的光线下，以免对眼睛造成伤害。

　　通过以上分析，我们可以看出，眼部检查在维护眼部健康方面起着至关重要的作用。定期进行眼部检查，不仅可以及早发现眼部问题的迹象，避免病情恶化，还可以为科学治疗提供准确依据。因此，我们应该摒弃对眼部检查的误区，树立正确的健康观念，将眼部检查纳入我们的日常健康管理中。

（陈　洋　江　一）

第六节　眼部检查的未来发展趋势与技术革新

　　随着科技的日新月异，眼部检查作为保障人类视力健康的重要手段，正经历着前所未有的技术革新与发展。从数字化、智能化的检查技术，到高精度、高分辨率的检查设备，再到个性化、精准化的检查服务，以及远程医疗的广泛应用，眼部检查的未来充满了无限可能。本节将详细探讨这些发展趋势和技术革新，以期为大家揭示眼部检查的未来面貌。

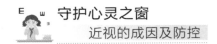
一、眼部检查技术的数字化和智能化

近年来，数字化和智能化技术已经深入渗透到眼部检查领域，为视力健康保驾护航。例如人工智能、自动化视力检测和数据录入系统的应用，极大地提高了眼部检查的效率和准确性。同时，人工智能还能根据患者的眼部数据和病史，提供个性化的治疗建议和生活指导，帮助患者更好地管理眼部健康。以下为 3 个目前正在发展的技术：

1. 自动化视力检测与数据智能录入系统

这是致力于开发一套高效、精准的自动化视力检测与数据智能录入系统。该系统通过先进的自动验光设备，能够在短时间内准确完成患者的屈光度测量，同时搭配数据录入软件，实现检测数据的即时电子化录入和存储。借助智能分析算法，系统还能对录入的数据进行深度挖掘，生成详尽的视力健康报告，为医生提供科学、全面的诊断依据。此外，系统还建立了安全的云存储平台，确保患者视力数据的安全性和可追溯性，方便医生随时调阅和管理。

2. 基于人工智能的眼部疾病辅助诊断系统

技术人员利用人工智能技术，打造了一款先进的眼部疾病辅助诊断系统。该系统通过深度学习模型对海量眼部图像数据进行训练和学习，能够准确识别和分析眼部图像中的异常情况。结合患者的病史信息，系统能够为医生提供及时、准确的诊断建议，大大提高了眼部疾病的诊断效率和准确性。同时，系统还建立了完善的反馈机制，医生可以根据实际诊断结果对系统进行不断优化和调整，确保系统的持续进步和适应性。

3. 个性化眼部健康管理智能平台

这是构建的一个全方位、个性化的眼部健康管理智能平台。该平台整合了患者的眼部检查数据、病史信息和生活习惯等多维度数据，利用大数据分析和人工智能技术进行深入挖掘和分析。通过精准的风险评估和潜在问题识别，平台能够为患者提供针对性的治疗建议和生活指导，帮助患者更好地管理眼部健康。此外，平台还建立了便捷的在线沟通渠道，患者可以随时与医生进行交流和咨询，享受贴心、专业的眼部健康管理服务。

二、高精度和高分辨率的眼部检查设备

随着光学技术的不断进步，高精度和高分辨率的眼部检查设备已经成为现实。OCT 技术作为其中的佼佼者，已经在眼科领域取得了广泛应用。除了 OCT 技术外，新型眼底照相和血管成像技术也为眼部检查带来了新的突破。这些技术能够捕捉到眼底血管的细微变化，如血管增生、渗漏等，为医生提供早期发现病变和血管异常的有力工具。通过这些高精度和高分辨率的检查设备，眼部疾病的早期诊断和治疗将变得更加容易和可靠。

1. 升级和优化 OCT 技术

对 OCT 技术进行全面的升级和优化，以满足眼科领域对高精度和高分辨率检查的不断增长需求。通过研发更先进的扫描引擎和优化图像处理算法，将实现 OCT 设备扫描速度、分辨率和图像质量的显著提升。这不仅将缩短检查时间，提高患者舒适度，还将为医生提供更为清晰、详尽的眼部组织结构信息，助力早期病变的准确发现和及时治疗。

2. 研发新型眼底照相和血管成像技术

研发创新型眼底照相和血管成像技术，旨在实现眼部血管病变的更早期检测。通过探索超广角眼底照相、自适应光学成像等前沿技术，将突破传统成像限制，获取更广范围、更高分辨率的眼底图像。同时，结合高灵敏度的血管成像技术，将能够捕捉到更细微的血管变化和血流动态，为医生提供更为全面、精准的眼部健康评估。这将有助于实现眼部疾病的早期诊断和有效治疗，为患者的视力健康保驾护航。

3. 构建眼部检查设备的质量控制和标准化体系

现在已认识到眼部检查设备在眼部健康诊疗中的关键作用，因

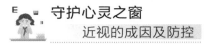
此致力于构建一套完善的质量控制和标准化体系。通过制订严格的性能标准和测试方法，将确保每一台眼部检查设备都能达到安全、有效和可靠的标准。同时，建立设备认证和准入机制，加强对市场设备的监管和评估，保障患者的使用安全。此外，还将加强设备的日常维护和保养，确保设备的长期稳定运行和持续提供高质量的眼部检查服务。这将为眼部疾病的准确诊断和有效治疗提供有力保障，助力提升全民视力健康水平。

三、个性化和精准化的眼部检查服务

随着基因检测和生物标志物技术的发展，个性化和精准化的眼部检查服务已经成为可能。基因检测能够帮助医生了解患者的遗传背景和眼病风险，从而制订个性化的检查方案和治疗策略。生物标志物则能够反映眼部组织的生理和病理变化，为早期诊断和治疗效果评估提供有力依据。

1. 基于基因检测的个性化眼部检查服务

推出基于基因检测的个性化眼部检查服务，旨在为患者提供更为精准和个性化的眼部健康管理方案。通过先进的基因检测技术，能够深入了解患者的遗传背景和眼病风险，从而为其量身定制全面的眼部检查计划。这种服务不仅有助于早期发现潜在眼部问题，更能确保患者获得及时、有效的治疗，享受健康、清晰的视觉体验。

2. 基于生物标志物的精准眼部检查评估

采用基于生物标志物的精准眼部检查评估方法，为患者提供科学、可靠的眼部疾病诊断和治疗依据。通过检测与眼部疾病密切相关的生物标志物，能够准确掌握眼部组织的生理和病理变化，为早期诊断和治疗效果评估提供有力支持。这种精准化的检查评估方式，不仅提高了诊断的准确性和治疗的针对性，还为患者的眼部健康保驾护航。

3. 提升医生个性化和精准化服务能力

这项服务致力于提升医生在个性化和精准化眼部检查服务中的

专业能力，以满足患者日益增长的个性化需求。通过组织专题培训、鼓励实践研究、建立交流平台等措施，帮助医生掌握前沿的基因检测和生物标志物技术，提升其在眼部健康管理中的精准化服务水平。这将使医生能够更好地关注患者的个体差异和需求，提供更为贴心、专业的眼部健康管理建议，让患者享受更加优质的医疗服务。

四、远程眼部检查和互联网医疗的结合

1. 重塑就医模式的浪潮

随着互联网技术的不断进步，远程眼部检查和互联网医疗的紧密融合，正在改变着传统的医疗方式。这种变革简化了患者的就医流程，加强了医患之间的即时互动，同时也为医生和医疗机构带来了工作效率上的巨大提升。

2. 患者的"足不出户"体验

对患者而言，远程眼部检查带来了前所未有的便利。只需通过智能设备，就能完成从预约到咨询，再到接收检查报告的全流程。这种新模式极大地节省了患者的时间和交通成本，提高了医疗服务的易获得性，特别是为偏远地区或行动不便的人群提供了极大的帮助。

3. 医生的诊断效率与精度提升

对医生来说，远程技术不仅让他们能够服务更广泛的区域，还显著提高了诊断的准确性和工作效率。利用现代科技，医生可以远程观察并分析患者的眼部情况，做出快速而精准的判断。同时，这种模式也使得医生能够接触并学习到更多的病例，不断丰富自己的医疗经验。

4. 医疗资源的优化配置与支持

互联网医疗不仅促进了医患之间的有效沟通，还推动了医生之间的交流与合作。通过在线平台，医生们可以跨越地域限制，共同研讨复杂病例，分享医疗经验。更重要的是，这种结合模式有助于实现医疗资源的均衡分配，通过将高级医疗资源和基层医疗设施相

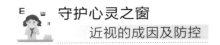
连接，提升了整体医疗服务的质量和效率。

五、社会合作和公众参与

在眼部检查领域的发展中，社会合作和公众参与构成了不可或缺的推动力。这一领域的持续进步和技术创新，需要政府、企业、社会组织以及广大公众的共同参与和协同努力。

1. 政府

政府在这一过程中扮演着引领者和支持者的角色。通过制定相关政策、提供资金支持、推动技术研发和人才培养，政府能够为眼部检查领域的发展创造有利的外部环境。同时，政府还需要加强对市场的监管，确保眼部检查产品和服务的质量和安全。

2. 企业

企业作为市场的主体，承担着技术创新和产品研发的重要责任。通过不断投入研发资金、引进先进技术、优化产品设计，企业能够推出更加精准、便捷、舒适的眼部检查产品和服务。同时，企业还需要积极履行社会责任，关注公众需求，为市场提供多样化的解决方案。

3. 社会组织

社会组织在眼部检查领域的发展中发挥着桥梁和纽带的作用。它们通过组织各类公益活动、开展健康教育、提供咨询服务等方式，普及眼部健康知识，提高公众的眼部健康意识。同时，社会组织还能够搭建政府、企业、公众之间的沟通平台，推动各方之间的合作与交流。

4. 公众参与

公众参与是推动眼部检查领域发展的基础力量。通过提高公众的健康意识和参与度，能够形成全社会关注眼部健康的良好氛围。公众可以通过参加健康教育活动、接受眼部检查服务、反馈使用体验等方式，积极参与到眼部检查领域的发展中来。同时，公众还可以通过各种渠道表达自己的需求和意见，为政府、企业、社会组织提供有益的参考。

社会合作和公众参与对于推动眼部检查领域的发展具有重要意义。只有形成政府引导、企业创新、社会组织协同、公众参与的良好机制，才能够实现眼部检查技术的不断进步和广泛应用，为全人类的眼部健康保驾护航。

六、结语

眼部检查的未来发展趋势和技术革新将为人类视力健康保驾护航。随着数字化、智能化技术的深入应用、高精度和高分辨率设备的不断完善、个性化和精准化服务的逐步推广以及远程医疗的广泛应用等趋势的发展，我们有理由相信，未来的眼部检查将更加便捷、高效和精准。同时，政府、企业和社会组织的共同努力以及公众的广泛参与将为这一目标的实现提供有力保障。

（陆人杰）

第四章　婴幼儿视力检查与防控

婴幼儿的眼睛是娇嫩而脆弱的，它们正处在快速生长和发育的阶段，因此，婴幼儿的视力检查与防控显得尤为重要。本章将详细探讨如何进行婴幼儿的视力检查，以及如何有效防控潜在的视力问题。我们希望通过这些知识，为父母们提供一个全方位的指引，帮助他们的孩子保持清晰、健康的视力。

第一节　婴幼儿视力发展特点

在儿童的成长过程中，视力发展是至关重要的一环。它不仅关乎着孩子们的日常生活的便利，更是他们认知和行为能力发展的基石。然而，许多家长往往只关注孩子的身高、体重等指标，却忽视了视力的检查与保护。其实，婴幼儿的视力发展有其独特的特点和规律，而家长们需要了解并掌握这些知识，以便更好地促进孩子的视觉健康。

一、婴幼儿视力发展

婴幼儿的视力发展是一个复杂而有序的过程，它随着月龄的增长而逐渐成熟。从出生到大约 12 个月，婴幼儿的视力经历了几个明显的阶段，每个阶段都有其独特的特点和发展里程碑。

1. 1 个月宝宝视力特点

1 个月大的宝宝，其聚焦范围在 20.3 ~ 30.4cm。这意味着他们主要关注距离自己面部较近的物体。此时，宝宝的眼睛协调能力仍在发育中，可能会出现眼神游移和对眼的情况。对于视觉图案的喜好，这个月龄的宝宝更偏爱黑白色或对比强烈的图案，因为这些图案更能吸引他们的注意力。而其中，最为吸引他们的是人脸。宝宝对于人脸的细节和表情变化特别敏感，这为他们日后与人建立情感联系打下了基础。

2. 2~3 个月宝宝视力特点

进入 2~3 个月阶段，宝宝对于人脸的观察更加认真。他们开始学会跟踪移动的人脸，头部会随着人脸的移动而转动。此外，宝宝也开始对周围环境中的熟悉物体和人产生辨识能力，这标志着他们的深度感知逐渐形成。在这个阶段，宝宝的手眼协调能力也得到了发展，他们开始尝试伸手去触摸看到的物体。这种手眼协调能力的提高，让宝宝能够更主动地探索周围环境，促进了其认知和行为能力的发展。

3. 4~7 个月宝宝视力特点

到了 4~7 个月大时，宝宝的色觉开始逐步发育成熟。这意味着他们开始能够区分不同的颜色。与此同时，他们的远视视力也在逐渐成熟，能够看到更远的物体。随着视觉系统的成熟，宝宝对于移动的物体表现出更高的兴趣。他们能够更稳定地跟踪移动的物体，并对其运动轨迹进行预判。这种跟踪能力的提高，让宝宝能够更好地捕捉和关注感兴趣的对象，进一步激发其好奇心和探索欲望。

4. 8~12 个月宝宝视力特点

到了 8~12 个月阶段，宝宝的色觉完全发育成熟，远视力发育到 0.1~0.3 对于移动的物体，宝宝的跟踪能力持续提高，能够更快速、准确地捕捉到物体的运动轨迹。这个阶段的视力发展为宝宝日后的认知和行为能力提供了坚实的视觉基础。通过观察和感知周围环境，宝宝能够更好地学习和模仿他人的行为，形成自己的行为习惯和道德观念。同时，视力发展还促进了宝宝的社交能力，使他们能够更好地与人交流和互动。

总体来说，从 1 个月到 12 个月，宝宝的视力经历了从初步聚焦

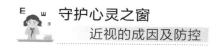
到色觉、远视视力逐步成熟的过程。这一系列的视觉发展特点为宝宝日后的认知、行为和社交能力奠定了基础。作为家长，了解并关注宝宝的视力发展特点，为他们提供适宜的视觉刺激和引导，有助于促进宝宝的健康成长。

二、透视影响婴幼儿视力发展因素

影响婴幼儿视力发展的因素多种多样，主要包括以下几个方面：

1. 遗传因素

遗传因素在视力发展中起着重要的作用。研究显示，父母的视力状况有可能遗传给子女，影响其视力的发育。这意味着，如果父母中有一方视力不佳或存在视力问题，那么孩子出生后可能面临更高的视力发育风险。然而，这并不意味着孩子一定会视力不佳，其他因素如营养、环境和教育等也会对视力发展产生影响。

2. 营养因素

婴幼儿的营养状况对其视力发展具有重要影响。维生素 A、维生素 D、维生素 E 等营养物质在视力的正常发育中起着关键作用。缺乏这些营养物质可能导致视力发育受阻，严重时甚至可能导致夜盲症、干眼等视力问题。因此，为婴幼儿提供合理均衡的饮食，确保其获得足够的营养物质，对于视力的健康发育至关重要。家长应关注婴幼儿的饮食，确保其摄入足够的维生素和矿物质，以支持视力的正常发育。

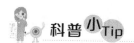科普 小Tip

吃胡萝卜是否真的对保护视力有益？

是的，胡萝卜对保护视力有益。胡萝卜中含有丰富的维生素 A 和胡萝卜素，这些营养物质有助于保护视网膜，提高暗适应能力，预防干眼等疾病。此外，胡萝卜还含有丰富的膳食纤维和微量元素，有助于促进孩子的生长发育。建议家长让孩子适量摄入胡萝卜等富含维生素 A 和胡萝卜素的蔬菜，以保持眼部健康。但需要注意的是，过量摄入胡萝卜素也可能对身体造成负担。

3. 疾病与药物

某些疾病或长期使用某些药物可能对婴幼儿的视力发展产生不良影响。例如，早产、新生儿黄疸、长期使用某些抗生素等都可能对视力产生一定的损伤。此外，一些先天性眼部疾病也可能影响婴幼儿的视力发育。因此，家长应定期带孩子进行体检，及时发现并治疗潜在的眼部疾病。同时，在使用药物时也需谨慎，避免长期使用可能对视力产生损伤的药物。

4. 环境和教育

婴幼儿所处的环境和受到的教育也会对其视力发展产生影响。良好的视觉环境、丰富的视觉刺激以及正确的教育引导有助于促进婴幼儿的视力发展。家长应为孩子提供良好的视觉环境，如适宜的照明、清晰的视觉刺激等。同时，通过引导孩子观察周围环境、阅读绘本和玩视觉游戏等方式，激发其好奇心和探索欲望，促进视力的健康发展。

5. 生活习惯

婴幼儿的生活习惯也会对其视力发展产生影响。长时间看电视、玩手机等不良生活习惯可能增加近视等视力问题的风险。因此，家长应合理控制婴幼儿的屏幕时间，避免其长时间盯着电子屏幕。同时，鼓励孩子多参与户外活动，接触大自然，有助于缓解眼部疲劳，保护视力的健康发育。此外，定期进行视力检查也是预防视力问题的重要措施。

三、揭开婴幼儿视力发展产生的影响

婴幼儿视力的发展不仅关乎其视觉能力本身，更深刻地影响着其认知和行为的发展。以下是视力发展对婴幼儿认知和行为的具体影响：

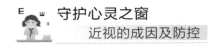
1. 认知能力

视力对于婴幼儿的认知发展起着至关重要的基础作用。通过观察，婴幼儿逐渐认识和理解周围的世界，形成对事物的初步认知。视力发育不良可能限制婴幼儿的认知范围和深度，影响其对于事物的理解和判断能力。例如，视力不佳的婴幼儿可能难以准确辨识颜色、形状或细节，从而影响其对于事物的分类、记忆和思考。

2. 社交能力

视力在婴幼儿的社交发展中也扮演着关键角色。通过观察他人的面部表情、肢体语言和情感变化，婴幼儿逐渐学会理解他人的意图和情感，建立起初步的社交关系。正常的视力发展有助于提高婴幼儿的社交敏感性和交往能力，使其更容易融入群体，与他人建立良好的情感联系。而视力问题可能导致婴幼儿在社交中产生误解或障碍，影响其社交自信和情感交流。

3. 学习能力

视力对婴幼儿的学习能力产生深远的影响。通过观察、模仿和实践，婴幼儿逐渐掌握各种知识和技能，为日后的学术和职业发展奠定基础。良好的视力发育有助于提高婴幼儿的学习效率和质量，使其能够更快地掌握新知识，更好地适应学习环境。视力问题可能导致婴幼儿在学习中遇到困难，如阅读困难、注意力不集中等，影响其学习成绩和自信心。

4. 行为习惯

婴幼儿的视力发展还对其行为习惯的形成产生影响。通过观察周围环境和人物行为，婴幼儿逐渐形成自己的行为习惯和道德观念。正常的视力发展有助于培养婴幼儿良好的行为习惯和道德品质，如遵守规则、关心他人、尊重他人等。而视力问题可能导致婴幼儿在行为习惯上出现偏差，如缺乏安全感、易受惊吓等，需要家长和教师给予更多的关注和引导。

婴幼儿的视力发展对其认知、社交、学习和行为习惯的发展产生深远的影响。家长和教育者应关注婴幼儿的视力状况，提供适宜的视觉刺激和引导，促进其视力健康发育。同时，对于存在视力问题的婴幼儿，应及时采取有效的干预措施，以帮助其克服视力障碍，实现全面发展。

四、结语

婴幼儿视力发展是一个复杂而重要的过程，深刻影响着其认知、行为和社会交往等方面的发展。了解婴幼儿视力发展的特点、影响因素及其对认知和行为的影响有助于我们更好地关爱和促进婴幼儿的健康成长。作为家长和教育工作者，我们应该关注婴幼儿的视觉状况，提供良好的视觉环境和适宜的教育引导，帮助他们在视觉、认知和行为方面全面发展。同时，加强相关知识的普及和宣传工作也至关重要，以提高公众对婴幼儿视力发展的重视程度和保护意识。让我们共同努力，为孩子们创造一个明亮多彩的世界吧！

（陈　洋　孙　倬）

第二节　定期进行婴幼儿视力检查的重要性

定期进行视力检查是保障婴幼儿视力发展环节的关键。本节将深入探讨定期进行视力检查的目的、意义、频率和内容，以及视力检查与婴幼儿健康发展的关系，以期为家长和教育者提供有益的参考。

一、定期进行视力检查的目的和意义

婴幼儿早期视力筛查的目的在于捕捉那些可能影响儿童视觉发育的眼病，预防儿童可控制性眼病的发生发展，从而保护和促进儿童视功能的正常发育。在关键的视觉发育期，即出生后9个月~2岁之间，婴幼儿的视觉系统尤为脆弱，易受到异常视觉体验的影响。而2~8岁期间，虽然视觉发育的灵敏度和可塑性逐渐下降，但仍然

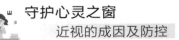
需要关注。因为在这段时间里，短暂的异常视觉刺激也可能干扰甚至破坏视觉系统的正常发育。婴幼儿定期视力检查的意义如下：

1. 早期诊断与治疗的黄金时期

在关键的视觉发育期，早期诊断和治疗对于儿童的眼部异常具有至关重要的意义。此时，及早发现并治疗眼部异常，可以避免对视觉系统的永久性损伤，并促进正常视功能的发育。

对于先天性白内障、先天性上睑下垂等眼部异常，及早诊断和治疗可以避免视力损伤的进一步恶化。这些眼病可能会影响儿童对光的感知和聚焦能力，从而影响视觉发育。早期治疗可以恢复或改善儿童的视力，减少对日常生活和学习的影响。此外，屈光不正、弱视、斜视和屈光参差等眼病也是儿童常见的眼部异常。这些眼病可能导致视物模糊、重影、眼睛疲劳等问题，影响儿童的阅读、写作、游戏等日常活动。及早诊断和治疗这些眼病可以帮助儿童纠正视力问题，提高生活质量。

在关键的视觉发育期，短暂的异常视觉刺激也可能干扰甚至破坏视觉系统的正常发育。因此，视力筛查不仅可以帮助早期发现眼部异常，还可以为治疗提供及时的信息，使医生能够制订个性化的治疗方案。

2. 智力和情感的坚实基础

视觉不仅是人类感知外界的主要方式，也是儿童智力和情感发展的重要基础。一个清晰的视觉体验能够为儿童提供更多的信息，帮助他们更好地理解和探索周围的世界。

视力正常的儿童能够更好地观察、学习和模仿周围的事物。他们可以清晰地看到老师的演示、书本上的文字和图画，从而在学习上取得更好的成绩。此外，正常的视觉功能也有助于儿童提高注意力、记忆力、语言表达能力等方面的能力。对于婴幼儿的情感发展，视觉也起到了关键的作用。一个清晰的视觉体验可以增强亲子互动和情感交流，帮助建立健康的情感基础。当家长与视力正常的儿童进行互动时，他们可以更好地理解孩子的表情、动作和需求，从而建立更紧密的亲子关系。

相反，视力损伤的儿童可能会在学习、社交和情感方面遇到困难。他们难以看清老师演示的内容、书本上的文字和图画，从而在学习上遇到挑战。此外，视力损伤还可能导致儿童在社交中感到自卑、焦虑和孤独，影响他们的情感发展。

3. 减轻家庭的经济负担

如果儿童的视力问题没有得到及时发现和治疗，可能会对家庭经济造成较大的负担。视力问题可能导致儿童需要额外的教育支持、医疗费用和辅助设备等，这些都需要家庭付出额外的经济成本。

对于需要配戴框架眼镜或隐形眼镜的儿童，家庭需要承担一定的费用。这些费用包括框架眼镜或隐形眼镜的购买、定期的视力检查和调整费用等。如果儿童的视力问题较为严重，可能需要配戴特殊的框架眼镜或隐形眼镜，这些费用可能会更高。如果儿童的视力问题导致学习困难，家庭可能需要承担额外的教育费用。这可能包括请家教、购买学习辅助设备和资料等。这些费用可能会对家庭经济造成一定的压力。此外，如果儿童的视力问题严重到需要手术治疗，医疗费用可能会更高。手术费用、住院费用和后续治疗费用等都可能对家庭经济造成较大的负担。

通过定期进行婴幼儿和儿童的视力检查，家庭可以及早发现儿童的视力问题，并进行早期干预和治疗。这有助于减少治疗成本，减轻家庭的经济压力。此外，视力筛查还可以预防眼病的发生，从而避免长期的医疗费用和痛苦。

二、不同年龄段婴幼儿视力检查的频率和内容

1. 新生儿期（0～28 天）

新生儿期是视觉系统快速发育的关键时期。在这个阶段，婴幼儿的眼球运动和聚焦能力正在逐步发展和成熟。为了观察新生儿的视觉发育情况，建议每天观察新生儿的视线追随和聚焦情况。如果发现有眼球震颤或无法稳定注视的现象，应及时咨询医生。此外，

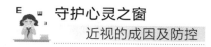
新生儿出生后几天内，其眼睛可能会对强光产生敏感，因此应避免直接阳光照射或强烈的光线刺激。

2. 婴儿期（29 天 ~ 1 周岁前）

婴儿期的视力检查对于早期发现和干预眼病至关重要。在这个阶段，婴幼儿的眼球运动和聚焦能力逐渐成熟，但仍然需要定期检查。每 2 ~ 3 个月进行一次视力检查，可以及时发现并处理潜在的视力问题。检查内容包括眼球运动、聚焦和追随能力、瞳孔反射等，以及观察眼睛是否有异常形态或结构。如果发现异常情况，医生会建议进一步检查和干预，以保护儿童的视力健康。

3. 学步儿童期（1 周岁后 ~ 3 周岁前）

随着孩子开始独立行走和探索环境，他们的视觉需求和挑战也逐渐增加。在这个阶段，孩子的视觉系统仍在继续发育，因此建议每半年进行一次视力检查。检查内容包括远视功能、双眼协调性、立体视觉等，以及眼球运动能力和瞳孔反射情况的评估。此外，家长应注意孩子的阅读习惯、看电视的距离和时间等生活习惯，以预防近视的发生。在这个阶段，良好的视觉环境和习惯对于儿童的视觉发育至关重要。

4. 学龄前儿童期（3 周岁后 ~ 7 周岁前）

学龄前儿童的视力检查频率应保持每半年一次。除了常规的眼球运动和瞳孔反射检查外，还应特别关注孩子的阅读习惯、看电视的距离和时间等生活习惯，以预防近视的发生。同时，医生还会评估孩子的立体视觉和双眼协调能力。在这个阶段，家长应积极参与孩子的视觉健康管理，确保他们有一个良好的视觉环境和生活习惯。通过定期的视力检查和良好的视觉管理，我们可以保护儿童的视力健康，并为他们未来的发展奠定坚实的基础。

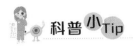

婴幼儿在什么年龄段进行首次视力检查最为合适？

在婴幼儿出生后的第 42 天，其眼球的发育和屈光状态基本稳定，可以进行初步的视力筛查。这可以帮助家长及时发现和干预可能存在的视力问题。此外，根据世界卫生组织的建议，婴幼儿应在 3 岁之前接受至少两次视力检查。这有助于及早发现和解决视力问题，避免对孩子的成长和发展造成不良影响。

三、不同年龄段促进视力发育

1. 新生儿期（0 ~ 28 天）

在新生儿期，孩子的视力还未完全成熟，但已经具备基本的视觉反射。此时，家长可以通过简单的光线刺激来促进孩子的视觉发育。需要注意的是，光线不宜过强，以免对孩子的眼睛造成伤害。建议使用柔和的光线，如暖色调的小灯，避免使用高瓦数的亮灯。此外，夜间睡觉时应该关掉灯源，避免影响孩子的睡眠质量。

除了光线刺激，家长还可以提供简单的图画卡或纯色的玩具，来训练孩子感知色彩和形状的能力。这些简单的视觉刺激可以帮助孩子锻炼追视能力，提高对物体的关注度。同时，家长也可以和孩子一起看家庭相册，通过观察照片中的人物和场景，来锻炼孩子的视觉辨别能力。

2. 婴儿期（29 天 ~ 1 周岁前）

在婴儿期，孩子的视力逐渐发育，对色彩和形状的感知能力也逐渐增强。此时，家长可以增加颜色认知与辨识的训练。选择一些色彩鲜亮的玩具或教具，如彩色的球或积木，来刺激孩子的视觉和听觉神经。同时，家长可以在孩子玩耍时教他们认识颜色，通过语言和实物的结合，帮助孩子建立颜色意识。

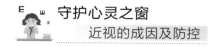
除了颜色认知，家长还可以和孩子一起进行捉迷藏游戏。这种游戏可以锻炼孩子的视觉追踪能力，激发他们的好奇心和探索欲望。在游戏过程中，家长可以引导孩子观察遮挡物的移动，让他们意识到物体的存在和运动。随着孩子逐渐长大，可以逐渐增加游戏的难度，让孩子学会寻找隐藏的物品，进一步锻炼他们的视觉发育能力。

此外，照镜子游戏也是一个有趣的视觉训练方法。通过观察镜子中的自己，孩子可以锻炼视觉追踪能力，并激发自我意识。家长可以在镜子前做出一些表情或动作，引导孩子观察并模仿。随着孩子逐渐长大，可以逐渐增加游戏的难度，如变化表情或动作的速度，让孩子学会快速捕捉和反应。

3. 学步儿童期（1 周岁后～3 周岁前）

在学步儿童期，孩子的视力已经逐渐接近成人水平，但仍然需要适当的训练来促进视力的进一步发展。此时，家长可以提供立体的玩具或教具给孩子玩耍。这些玩具可以帮助孩子建立三维立体意识，提高空间感知能力。例如，积木、拼图等玩具可以让孩子通过拼插、组合等方式锻炼空间思维能力。

除了立体玩具，家长还可以鼓励孩子进行户外活动，让孩子接触大自然和各种环境。在户外活动中，孩子可以看到远近、前后、左右等不同的空间关系，锻炼视觉空间感。家长可以引导孩子观察周围的环境，让他们注意物体的远近、大小、位置等关系，通过提问和解释来帮助孩子理解空间概念。

除了空间感知能力的训练外，家长还可以通过游戏来锻炼孩子的视觉追踪能力和手眼协调能力。例如，踢球、抛接球等游戏可以让孩子锻炼眼睛追踪球体的能力；拼图、搭积木等游戏可以让孩子锻炼手眼协调能力和空间思维能力。这些游戏不仅可以促进孩子的视力发展，还有助于提高他们的智力和创造力。

4. 学龄前儿童期（3 周岁后～7 周岁前）

在学龄前儿童期，孩子的视力已经基本发育成熟，此时是进一步锻炼和提升视觉能力的关键时期。家长可以通过多种方式促进孩子的视觉发展。首先，阅读是一个非常好的方法，家长可以选择图画丰富、色彩鲜艳的绘本，与孩子一起阅读，这不仅可以锻炼孩子的视觉追踪能力，还能提升他们的想象力和语言表达能力。

其次，家长可以引导孩子进行一些需要精细视觉操作的活动，如绘画、涂色、剪纸等，这些活动可以锻炼孩子的手眼协调能力和视觉专注力。同时，也可以利用一些视觉游戏，如找不同、拼图等，来提升孩子的视觉辨别能力和空间感知能力。

此外，家长还可以鼓励孩子多参与一些户外活动，如观察自然景色、进行简单的户外探险等，这不仅可以让孩子接触更多的视觉刺激，还能锻炼他们的观察力和探索精神。通过这些丰富多彩的活动，家长可以有效地促进学龄前儿童的视觉发育，为他们的学习和成长打下坚实的基础。

四、视力检查与婴幼儿健康发展的关系

婴幼儿的视觉系统发育与他们的整体发展具有密切的关系。视力问题可能会对婴幼儿的认知、学习和社交能力产生负面影响。因此，定期进行视力检查对于婴幼儿的健康发展至关重要。

1. 视力检查可以帮助及时发现和处理视力问题

在婴幼儿时期，一些常见的视力问题包括近视、远视、散光等。这些视力问题可能会影响孩子的视觉感知和注意力，进而影响他们的学习和认知能力。通过定期进行视力检查，家长可以及时了解孩子的视力状况，并采取相应的干预措施，如配戴框架眼镜或隐形眼镜、进行视觉训练等，以改善孩子的视觉功能，促进他们的认知发展。

2. 良好的视觉功能有助于提高婴幼儿的自信心和社交能力

对于孩子来说，观察和模仿是他们学习的重要方式。如果孩子有视力问题，他们可能会错过一些重要的视觉信息，导致学习和模仿的困难。这可能会影响他们的自信心和社交能力。通过视力检查和适当的干预，可以帮助孩子获得更好的视觉感知和注意力，从而

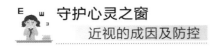
更好地参与学习和游戏活动，提高他们的社交能力。

3. 视力问题还可能对婴幼儿的情绪产生影响

例如，孩子如果因为视力问题无法看清周围的事物，可能会感到不安、焦虑或恐惧。这些情绪可能会对孩子的心理健康产生负面影响。通过视力检查和干预，可以减少孩子的情绪问题，提高他们的心理健康水平。

因此，视力检查与婴幼儿健康发展之间存在着密切的关系。定期进行视力检查可以帮助家长及时发现和处理孩子的视力问题，促进他们的认知、学习和社交能力的发展，同时也有助于提高他们的自信心和心理健康水平。因此，家长应该重视婴幼儿的视力检查，并采取积极的措施来保护和促进孩子的视觉健康。

五、宝宝出现这些情况需警惕

1. 宝宝不追视物体或人脸

原因分析：这可能是视觉神经发育不全、脑部疾病、眼部疾病等引起的。不追视可能意味着宝宝的视觉系统存在问题，需要进一步诊断和治疗。

应对方法：家长可以尝试用颜色鲜艳、移动的物体吸引宝宝的注意力，观察宝宝的反应。如果宝宝持续不追视，应及时就医，寻求专业医生的帮助。

2. 宝宝对光照无反应

原因分析：光照无反应可能是视网膜病变、视神经发育不全、先天性眼部疾病等引起的。缺乏对光照的反应可能意味着宝宝的视力发育存在严重问题。

应对方法：家长可以在宝宝眼前轻轻晃动玩具，观察宝宝的眼睛是否会追随物体移动。如果宝宝仍然没有反应，应及时就医，寻求专业医生的帮助。

3. 宝宝单眼视力异常

原因分析：单眼视力异常可能是先天性眼部疾病、眼球结构异常、眼底病变等引起的。这种情况会影响宝宝的视觉发育，需要及时诊断和治疗。

应对方法：家长可以通过遮盖试验来初步判断宝宝是否存在单眼视力异常。如果宝宝对遮盖试验有明显的反应，应及时就医，寻求专业医生的帮助。

4. 宝宝喜欢眯眼睛看东西

原因分析：眯眼可能是近视、散光、眼部疲劳等引起的。眯眼可以减少光线的散射，提高视力，但长期眯眼可能会加重眼部疲劳和不适感。

应对方法：家长可以观察宝宝在看东西时是否经常眯眼，并注意宝宝是否经常揉眼睛。如果宝宝出现这种情况，应及时就医，寻求专业医生的帮助。

5. 宝宝看东西离得很近

原因分析：看东西离得很近可能是近视、远视、散光等引起的。这些情况会影响宝宝的视觉清晰度，导致宝宝需要凑得很近才能看清楚物体。

应对方法：家长可以注意宝宝看电视或看书时是否需要凑得很近，以及宝宝是否经常抱怨眼睛模糊或眼部疲劳。如果宝宝出现这种情况，应及时就医，寻求专业医生的帮助。

6. 宝宝频繁眨眼或揉眼睛

原因分析：频繁眨眼或揉眼睛可能是角膜炎、结膜炎、倒睫等引起的。这些眼部疾病会导致眼部不适和疼痛，需要治疗。

应对方法：家长可以观察宝宝的眼睛是否发红、流泪、有分泌物等异常表现。如果宝宝出现这种情况，应及时就医，寻求专业医生的帮助。

7. 宝宝经常歪头或斜眼看东西

原因分析：歪头或斜眼看东西可能是近视、散光、斜视等引起的。这些情况会影响宝宝的视觉清晰度和立体感，需要及时诊断和治疗。

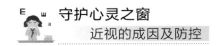

应对方法：家长可以观察宝宝在看东西时是否经常歪头或斜眼，并注意宝宝是否需要凑得很近才能看清楚物体。如果宝宝出现这种情况，应及时就医，寻求专业医生的帮助。

8. 宝宝在暗处行走困难

原因分析：在暗处行走困难可能是缺乏维生素 A、视网膜病变、视神经发育不全等引起的。这些情况会影响宝宝的暗适应能力和夜间视力，需要及时诊断和治疗。

应对方法：家长可以观察宝宝在暗处是否出现视力下降、夜盲等症状。如果宝宝出现这种情况，应及时就医，寻求专业医生的帮助。

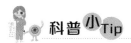

家长如何在家初步判断婴幼儿的视力是否正常？

家长可以通过观察婴幼儿的眼球运动、对光的反应和追视物体的能力等行为来判断其视力是否正常。例如，如果孩子能够准确追视移动的物体、对强光有正常的闭眼反应、能够准确抓取眼前的玩具等，则说明其视力正常。此外，家长也可以通过一些简单的游戏来测试孩子的视力，如让孩子寻找隐藏的玩具或物品等。如果发现孩子有视力问题，应及时就医进行专业检查。

六、结语

由于婴幼儿的认知能力有限，他们可能无法准确表达自己的视觉问题。同时，许多父母或监护人也缺乏对视觉发育过程的了解。因此，定期进行视力筛查对于婴幼儿的健康成长至关重要。视力检查不仅可以评估儿童的视觉功能，还能检测出可能存在的屈光不正、弱视或视路病变等问题。通过及早发现和干预，我们可以最大限度地保护儿童的视力健康，并为他们未来的发展奠定坚实的基础。因

此，我们应该高度重视婴幼儿早期的视力筛查，以保护他们明亮的
"视界"和美好的未来。

（陈　洋　杨瑜婷）

第三节　婴幼儿视力检查的方法和技巧

视力，这个我们日常生活中最直接、最重要的感官之一，对于
婴幼儿的成长发育同样至关重要。视力正常与否不仅影响婴幼儿的
认知和情感发展，还与他们的日常活动和未来生活质量息息相关。
然而，由于婴幼儿的身心发展尚未成熟，他们无法像成人一样理解
和配合视力检查，这给视力检查带来了一定的困难和挑战。那么，
如何科学、有效地进行婴幼儿视力检查呢？本节将详细介绍婴幼儿
视力检查的方法和技巧，帮助家长和医护人员更好地了解和保护婴
幼儿的视觉健康。

一、婴幼儿视力标准

当提及视力标准，我们首先需要了解，对于刚出生的婴儿，他
们的视力与成人相比是有限的。通常，新生儿的视力仅为成人的
20%，这意味着他们只能模糊地看到周围的世界。然而，随着月龄
的增长，他们的视力逐渐发育，开始能够注视和追踪移动的物体。

在婴儿期，每个月的视力发育都有显著的变化。大约在 1 岁时，
婴幼儿的视力将达到 0.1～0.3，虽然此时的视力仍然比较模糊，但
已经具备了基本的辨识能力。在接下来的 1～2 年，他们的视力将快
速提升。2 岁时，大部分幼儿的视力将稳定在 0.4，意味着他们已经
能够较为清晰地看到周围的环境。

到了学龄前期，即 5～6 岁，儿童的视力发育基本完成。此时，
他们的视力应达到 0.8 左右，接近成人的正常视力水平。这一阶段
的视力发育对于孩子未来的学习和生活至关重要，因此家长和医护

189

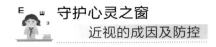
人员需要密切关注。

值得注意的是，虽然这些是平均的发育标准，但每个孩子的发育速度可能会有所不同。有些孩子可能会提前达到某个阶段的视力，而有些孩子则可能需要更长的时间。因此，定期的视力检查是关键，它可以帮助家长和医生了解孩子的视力发育情况，并及时发现和处理任何潜在问题。

二、婴幼儿视力检查的方法

婴幼儿视力检查是新生儿检查中的重要环节，它不仅能够帮助我们了解婴幼儿的视力状况，还能为视力异常的预防和治疗提供重要依据。然而，由于婴幼儿的认知和配合能力有限，视力检查具有一定的挑战性。但通过利用他们对视觉刺激的自然反应，我们可以进行有效的评估。

（一）家庭内自测

对于家庭而言，通过简单的观察和测试，可以初步判断婴幼儿的视力状况。

1. 6个月以内的儿童的测试方法

（1）追视物体法：当孩子处于安静状态时，家长可以手持一个鲜艳的玩具或摇铃，从孩子的一侧慢慢移动到另一侧。观察孩子的眼球是否跟随物体移动。如果孩子能够轻松追踪，说明其视力发育正常；反之，若孩子的眼球没有明显移动，或者出现斜视的情况，则可能存在视力问题。

（2）遮盖测试法：遮盖孩子的一侧眼睛，观察其反应。如果遮盖后孩子出现不安或哭闹，且未遮盖的眼睛无法追随物体的运动，这可能意味着未遮盖的眼睛视力较低。如果孩子没有明显的抵触情绪，且另一侧眼睛能够正常追随物体的运动，那么说明其视力状况良好。

2. 1岁以上儿童的测试方法

抓取橡皮球法：准备几个不同大小的彩色橡皮球，让孩子站在一个平坦的地面或桌面上。家长先示范如何抓取橡皮球，然后让孩子分别用两只手去抓取。观察孩子抓取橡皮球的最小直径差异。如果两只手抓取的橡皮球直径相差较大，可能意味着其中一只眼睛的视力较差。

（二）医院内检测

婴幼儿视力检查是一种了解婴幼儿视觉系统发育情况的有效方法。以下是几种常见的婴幼儿视力检查方法：

1. 视动性眼球震颤法

视动性眼球震颤法是一种简单易行的方法，通过观察婴儿对移动物体的反应来进行评估。医生手持光源或卡片，在距离婴儿眼睛约 20cm 的地方移动。正常情况下，婴儿的眼睛会跟随光源或卡片移动，并出现生理性眼球震颤。这种方法不仅适用于评估婴儿的视力，还可以用于检测是否存在眼球震颤等视觉障碍。此外，家长可以在家中进行简单的自测。例如，通过观察孩子对移动玩具的反应，或者遮盖孩子的眼睛后观察其反应。如果孩子表现出明显的眼球震颤或不正常的反应，这可能意味着他们的视力存在异常。

2. 使用黑白条纹或光栅盘格

根据婴幼儿出生之后喜欢看图像画面的特点，可以使用不同的黑白条纹或光栅盘格在婴幼儿眼前显示。黑白条纹和光栅盘格可以刺激婴幼儿的视觉系统，并观察他们对不同宽度的光栅和盘格刺激的反应。这种方法特别适用于 1 岁以下的婴幼儿。通过观察孩子对不同宽度的黑白条纹或光栅盘格的反应，可以间接评估其视力状况。如果孩子能够轻松追踪或注视条纹或盘格，这可能意味着他们的视力发育正常。如果孩子表现出困惑或无法追踪条纹或盘格，这可能意味着他们的视力存在问题。

3. 儿童视力检查

儿童视力检查是最直接的方法，通过让儿童辨认视力表上的符号来进行评估。然而，由于婴幼儿无法理解视力表，因此需要在儿童 2~3 岁以后才能进行。在儿童视力检查中，医生会让儿童指出视力表上的符号，并记录视力结果。这种方法能够更准确地反映儿童的视觉

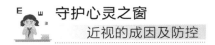
功能。此外，家长可以在家中进行简单的视力测试。例如，让孩子辨认不同距离的物体或颜色，观察孩子是否能够准确地辨认和追踪目标。如果孩子表现出异常的表现，应及时寻求专业医生的帮助。

4. 手动筛查仪

手动筛查仪是一种简洁快速的检测方法，通过内部光源系统射去眼底后眼底反射光来检测出大致屈光度。这种方法可以快速评估婴幼儿的屈光状态，为进一步的诊断和治疗提供参考依据。

5. 视觉诱发电位（VEP）检查

视觉诱发电位（VEP）检查是一种较为复杂的检查方法，通过测量大脑对视觉刺激的反应来进行评估。医生会在婴儿的头部贴上电极，然后给出一个视觉刺激（如闪烁的光线或移动的图案）。通过测量大脑对这些刺激的反应，可以评估婴儿的视觉功能。这种方法能够更深入地了解婴幼儿的视觉处理机制，为早期干预和治疗提供更为准确的依据。

婴幼儿视力检查需要综合考虑多种方法和技巧。家长和医生应该根据孩子的具体情况选择合适的检查方法，以便更准确地评估和监测婴幼儿的视觉发育状况。

三、视力检查的准备工作和注意事项

1. 婴幼儿视力检查之前

为确保检查的准确性和安全性，家长需要注意以下几点：

（1）选择合适的时机：尽量选择婴儿状态良好、不哭闹的时候进行检查。婴儿的配合程度对于视力检查结果的准确性至关重要。如果婴儿感到疲倦或饥饿，可能会导致检查不准确。因此，家长在检查前应确保孩子有足够的休息和喂养，以保持其最佳状态。

（2）提前预约：尽量提前预约，以便医生有充足的时间进行检查。这有助于医生更加细致地评估婴儿的视力状况，提高检查结果的准确性。同时，提前预约也可以避免等待时间过长，减少婴儿的不适感。

（3）告知医生婴儿的健康状况：如果婴儿有任何健康问题，如早产、黄疸等，家长应在检查前告知医生，以便医生能够更准确地评估婴儿的视力状况。这些健康问题可能会影响婴儿的视觉发育，因此需要特别关注。

2. 婴幼儿视力检查时

家长需要注意以下几点：

（1）儿童及婴幼儿的视力检查应该由医生亲自进行或由专业的眼科护士进行。这样可以确保检查的准确性和安全性。

（2）检查应在安静的环境中进行，以避免外界干扰影响孩子的注意力。同时，如果孩子过于紧张或不配合，家长可以采取适当的安抚措施，帮助孩子放松心情。

（3）在检查过程中，医生会使用标准照度为1000lux的光线来照射孩子的眼睛。家长应确保孩子过度反应。

（4）在辨认时间方面，医生会给予孩子足够的时间来仔细辨认视力表上的符号。家长应引导孩子耐心等待，不要催促或干扰孩子的思考。

（5）在遮盖测试中，医生会要求遮盖孩子的眼睛来检测其视力。家长应按照医生的指示进行操作，确保遮盖完全，但不要过度压迫孩子的眼球。

（6）孩子在检查时应保持头位端正，不能歪头或用另一只眼睛偷看。家长应监督孩子的姿势，确保其头部正直。

（7）在检查过程中，医生会根据需要让孩子辨认E字视力表上的符号。家长应引导孩子按照医生的指示进行辨认，并注意每行符号的辨认数量要达到半数以上。

在进行婴幼儿视力检查时，家长需要注意以上几点。通过合理的准备和注意事项的遵循，可以确保检查的准确性和安全性，为孩子的视觉健康提供有力保障。

四、视力检查结果的解读与评估方法

在完成婴幼儿视力检查后，医生会根据检查结果给出详细的解

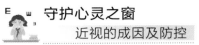
读和评估。为了更好地理解检查结果，家长需要了解一些常见的评估方法。

1. 对比正常值

医生会将婴儿的视力检查结果与正常值进行对比，以判断是否存在异常。正常值是指在一定年龄范围内的儿童应有的视力水平。这些正常值是在大量样本数据的基础上得出的，具有一定的参考意义。如果检查结果低于正常值，可能表明婴儿存在视力问题，需要进一步检查或治疗。

2. 分析检查结果

医生会仔细分析检查结果，包括眼球震颤、视觉诱发电位等数据。眼球震颤是指眼球不自主地运动，可能是视觉系统异常引起的。视觉诱发电位是大脑对视觉刺激的反应，通过测量这些反应可以评估婴儿的视觉功能。医生会根据这些数据，结合婴儿的年龄、健康状况等因素，综合判断婴儿的视力状况。

3. 综合评估

医生会综合考虑婴儿的年龄、健康状况、家族史等因素，对婴儿的视力状况进行综合评估。年龄是一个重要的因素，因为不同年龄段的儿童视力发育程度不同。健康状况和家族史也可能影响视力发育，如有先天性眼部疾病、家族遗传等因素。如果医生认为婴儿存在视力问题，会给出相应的建议和治疗方案。

此外，家长还需要注意以下几点：

（1）定期复查：婴幼儿视力发育是一个动态的过程，定期复查可以及时发现并处理潜在问题。家长应按照医生的建议定期带孩子进行复查。

（2）注意观察：家长应密切观察孩子的视力表现，如发现孩子有视力障碍的症状，应及时就医检查。

（3）合理用眼：家长应引导孩子养成良好的用眼习惯，如保持正确的阅读姿势、控制使用电子产品的时间等。

（4）均衡饮食：营养对视力发育有重要影响，家长应保证孩子饮食均衡，摄入足够的维生素和矿物质。

（5）积极配合治疗：如果孩子被诊断为视力问题，家长应积极配合医生的治疗方案，按时给孩子进行治疗和复查。

五、结语

婴幼儿视力检查并非一项简单的任务，它需要家长、医护人员和社会的共同努力。通过了解和掌握婴幼儿视力检查的方法和技巧，我们能够更早地发现和解决孩子的视力问题，为他们的健康成长保驾护航。希望每位家长都能重视婴幼儿的视力检查，为孩子的未来创造更美好的视觉体验。同时，我们也呼吁全社会共同关注婴幼儿的视觉健康，加强相关知识的普及和教育，为孩子们的幸福成长提供全方位的支持和保障。

（陈　洋　张　骏）

第四节　早产儿和低出生体重儿的视力问题

随着医疗技术的进步，越来越多的早产儿和低出生体重儿得以存活。然而，这些小生命面临的视力问题却常常被忽视。早产儿和低出生体重儿的视力发育是一个复杂的过程，易受到多种因素的影响。为了帮助这些小生命健康成长，我们需要了解他们的视力问题，采取积极的干预措施，并为其提供全面的保健建议。

一、早产儿和低出生体重儿视力发育特点

早产儿是指胎龄小于 37 周的新生儿，他们的身体发育尚未完全成熟，出生体重往往较低，低于 2500g，被归类为低体重儿。由于早产儿和低体重儿的全身脏器尚未发育完全，其功能也不够健全，他们对外界环境的适应能力较弱，容易发生各种器官疾病。

早产儿和低出生体重儿的视力发育具有其独特的特点。由于在

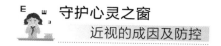
母体内的发育时间较短，他们的视觉系统尚未完全成熟，与足月儿相比存在一定的差异。以下是对早产儿和低出生体重儿视力发育特点的详细描述：

1. 视觉系统发育不成熟

早产儿和低出生体重儿的视网膜、视神经和视觉中枢等视觉结构尚未完全发育成熟。这使得他们对光线的反应和视觉信息的处理能力较弱，容易受到外界环境的干扰。

2. 对光线敏感

由于视网膜和视觉神经的发育不成熟，早产儿和低出生体重儿对光线非常敏感。过强的光线可能会对他们的眼睛造成伤害，因此需要避免强光照射。

3. 追视能力有限

早产儿和低出生体重儿的眼球运动和追视能力有限，需要一段时间的训练和发育才能逐渐完善。在这段时间内，他们可能难以追踪移动的物体或人脸。

4. 颜色分辨能力较弱

新生儿的颜色分辨能力有限，尤其是早产儿和低出生体重儿。他们对黑白色调和高对比度的图像较为敏感，而对复杂的颜色分辨能力较弱。

5. 视觉聚焦问题

由于视觉系统发育不成熟，早产儿和低出生体重儿可能会出现视觉聚焦问题，难以将视线集中在近距离的物体上。这可能需要一段时间的发育和适应。

6. 发展潜力

尽管早产儿和低出生体重儿的视力发育存在一定的限制，但随着年龄的增长和外界环境的刺激，他们的视力会逐渐发育完善。适当的训练和干预措施有助于促进他们的视觉发展。

早产儿和低出生体重儿的视力发育特点与足月儿存在差异，这使得他们在出生后更容易出现一些视力问题。了解这些特点有助于家长和医护人员提供更好的护理和支持，促进他们的视觉健康成长。

二、早产儿和低出生体重儿的常见视力问题

早产儿和低出生体重儿的视力问题比较复杂，其中最常见的是视网膜病变、先天性眼病、弱视和追视困难。这些问题的发生与他们的视觉系统发育不成熟、不完全有关，下面将详细介绍这些问题的具体表现和影响。

1. 视网膜病变

视网膜是眼睛的感光组织，负责将光线转化为神经信号，传送到大脑进行视觉处理。孕36周以下、低出生体重（低于2500g）、长时间吸氧的早产儿可能会出现早产儿视网膜病变。这种病变可能导致视网膜脱离、血管阻塞或出血等，进而影响视力发育，甚至导致失明。

2. 先天性眼病

一些早产儿和低出生体重儿可能患有先天性眼病，如先天性白内障、先天性青光眼等。这些疾病的发生与遗传、环境等多种因素有关，可能导致眼球结构异常或功能受损。其中，先天性白内障是最常见的先天性眼病之一，可导致视力严重受损或失明；先天性青光眼则可能导致眼球扩大、角膜水肿、疼痛等症状，如不及时治疗，也会对视力造成永久性损害。

3. 弱视

弱视是指眼球没有明显器质性病变，但矫正视力低于正常或者双眼视力相差大于2行。由于早产儿和低出生体重儿的视觉系统发育不完全，他们容易发生弱视。这种视力问题可能会导致双眼无法协调工作、立体视觉受损、阅读困难等症状。如果不及时治疗，弱视可能会对日常生活和工作造成影响。

4. 追视困难

追视是衡量新生儿视力发展的重要指标。早产儿和低出生体重儿可能难以追踪移动的物体或人脸，这可能与他们的视觉系统发育

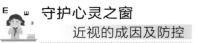
不完全有关。这可能导致他们无法集中注意力、识别物体或人脸等，进而影响视觉认知和学习能力的发展。

这些视力问题不仅对早产儿和低出生体重儿的视觉发育造成影响，还可能对他们的认知、学习和社会能力产生长期影响。因此，早期发现和治疗这些视力问题至关重要。家长和医护人员需要密切关注这些孩子的视觉发展情况，定期进行眼科检查，以便早期发现并采取有效的干预措施。

三、风险因素

早产和低出生体重是导致新生儿视力问题的两大主要风险因素。下面我们将深入探讨相关因素对新生儿视力发育的具体影响。

1. 早产和低出生体重

通常，妊娠期满37周的婴儿被视为足月儿，而在此之前出生的婴儿则被归类为早产儿。由于在母体内的发育时间较短，早产儿的身体各器官，特别是视觉系统，尚未完全形成。这使得他们的视网膜和视觉神经的发育可能不够成熟，增加了出现视网膜病变等视力问题的风险。对于低出生体重儿，情况也类似。出生时体重低于2500g的婴儿，其身体各器官，包括视觉系统，往往发育尚未完全。这使得他们更容易受到外界环境的影响，出现各种健康问题，视力问题便是其中之一。

2. 疾病或感染

新生儿肺炎、败血症等疾病可能导致氧气和营养物质供应不足，影响视觉系统的正常发育。这些疾病不仅可能对视力产生直接影响，还可能对大脑的视觉处理区域产生影响，进而影响孩子的认知和学习能力。

3. 遗传因素

一些研究指出，遗传因素可能对新生儿视觉系统的发育速度、结构等方面产生影响。因此，有家族遗传病史的孕妇应在孕期定期进行产前检查，并咨询医生的意见。

为了降低这些风险，家长和医护人员需要密切关注新生儿的生长和发育情况。定期进行眼科检查和生长发育评估是必要的措施，可以帮助早期发现和处理视力问题。同时，为新生儿提供适宜的光线和视觉刺激也有助于促进视觉系统的正常发育。

四、干预措施和视力保健建议

　　对于早产儿和低出生体重儿，定期进行眼科检查是早期发现和处理视力问题的关键。一般来说，这类婴儿在出生后的几周内应进行初步的眼科检查，之后根据医生的建议定期复查。通过早期发现和治疗，许多视力问题可以得到有效控制或改善。

1. 定期眼科检查

　　为了确保新生儿的视力健康，定期的眼科检查是至关重要的。这些检查不仅有助于评估婴儿的视力状况，还能及时发现潜在的视力问题，从而采取针对性的治疗措施。对于早产儿和低出生体重儿，由于其视觉系统尚未完全发育，眼科检查的频率应该更高，并持续到儿童期甚至成年期。通过这些定期的检查，医生可以密切关注婴儿的视觉系统发育，确保视力问题得到及时干预和治疗。

2. 早期干预

　　一旦发现视力问题，早期干预对于防止病情恶化至关重要。例如，对于视网膜病变的婴儿，医生可能会建议进行激光治疗或手术干预，以保护视网膜的正常功能。对于弱视的婴儿，早期干预可能包括配戴特殊的眼镜或进行遮盖治疗，以刺激视觉系统的正常发育。这些早期干预措施有助于减轻视力问题对婴儿的影响，并提高治疗的成功率。

3. 提供良好的视觉环境

　　为了促进新生儿的视力发育，提供一个良好的视觉环境是必不可少的。这意味着要保持房间光线适宜、柔和，避免强光直接照射到婴儿的眼睛。此外，应该尽量减少婴儿暴露在电视、电脑等屏幕前的时间，以免对视力造成负面影响。相反，可以在婴儿的视野范

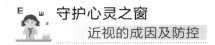
围内提供丰富多彩的视觉刺激，如移动的玩具等，以促进其视觉系统的正常发育。

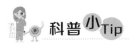科普小Tip

婴儿在夜间使用夜灯是否会导致近视？

夜间使用夜灯可能会对婴幼儿的视力产生一定影响，但并不一定会导致近视。这是因为夜间使用夜灯时通常光线较为柔和，且婴幼儿的眼球发育尚未完全成熟，具有较强的适应能力。然而，如果夜灯的亮度过高或使用时间过长，可能会对婴幼儿的视网膜产生刺激，影响其视觉发育。因此，建议家长在夜间为孩子使用柔和的夜灯，避免过强的光线对孩子的视力造成不良影响。

4. 喂养和日常护理

在喂养和日常护理过程中，家长也需要注意保护婴儿的眼睛。例如，在给婴儿洗澡或洗脸时，应特别小心，避免水进入眼睛造成感染。在给婴儿剪指甲时，也要特别注意不要伤到眼睛。此外，家长应时刻观察婴儿的眼睛是否有异常分泌物、红肿等情况，并及时与医生沟通以便及时处理。

5. 健康教育

家长在新生儿视力发育过程中起着至关重要的作用。因此，对家长进行健康教育至关重要。他们需要了解新生儿的视力发育特点以及如何保护和促进婴儿的视力健康。通过与医生的合作，家长可以为婴儿创造一个健康的成长环境，并为其提供必要的视觉刺激和训练。此外，家长还应该教育婴儿养成良好的眼部卫生习惯，从小培养他们的护眼意识。

6. 营养与保健

除了以上提到的措施外，营养与保健也是促进婴儿视力发育的重要方面。婴儿应获得充足的营养供给，包括维生素 A 和其他对眼睛健康有益的营养素。维生素 A 是视网膜发育的重要营养物质，缺乏维生素 A 可能导致夜盲症等视力问题。在医生的指导下，家长可以适当给婴儿补充鱼油、维生素 D 等营养素。此外，保持婴儿身体健康、预防感染等也是促进视力发育的重要措施。通过合理的营养搭配和保健措施，可以有效地促进婴儿的视力发育。

7. 心理支持

对于因视力问题而产生心理压力的家庭来说，心理支持同样重要。专业的心理咨询师或儿童心理医生可以帮助家庭成员理解婴儿的视力问题、提供应对策略以及减轻焦虑和压力。通过建立积极的心态和提供情感支持，全家人可以共同应对这一挑战，并帮助婴儿健康成长。心理支持不仅关注婴儿的心理健康，还关注家庭成员的情感需求和应对能力提升。这样可以为家庭提供全面的支持，帮助其更好地应对视力问题带来的挑战。

对于早产儿和低出生体重儿的视力问题，我们需要采取综合性的措施来保护和促进他们的视力健康。通过定期的眼科检查、早期干预、良好的视觉环境、喂养和日常护理等方面的关注以及家长和社会的支持，我们可以为这些特殊的孩子创造一个健康成长的环境，并为他们的未来保驾护航。

五、结语

保护和促进早产儿和低出生体重儿的视力健康，需要我们全社会的共同努力。通过加强眼科检查、早期干预、提供良好的视觉环境以及家长和社会的关爱和支持，我们可以为这些特殊的孩子创造一个更光明的未来。让我们携手合作，为他们的视力健康保驾护航，共同守护每一个生命的明亮双眼吧！

（陈　洋　唐梦姣）

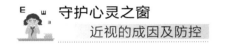
第五节 有遗传或先天性疾病婴幼儿的视力问题

随着社会的进步和医学的不断发展，我们越来越意识到遗传性疾病对人类健康的威胁，特别是对于婴幼儿和青少年。在我国，眼科遗传病已经成为导致儿童和青少年失明的主要原因之一，这引起了广泛的关注和担忧。

遗传性疾病在婴幼儿中的影响尤为显著。据统计，超过 60% 的婴儿失明病例是遗传性眼病引起的。这些遗传性疾病包括但不限于先天性白内障、先天性青光眼、视网膜病变等。其中，先天性白内障是婴儿出生时即存在的眼病，需要及早诊断和治疗，以避免对视力造成永久性损伤。此外，多达 40% 的斜视患儿有该疾病的家族史，这也表明遗传因素在斜视的发生和发展过程中起着重要作用。

一、遗传和先天性疾病对婴幼儿视力的影响

1. 遗传性疾病的影响

先天性近视是一种基因突变引起的眼部疾病，导致婴幼儿在出生后不久就出现近视。这种疾病不仅影响婴幼儿的视力，还可能影响他们的学习和社交能力。由于婴幼儿需要依靠视觉来感知和认识世界，因此视力问题可能会阻碍他们的认知发展。

2. 先天性疾病的影响

新生儿眼炎是其中之一，这是在分娩过程中新生儿感染了细菌或病毒引起的眼部炎症。如果这种炎症不及时治疗，可能会导致视力受损。另外，先天性白内障是指在婴幼儿出生时或出生后不久出现的白内障，这会阻挡光线进入眼睛，影响视力发育。

3. 相关疾病对心理健康的影响

由于视力问题，婴幼儿可能会感到不安、焦虑和自卑。他们可能无法像其他孩子一样自由地探索和玩耍，这会对他们的社交能力

产生负面影响。此外，这些疾病还可能对家庭产生影响。照顾一个有视力问题的婴幼儿可能需要家长花费更多的时间和精力。他们可能需要寻求医疗和专业帮助，这可能会对家庭的经济和情感造成压力。

遗传和先天性疾病对婴幼儿视力的影响是多方面的，包括认知、心理和家庭等方面。因此，我们需要进一步加强对这些疾病的认识和研究，以便更好地预防和治疗这些疾病，为婴幼儿的健康成长提供保障。

二、常见的眼科遗传疾病

常见的眼科遗传病有很多种，这些疾病对患者的视力和生活质量产生严重影响。

1. 视网膜色素变性

这是一种遗传性眼病，会导致视网膜色素细胞逐渐退化，从而使患者逐渐失去视力。这种疾病通常在青春期或成年早期开始出现症状，并且会随着年龄的增长而逐渐恶化。目前尚无有效治疗方法，但可以通过基因检测来预测风险。

2. 黄斑病变

黄斑是视网膜上的一个区域，负责中心视力和色觉。黄斑病变是指该区域发生病变，导致视力下降、视物模糊、眼前黑影等症状。这种疾病通常在老年时期出现，但也有一些遗传性黄斑病变在儿童或青少年时期就开始出现症状。目前治疗方法有限，主要通过激光、手术或药物治疗来缓解症状。

3. 先天性白内障

这是指在出生时或出生后不久发生的晶状体混浊，导致视力障碍。先天性白内障可能是遗传性的，也可能是其他因素引起的。治疗先天性白内障的主要方法是手术摘除混浊的晶状体并植入透明的人工晶状体。如果及早治疗，大多数先天性白内障患儿的视力可以得到改善。

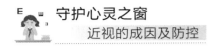
4. 原发性先天性青光眼

这是一种罕见的眼科遗传病，眼睛内的房水循环异常导致眼压升高，从而对视神经造成损害。这种疾病通常在出生时或出生后不久出现症状，如果不及时治疗，会导致严重视力丧失甚至失明。目前主要通过手术降低眼压来缓解症状。

5. 先天性眼球震颤

这是一种遗传性眼病，会导致眼球不自主震颤，影响视力。这种疾病通常在出生时或出生后不久出现症状，目前治疗方法有限，主要通过手术或药物治疗来缓解症状。

6. 斜视

这是一种常见的眼部畸形，眼肌发育不全或眼肌张力异常导致眼球偏离正常位置。斜视可能是遗传性的，也可能是其他因素引起的。治疗斜视的主要方法是手术矫正眼肌张力异常。

7. 视神经萎缩

这种疾病通常在成年时期出现症状，但也有一些遗传性视神经萎缩在儿童或青少年时期就开始出现症状。目前治疗方法有限，主要通过药物治疗或基因治疗缓解症状。

8. 近视

近视确实存在遗传的可能性，但并非所有的近视都会遗传。医学研究表明，近视遗传的概率主要取决于父母近视的情况，只有携带高度近视或病理性近视基因的父母才有可能产生遗传。如果父母双方都是高度近视，孩子发生遗传性近视的可能性达90%以上；如果父母中一方为高度近视，另一方视力正常，孩子发生遗传性近视的可能性仍超过一半；如果双方父母都没有高度近视，他们的孩子仍有可能发生高度近视。此外，近视的出现还可能受到环境因素的影响，如长时间近距离看电子屏幕、阅读等。

这些眼科遗传病对患者的视力和生活质量产生严重影响。因此，早期诊断和治疗对于减轻患者的痛苦和提高生活质量至关重要。同时，加强遗传咨询和预防措施也是非常重要的，以降低这些疾病的发生风险。

三、评估和诊断方法

对于婴幼儿的视力问题，及时准确的评估和诊断至关重要。这需要专业的眼科医生和儿童眼科专家进行全面的检查。评估和诊断方法包括但不限于：

1. 视力测试

这是评估婴幼儿视力最基本的方法。通过观察婴幼儿对光线的反应、追踪移动物体的能力，可以初步判断其视力状况。但需要注意的是，婴幼儿的视力发育尚未完全，因此这种测试只能提供初步的参考。

2. 眼病筛查

利用专业的眼科设备，如裂隙灯、眼底镜等，可以对婴幼儿的眼睛进行详细检查，发现潜在的眼部疾病。这些设备能够观察到眼睛的细微结构，帮助医生判断是否存在视网膜病变、白内障等眼病。

3. 遗传学检测

对于疑似遗传性疾病的婴幼儿，遗传学检测是必要的。通过基因检测，可以确定病因，为后续的治疗和预防提供依据。同时，对于已经生育遗传病患儿的家庭，遗传学检测也可以帮助他们了解自身的遗传风险，避免再次生育患病的孩子。

4. 神经学检查

婴幼儿的视力问题可能与神经系统有关。通过神经学检查，可以了解视觉神经通路的发育情况，排除与视力相关的神经系统疾病。这有助于全面评估婴幼儿的视力状况，为治疗提供更准确的指导。

5. 病史采集

询问家长的生育史、家族史以及婴幼儿的生长环境等信息，可以帮助医生了解婴幼儿的遗传和环境因素对视力的影响。结合其他检查结果，医生可以更准确地评估婴幼儿的视力状况。

通过这些评估和诊断方法，医生可以对婴幼儿的视力问题进行全面的了解，并制订个性化的治疗方案。同时，家长也应该关注婴

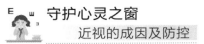
幼儿的视觉发展状况，定期进行眼科检查，以便及时发现问题并采取相应的治疗措施。

四、管理和干预策略

对于有遗传或先天性疾病的婴幼儿，及早进行管理和干预是至关重要的。这不仅有助于保护婴幼儿的视力和生活质量，还能预防病情的进一步恶化。为了实现这一目标，需要一个跨学科的团队进行协作，包括眼科医生、遗传学家、神经学家、儿科医生等。

管理和干预策略不仅仅是单一的治疗方法，而是一个综合性的方案，涵盖了多个方面。以下是对这些策略的详细介绍：

1. 药物治疗

对于一些眼部疾病，如青光眼、视网膜病变等，药物治疗可以起到缓解症状、延缓病情发展的作用。但需要注意的是，婴幼儿的生理特点与成人不同，因此药物治疗需特别谨慎，应在医生指导下进行。

2. 手术治疗

对于一些严重的眼部疾病，如先天性白内障、视网膜脱离等，手术治疗可能是必要的。手术的目的通常是为了恢复视功能，防止视力进一步受损。婴幼儿手术需特别注意手术时机和手术方式的选择，以最大限度地保护婴幼儿的视力和生活质量。

3. 生活方式调整

良好的生活方式对婴幼儿的视力发育至关重要。家长应提供充足的营养，保证足够的睡眠时间，并鼓励孩子进行适当的户外活动。此外，对于有视力障碍的婴幼儿，应提供适当的辅助器具，如框架眼镜、隐形眼镜等，以帮助他们更好地适应生活和学习。

4. 教育和心理支持

婴幼儿视力的受损可能会影响他们的学习和社交能力。因此，提供适当的教育和心理支持也是必要的。这可以包括特殊的学前教育、视觉训练、社交技能培训等，以帮助婴幼儿适应他们的特殊需求。同时，家长和社会也应该关注这些孩子的心理健康，提供必要的情感支持和心理辅导。

5. 家庭支持

婴幼儿的视力问题可能会给家庭带来额外的负担和压力。因此，提供家庭支持也是管理和干预策略的一部分。这可以包括为家长提供教育信息、心理咨询服务等，以帮助他们更好地理解和应对孩子的问题。同时，社区和社会组织也应该为这些家庭提供支持和资源，帮助他们更好地照顾孩子并应对生活中的挑战。

五、结语

遗传或先天性疾病对婴幼儿视力的影响是一个复杂的问题，需要综合考虑医学、遗传学、心理学等多个学科的知识。随着医学技术的不断进步，我们对于这些疾病的认识和治疗方案也在不断改进。未来，我们期待通过更深入的研究和实践经验的积累，为这些有视力问题的婴幼儿提供更加精准和个性化的管理和干预策略，帮助他们更好地融入社会和生活。

（陈　洋）

第六节　婴幼儿视力问题的误区与正确认识

在我们的日常生活中，关于婴幼儿视力问题存在着许多误区。这些误区往往源于对婴幼儿视力发育过程的不了解，或者受到一些错误观念的影响。在本节中，我们将澄清一些常见的婴幼儿视力问题误区，分析其产生的原因，并阐述科学认知婴幼儿视力问题的态度和方法。最后，我们还将提供婴幼儿视力问题咨询和求助渠道的指引，帮助家长们更好地关注和保护孩子的视力健康。

误区一：遮盖宝宝的眼睛有助于保护视力

一些家长担心外界的强烈阳光对宝宝的视力造成伤害，常常使

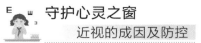
用眼罩或毛巾遮盖宝宝的眼睛。然而，这种做法可能对宝宝的视力发育造成更大的伤害。宝宝的视觉系统在出生后的几年内都在不断地发育和完善，需要接受各种光线的刺激，以促进视力的正常发育。如果眼睛经常被遮挡或者长时间遮盖，宝宝的眼睛无法接受足够的自然光线，可能导致视觉系统发育异常，甚至出现永久性的视力问题。

因此，在带宝宝外出时，家长应该尽量避免长时间遮盖宝宝的眼睛。如果外界阳光过于强烈，可以给宝宝戴上遮阳帽或者打上遮阳伞，同时注意选择宽边、深色的遮阳帽和优质的遮阳伞，以最大限度地减少阳光的直射。此外，家长也可以选择在阳光较为温和的时间段带宝宝外出，以避免强光对宝宝的眼睛造成伤害。

误区二：给宝宝洗澡时可以开启浴霸

有些家长在给宝宝洗澡时会开启浴霸作为照明和取暖设备。然而，浴霸的光线强度很大，长时间照射宝宝的眼睛可能会对视力造成伤害。特别是当宝宝处于躺着的姿势时，眼睛更容易直视浴霸的光线。这种强光长时间直接刺激宝宝的眼睛，可能会对视网膜造成损伤，影响宝宝的视力发育。

因此，对于2岁以内的宝宝，洗澡时最好不要使用浴霸。如果家长担心宝宝洗澡时受凉，可以提前开启暖风机预热浴室，或者使用其他安全的取暖设备。在给宝宝洗澡时，家长应该尽量避免让宝宝直视浴霸的光线，可以将浴霸的角度调整到宝宝无法直视的角度，或者使用浴帘等物品遮挡浴霸的光线。另外，家长也可以选择柔和的照明灯，保持适宜的光线强度，避免对宝宝的视力造成伤害。

误区三：宝宝怕黑可以不关灯睡觉

有些家长因为宝宝怕黑而选择不关灯睡觉。然而，这种做法可能会对宝宝的睡眠质量和生长发育产生不良影响。宝宝在睡眠中需要一个黑暗的环境来促进松果体分泌褪黑素，如果长时间处于光照环境下睡觉，会干扰宝宝的生物钟和内分泌系统，导致睡眠质量下降和生长发育受影响。

因此，为了宝宝的健康发育和良好的睡眠质量，家长应该让宝宝在黑暗的环境下睡觉。如果宝宝怕黑，家长可以在床边准备一盏亮度较低的小台灯，或者使用其他温和的照明设备，以提供足够的光线而不干扰宝宝的睡眠。此外，家长还可以通过讲故事、播放轻柔的音乐等方式来缓解宝宝的紧张情绪，帮助其更好地入睡。

误区四：在婴儿床上挂玩具对宝宝有好处

许多家长喜欢在宝宝的床栏中间系一根绳，上面悬挂一些可爱的玩具。然而，如果玩具悬挂得过于靠近宝宝的眼睛，宝宝需要长时间近距离观看，可能会导致内斜视等视力问题。此外，如果玩具的位置和方向长时间不变，宝宝的眼睛长时间看向一个方向，也可能导致双眼视力的不平衡和眼部疲劳等问题。

因此，正确的做法是将玩具悬挂在婴儿床围栏的周围，并经常更换玩具的位置和方向。这样可以避免宝宝长时间盯着一个方向看，减轻眼睛的疲劳感。同时，家长还应该定期检查宝宝的眼睛健康状况，如果发现有任何异常情况，及时咨询眼科医生并进行治疗。

误区五：孩子不配合视力检查，所以无法准确评估其视力状况

许多家长认为孩子太小，无法配合完成视力检查，因此无法准确评估其视力状况。实际上，婴幼儿的视力检查需要采用特殊的检查方法和技巧，以适应他们的生长发育特点。家长们应该定期带孩子进行眼科检查，以便及时发现和解决视力问题。对于不配合检查的婴幼儿，医生会采用适当的技巧和方法进行视力评估，如使用便携式视力检测仪、镇静剂等方法。家长们应该相信专业医生的判断，而不是仅凭自己的感觉或经验来评估孩子的视力状况。

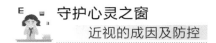

误区六：宝宝眼睛明亮就一定没问题

尽管宝宝的眼睛看起来明亮，但这并不意味着他们的视力一定正常。许多眼病在早期可能没有明显的症状，外表看似正常，但实际上可能对视力造成严重影响。例如，先天性白内障、视网膜病变、青光眼和其他眼底疾病，可能在早期难以察觉，但如果不及时治疗，可能导致永久性的视力损害。因此，不能仅凭外观判断宝宝的视力状况，定期的眼科检查至关重要。

此外，家长们也应该注意，宝宝的眼睛可能发育不完全而导致视力问题。例如，新生儿和幼儿的眼球较小，眼轴较短，这可能导致远视。这是正常的生理现象，随着年龄的增长，眼球发育完全后，远视问题通常会自行消失。但如果家长发现孩子有视力问题，应及时寻求专业眼科医生的意见，进行详细的眼科检查，明确影响视力的确切原因，以便进行针对性的治疗和视力矫正指导。

误区七：宝宝"对眼"长大后会自然好转

人们常说的"对眼"，在医学上称为内斜视。有些宝宝因为鼻梁宽且扁平，外观上看起来像对眼，但这只是假性内斜视。随着年龄的增长，外观可能会逐渐改善。然而，真正的内斜视是一种常见的儿童眼病，可能影响视力发育，甚至导致立体视觉受损。如果家长发现宝宝有"对眼"现象，应及时寻求专业眼科医生的意见，明确是否为真性内斜视，以免延误治疗。同时，家长也应该了解，孩子眼睛的发育是有一个过程的。一般来说，孩子在3岁左右的时候会开始有立体视觉的发育。立体视觉是指孩子能够通过双眼准确地判断物体的大小、形状、深度和距离。在这个过程中，孩子的眼睛会不断地进行自我调整和矫正。但是如果孩子在3岁以前就出现了内斜视的情况，那么立体视觉的发育可能会受到影响。因此，对于内斜视的早期发现和治疗非常重要。

误区八：视力差就一定是近视

视力问题远比人们普遍认知的要复杂。首先，我们需要了解，视力并不仅仅由清晰的图像表示。事实上，视力包括多个方面，如远视、近视、散光、色觉等。这些方面相互关联，任何一种出现问题都可能影响到整体视力。视力问题有很多种可能性，并不只是近视一种。例如，远视是指物体在视网膜后面成像，近视则是物体在视网膜前面成像，而散光是角膜表面曲率异常，导致光线在视网膜上形成多个焦点。此外，色觉异常、弱视和眼底疾病等也可能影响视力。因此，当家长发现孩子视力有问题时，不应简单地认为只是近视。而是应该尽早带孩子到专业眼科医生处进行检查，确诊影响视力的原因后进行针对性的治疗和矫正。此外，定期的眼科检查对于孩子的视力健康也非常重要，这可以帮助早期发现并预防潜在的视力问题。

误区九：孩子视力不好可以等长大后再治疗

孩子的视力发育是一个复杂而精细的过程，关键期主要集中在6岁之前。这段时间内，孩子的眼睛和视觉系统都在迅速地成长和变化。如果孩子在这段时间内存在视力问题，如斜视、远视、近视、散光、先天性白内障和重度上睑下垂等，可能会对视觉发育产生不良影响，进而导致弱视。弱视是一种严重的视力问题，指的是在视觉发育的关键期内，各种原因（如屈光不正、眼病、遗传等）导致眼睛无法得到足够的视觉刺激，从而使视觉发育受到影响，造成视力低下、立体视觉缺失等问题。一旦形成弱视，治疗难度将会大大增加，而且效果往往不太理想。即使长大后配戴眼镜或其他矫正器具，也可能无法完全恢复正常的视力。因此，家长应该密切关注孩子的视力状况，及时发现并解决视力问题。一旦发现孩子有视力问题，应尽早寻求专业眼科医生的意见和治疗，而不是等待孩子长大后再治疗。此外，家长也应该培养孩子良好的用眼习惯和户外活动习惯，

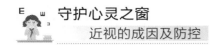
以预防近视和其他视觉问题的发生。

误区十：近视都是用眼不当造成的

近视是一个普遍存在的视力问题，但它的形成原因并不是单一的。许多人都认为，长时间看手机、电脑或不良的用眼习惯是导致近视的主要原因。确实，这些因素在一定程度上会增加近视的风险，但并非所有近视都是因为用眼不当。

事实上，遗传因素在近视的形成中扮演着重要角色，特别是高度近视。如果父母双方都患有近视，尤其是高度近视，那么孩子患近视的风险会相对较高。这并不是说孩子一定会近视，而是风险相对较高。因此，家长在关注孩子的视力健康时，除了注意孩子的用眼习惯和生活环境外，还需要考虑遗传因素对孩子视力的影响。此外，一些环境因素也可能对孩子的视力产生影响。例如，长时间近距离看书、使用电子设备等都可能增加眼睛的负担，导致视力问题。户外活动时间的不足也是近视的一个风险因素。缺乏户外活动可能影响孩子的视觉发育，进而导致近视。

为了预防近视的发生和发展，家长应该关注孩子的整体生活习惯和成长环境。定期的眼部检查是早期发现和预防近视的重要手段。家长应该带孩子到专业眼科医生处进行检查，确保孩子的视力保持正常。同时，家长也应该培养孩子良好的用眼习惯和户外活动习惯，以预防近视和其他视觉问题的发生。

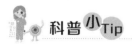
科普 小Tip

常食淀粉类食物是否会导致孩子更容易近视？

目前没有直接证据表明常食淀粉类食物会导致孩子更容易近视。近视的形成与多种因素有关，包括遗传、环境、生活习惯等。而饮食习惯也是其中之一，但并不是单一的因素。淀粉类食物是人体的重要能量来源之一，适量摄入对身体有益。但如果摄入过多，会导致热量过剩，增加肥胖等健康问题的风险。因此，家长应该注意孩子的饮食均衡，适量摄入各种营养物质，包括淀粉类食物，以保持身体健康和眼部健康。

作为婴幼儿的家长应该更关注孩子的视力健康，避免陷入以上误区。定期带孩子进行眼部检查，养成良好的用眼习惯和生活习惯，提供健康的成长环境，才能有效预防和矫治视力问题。同时，对于孩子的视力问题，家长应该及时寻求专业医生的帮助和建议，以便进行针对性的治疗和矫正。

（陈　洋）

第七节　婴幼儿视力保护的科普教育与宣传

婴幼儿视力发育是每个家长都关心的问题，随着科技的进步，人们对婴幼儿视力保护的认识也在不断深化。然而，当前婴幼儿视力保护科普教育的现状和挑战仍然存在。本节将分析这些问题，探讨加强婴幼儿视力保护科普教育的途径和方法，并强调家庭、学校和社会共同参与科普教育的必要性。

一、婴幼儿视力保护科普教育的现状和挑战

随着人们对儿童近视问题的关注度不断提高，婴幼儿视力保护科普教育逐渐受到重视。然而，当前婴幼儿视力保护科普教育的现状和挑战仍然存在。

1. 现状

（1）信息超载：在信息爆炸的时代，家长们面临着大量关于婴幼儿视力保护的信息。这些信息来源不一，质量参差不齐，使得家长们难以分辨哪些信息是科学、准确的。这种信息超载可能导致家长们在选择育儿方法时感到困惑和焦虑。

213

（2）传统观念影响：一些家长可能还受传统观念的影响，认为"孩子近视没关系，长大后可以做手术"。这种观念大大阻碍了正确的视力保护科普教育的传播。它可能导致家长忽视孩子的视力问题，或者采取不正确的措施来保护孩子的视力。

（3）技术发展带来的新挑战：随着平板电脑、智能手机等电子设备的普及，婴幼儿的视觉环境发生了巨大变化。这些电子设备往往屏幕小、字体小、亮度高，长时间使用容易导致眼睛疲劳、干涩等问题，甚至可能影响孩子的视力和视觉发育。这也给视力保护带来了新的挑战。

2. 挑战

（1）教育内容与实际需求的匹配问题：现有的视力保护科普教育内容往往过于理论化，缺乏实际操作和案例分析。这使得家长们难以理解和应用所学的知识，无法满足他们的实际需求。同时，教育内容与孩子的实际情况也存在一定的脱节，缺乏针对不同年龄段、不同需求的个性化教育方案。

（2）教育方法的局限性：传统的教育方法如讲座、宣传册等已经无法满足家长和孩子的需求。这些方法往往形式单一、缺乏互动性，难以引起家长和孩子的兴趣和参与热情。同时，这些方法传播范围有限，难以覆盖更广泛的人群。

（3）社会整体认知不足：整个社会对于婴幼儿视力保护的重视程度还不够，缺乏相关的法律法规和政策支持。这导致了科普教育资金投入不足、资源有限等问题，制约了视力保护科普教育的发展。

（4）专业人才短缺：具备专业知识和技能的教师或科普工作者是开展视力保护科普教育的关键。然而，目前相关专业人才短缺，无法满足广泛的需求。这可能导致教育内容不准确、教育质量不高等问题。

（5）文化差异和地域差异：在不同的文化背景和地域环境下，人们对婴幼儿视力保护的认知和态度存在差异。这使得在开展视力保护科普教育时需要考虑文化差异和地域特色，针对不同地区、不同人群制订相应的教育方案。这增加了科普教育的难度和复杂性。

当前婴幼儿视力保护科普教育的现状和挑战是多方面的，需要我们深入分析并寻找有效的解决策略。只有解决这些问题，才能更好地普及视力保护知识，提高家长和孩子的认知水平，从而更好地保护婴幼儿的视力健康。

二、加强婴幼儿视力保护科普教育的途径和方法

当然，针对上述的现状和挑战，我们可以采取以下措施来加强婴幼儿视力保护科普教育的实施和效果，确保每个孩子都能健康成长。

1. 解决信息超载问题

（1）筛选与整理信息：我们需要一个专业的团队来筛选和整理关于婴幼儿视力保护的信息。这个团队的任务是确保家长们获得的信息是科学、准确和可靠的。他们可以筛选出最好的育儿方法和技巧，帮助家长们更好地理解和应用这些知识。

（2）定期发布指南：政府或相关机构可以定期发布婴幼儿视力保护指南，汇总最新的科研成果和实践经验，为家长提供指导。这样可以使家长获得权威、全面的信息，避免因信息过载而产生误导。

2. 更新和转变传统观念

（1）开展宣传活动：我们可以组织各种形式的宣传活动，如讲座、展览和亲子活动等，以帮助家长们了解正确的视力保护观念。这些活动可以增强家长对视力保护的重视程度，引导他们摒弃传统的错误观念。

（2）教育案例分享：我们可以收集和分享成功的视力保护教育案例，让家长了解实际操作的方法和效果。这样可以使家长更加直观地了解视力保护的重要性，激发他们的参与热情。

3. 应对技术发展带来的挑战

（1）制订使用电子设备的指导原则：我们需要为家长提供使用电子设备的指导原则，如控制使用时间、保持适当距离、调整屏幕亮

度等。这样可以降低电子设备对婴幼儿视力的潜在危害。

（2）推广护眼模式和软件：我们可以推广具有护眼功能的电子设备模式和软件，减少屏幕对眼睛的刺激。这样可以减轻婴幼儿的眼部疲劳，保护他们的视力健康。

4. 完善教育内容和方法的创新

（1）个性化教育方案：我们可以根据不同年龄段、不同需求的婴幼儿制订个性化的教育方案。这样可以提高教育内容的针对性和有效性，满足家长和孩子的实际需求。同时，我们还可以制订一系列实践性和可操作性的指南，让家长知道如何更好地保护孩子的视力。

（2）利用现代技术进行教育创新：我们可以利用现代技术如虚拟现实（VR）、增强现实（AR）等开展趣味性、互动性强的教育活动。这样可以提高家长和孩子的参与度，增强教育效果。同时，我们还可以开发一些有趣的视力保护游戏，让孩子在游戏中学习和成长。

5. 提高社会整体认知

（1）加强政策支持：政府可以出台相关政策，鼓励和支持视力保护科普教育的开展。例如，提供资金支持、设立专项基金等。这样可以减轻教育资源紧张的问题，促进科普教育的可持续发展。同时，政府还可以建立相关的奖励机制，鼓励更多的人参与到科普教育中来。

（2）媒体宣传：我们可以利用媒体的力量广泛宣传婴幼儿视力保护知识，提高社会的认知水平。媒体可以制作专题节目、发布公益广告等，引导公众关注婴幼儿的视力保护问题。这样可以形成良好的社会氛围，促使更多人参与到科普教育中来。同时，我们还可以利用社交媒体等网络平台进行宣传，扩大影响力。

6. 培养专业人才

（1）设立培训课程：开设婴幼儿视力保护相关的培训课程，培养具备专业知识和技能的教师或科普工作者。这样可以壮大专业人才队伍，提高科普教育的质量和水平。同时，我们还可以邀请专家学者进行授课，分享他们的经验和见解。

（2）建立交流平台：建立教师或科普工作者之间的交流平台，促进经验分享和合作。这样可以提升专业人员的综合素质和团队合作能力，推动科普教育的发展。同时，我们还可以组织一些研讨会或论坛等活动，让专业人员有机会交流心得和分享经验。

7. 关注文化差异和地域差异

（1）调研与适应：在开展视力保护科普教育之前，先进行文化背景和地域环境的调研，了解当地的需求和特点。这样可以确保教育内容和方法与当地实际情况相符合，提高教育的针对性和有效性。同时，我们还可以根据不同地区的特点和文化背景进行适当的调整和创新，以更好地适应不同地区的需求。

（2）多元化教育资源：制作多种语言和文化的教育资源，满足不同地区、不同文化的需求。这样可以扩大科普教育的覆盖面，提高其在不同文化背景下的适应性。同时，我们还可以邀请当地专家或志愿者参与教育资源的制作和推广工作，以确保资源的准确性和可靠性。

三、家庭、学校和社会共同参与科普教育的必要性

在婴幼儿视力保护科普教育中，家庭、学校和社会的共同参与至关重要。这是因为孩子的成长和发展是家庭、学校和社会共同作用的结果。只有三者形成合力，才能取得更好的教育效果。

1. 家庭在科普教育中的作用

家庭是孩子成长的基石，是培养孩子良好习惯和价值观的摇篮。家长作为孩子的第一任教育者，其言传身教对孩子的影响深远。因此，家长有责任主动学习和了解视力保护知识，引导孩子养成良好的用眼习惯。例如，控制孩子使用电子设备的时间、保持适当的阅读距离、鼓励孩子多参与户外活动等。同时，家长也要以身作则，避免在孩子面前长时间使用电子设备等不良习惯，为孩子树立正确的榜样。

2. 学校在科普教育中的作用

学校是孩子接受正规教育的场所，也是开展视力保护科普教育

的重要平台。学校应该将视力保护纳入日常教育中，通过课堂教育、主题活动等形式向孩子传授相关知识。学校可以组织定期的视力检查，建立学生视力档案，及时发现和干预视力问题。同时，学校应与家长密切配合，共同关注孩子的视力状况，发现问题及时采取措施。此外，学校还可以邀请眼科专家或专业人士进行讲座或培训，提高教师的视力保护意识和教育能力。

3. 社会在科普教育中的作用

社会宣传在普及婴幼儿视力保护知识方面具有不可替代的作用。政府机构、社区、医院等都可以通过各种形式向公众传播相关知识。政府可以出台相关政策，鼓励企业研发符合儿童视觉特点的电子产品，限制不良广告的传播；社区可以组织义诊和宣传活动，提高居民的视力保护意识；医院可以提供专业咨询和诊疗服务，为需要帮助的孩子和家庭提供支持。同时，媒体也可以发挥其传播优势，广泛宣传婴幼儿视力保护知识，提高社会的关注度。

四、结语

保护婴幼儿的视力是我们共同的责任，这不仅关乎每一个孩子的健康成长，更关乎我们社会的未来。让我们共同努力，让视力保护科普教育与宣传深入人心，为孩子们创造一个更加光明的未来。同时，我们也期望更多的人能够关注并参与到这项工作中来，共同为孩子们的视力健康保驾护航。只有这样，我们才能真正实现"让每一个孩子都能拥有一个清晰的世界"的愿景。

（陈　洋）

第五章　科学选择和使用眼保健操

在这个电子屏幕遍布的时代，我们的眼睛正面临巨大挑战，长时间使用屏幕给眼部带来了沉重负担。而眼保健操，作为一种简单易行且广泛适用的眼部锻炼方法，成为缓解眼部疲劳、维护视力的重要工具。它不受时空限制，人人可轻松掌握。通过科学的按摩和锻炼，眼保健操促进眼部血液循环，缓解肌肉紧张，对预防视力问题至关重要。因此，普及眼保健操的正确实践方法，养成良好的护眼习惯，是保护我们"心灵之窗"的迫切需求。

第一节　眼保健操起源与历史

眼保健操，作为一种旨在保护和促进眼部健康的体操运动，自问世以来就在全球范围内得到了广泛的关注和应用。它通过一系列科学设计的动作，帮助人们缓解眼部疲劳、改善视力，并预防眼部疾病的发生。然而，对于眼保健操的起源和历史，许多人可能并不十分了解。本节将带您走进眼保健操的世界，探寻它的诞生背景、发展历程。

一、眼保健操起源的故事

关于眼保健操起源的故事，我们可以分为 5 个小故事来展开说一说。

1. 孩子近视上北京体检

在 20 世纪 60 年代初的北京，随着学业日益繁重，加上当时生

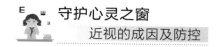
活方式的逐渐变化，中小学生的视力问题逐渐凸显，不少孩子开始戴上了厚厚的眼镜，这一现象逐渐成为公众关注的焦点。近视不仅让孩子们的日常生活变得不便，如看不清黑板、书籍等，更影响了他们的学习效率。此外，近视还可能对孩子的心理产生负面影响，如自卑、孤僻等。更重要的是，近视还可能对未来的职业发展造成潜在限制，因为许多职业对视力有着严格的要求。为了全面了解并应对这一问题，北京市教育局于 1961 年决定对全市中小学生进行一次视力"大体检"——视力普查。这次普查覆盖了所有学段的学生，从小学生到高中生。普查结果显示，各学段的近视率均呈现出惊人的上升趋势。其中，小学生的近视率已达到 10%，初中生更是攀升至 20%，而高中生则高达 30%。这一数据无疑给当时的社会带来了不小的震动，也引起了家长、教育工作者和政策制定者的高度重视。

2. 护眼行动与国家同行

在那个特殊的历史时期，国家正处于大规模建设和发展的关键阶段，各行各业都需要大量的人才来支撑。而视力作为许多职业，尤其是高精度、高要求职业的选拔标准之一，其重要性不言而喻。一位优秀的工程师可能因为视力不达标而无法参与精密的设计工作，一位有志于成为飞行员的青年可能因为近视而梦想破灭。这些例子都说明了视力健康状况直接关系到人才的培养和国家的未来发展。

然而，当时负责学生健康教育的人力资源却严重不足。以北京市教育局为例，仅有 3 名工作人员承担起了这项艰巨的任务。面对如此巨大的挑战，他们没有退缩而是积极寻求解决之道。经过深入思考和广泛调研，他们决定成立一个名为"工农兵协作组"的机构。这个机构的目的就是动员社会各界的力量，包括工人、农民、士兵等各个群体，共同参与预防近视的工作。通过这种方式，他们希望能够引起更多人对视力问题的关注，从而为解决这一问题汇聚更多的力量。

3. 学眼保健操与中医

在寻找解决近视问题方法的过程中，北京市教育局的工作人员

220

了解到了北京大学医学部刘世铭主任的研究成果——一套科学有效的眼保健操。刘世铭主任是一位对中医按摩有着深入研究的专家，他结合中医理论和自身及子女的近视经历，不断探索控制近视度数的方法。经过多年的努力和实践，他总结出了这套简单易行、科学有效的眼保健操。得知这一消息后，北京市教育局的工作人员立即与刘世铭主任取得了联系，并邀请他亲自指导眼保健操的推广工作。在刘世铭主任的悉心指导下，他们认真学习了眼保健操的每一个穴位和手法，确保能够准确、规范地传授给广大学生。这套眼保健操以中医按摩为基础，通过刺激眼部周围的穴位，从而达到预防近视的目的。

经过一段时间的准备和试点学校的积极配合，1963 年这套一共 8 节的眼保健操正式在北京市第二十八中学、景山学校以及北门仓小学等学校开始试行。为了确保推广效果，他们还制订了详细的推广计划和培训方案，组织专业人员对学校师生进行培训和指导。这套眼保健操的简单易行、科学有效也受到了师生们的热烈欢迎和广泛好评，很快就在全市范围内得到了推广和应用。

4. 眼保健操效果显著

眼保健操的推行取得了显著成效，这是有目共睹的事实。通过每天定时定量的练习，学生们的眼部疲劳得到了有效缓解，视力状况也明显改善。许多原本视力下降的学生在坚持做眼保健操后，视力逐渐恢复到了正常水平。同时，这套眼保健操的简单易行也受到了师生们的热烈欢迎。它不需要复杂的设备和高难度的动作，只需要按照规定的穴位和手法进行按摩即可。因此，无论是在学校还是在家里，学生们都能够轻松地进行练习。

眼保健操的科学有效性也得到了广泛认可。它以中医理论为基础，结合现代医学知识，针对眼部疲劳和近视等问题进行了科学设计。通过刺激眼部周围的穴位，促进眼部血液循环，缓解眼部肌肉的紧张状态，从而达到预防近视、保护视力的目的。这种科学有效的方法不仅受到了医学专家的肯定，也得到了广大家长和学生的信

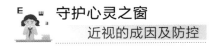
赖和支持。

北京市教育局的这一创新性举措不仅为中小学生的视力健康提供了有力保障，也为全国其他城市树立了榜样。随着时间的推移，眼保健操逐渐在全国范围内得到了推广和应用，成为一项重要的公共卫生措施。它不仅在中小学校园里广泛开展，还走进了社区、家庭等各个领域，为更多人的视力健康保驾护航。

5. 优化眼保健操

眼保健操在推广和应用的过程中，北京市教育局的工作人员也意识到持续优化和完善的重要性。为了确保眼保健操的持续有效性和适应性，他们积极总结经验教训，不断对其内容和形式进行修订和完善。例如，他们根据中小学生的身心发展特点和需求，对眼保健操的穴位、手法和力度等进行了科学调整，使其更加符合学生的实际情况。同时，他们还针对不同学段的学生设计了不同版本的眼保健操，以满足不同年龄段学生的需求。

除了对眼保健操本身进行优化外，北京市教育局还加大了宣传力度，通过各种渠道向广大师生和家长普及眼保健知识。组织专家撰写相关科普文章、制作宣传视频等素材，通过学校、媒体和社交网络等渠道进行广泛传播。这些举措不仅提高了大家的健康意识和自我保健能力，也为眼保健操的推广和应用奠定了坚实的基础。此外，北京市教育局还鼓励社会各界共同参与眼保健操的推广和优化工作。与医疗机构、科研机构和社会团体等建立了合作关系，共同开展眼保健操的科学研究和实践应用。通过这些合作，不断吸收新的科研成果和先进经验，为眼保健操的持续发展和创新提供了有力支持。

二、眼保健操的发展历程

1. 20 世纪中期：系统化与规范化

到了 20 世纪中期，眼保健操的发展迎来了一个里程碑式的时刻——逐渐形成了一套系统化、规范化的体系。这一时期的医学专家们开始更加深入地研究眼部解剖学和生理学的原理，以及眼保健操对眼部健康的影响。他们精心设计了一系列科学、有效的动作，旨在全面促进眼部血液循环、缓解眼部肌肉紧张，并预防近视、远视等眼部疾病的发生。

这些动作不仅涵盖了传统的按摩穴位和远眺近看等练习，还根据最新的医学研究成果进行了优化和创新。例如，医学专家们对穴位的选取更加精准、手法的运用更加科学，使得眼保健操的效果更加显著。同时，为了更好地适应不同年龄段和人群的需求，他们还设计了多种版本的眼保健操，如针对儿童、青少年、老年人等不同群体的特定动作和练习方法。此外，为了更好地推广眼保健操，政府和教育部门也开始积极行动。他们意识到眼保健操对于保护学生视力、提高国民健康水平的重要意义，因此将其纳入学校课程体系中，并制定了相应的政策和措施。通过日常的教学和练习，学生们可以养成良好的护眼习惯，从而有效降低近视等眼部疾病的发生率。

在这一时期，眼保健操的普及程度得到了极大的提升。不仅在学校中广泛开展，还逐渐走进了家庭、社区等各个领域。越来越多的人开始意识到眼保健操的重要性，并积极参与到练习中来。

2. 20 世纪末至 21 世纪初：创新与发展

进入 20 世纪末至 21 世纪初，随着科技的飞速发展和人们生活方式的改变，眼保健操也迎来了新的发展机遇。一方面，医学专家们对眼保健操的研究更加深入和广泛。他们运用先进的医学技术和理念，不断推出新的动作和练习方法，以满足人们日益增长的眼部健康需求。例如，结合现代生物力学和神经科学的研究成果，医学专家们设计了更加精准、有效的眼部运动方案；同时，他们还借鉴了瑜伽、太极等东方养生哲学的理念和方法，将眼保健操与身心健康相结合，形成了更加综合、全面的护眼体系。

另一方面，随着互联网的普及和智能设备的广泛应用，眼保健操的传播和推广也变得更加便捷和高效。通过互联网平台，人们可以随时随地学习和练习眼保健操，与志同道合的朋友交流心得和经

223

验；同时，智能设备的应用也为眼保健操的个性化定制和科学化评估提供了可能。例如，一些智能眼镜和 App 可以根据使用者的眼部数据和健康状况，为其推荐合适的眼保健操方案，并实时监测练习效果和调整建议。

在这一时期，眼保健操的形式和内容也发生了很大的变化。除了传统的眼部运动外，还增加了许多新的元素和动作。例如，瑜伽式眼保健操将瑜伽的呼吸和冥想元素融入其中，使练习者在舒缓的音乐和指导下进行深呼吸和冥想放松；中医穴位按摩则结合了中医理论和现代按摩手法，针对眼部穴位进行精准刺激和按摩。这些新的形式和内容不仅丰富了眼保健操的内涵和趣味性，还提高了其实用性和针对性，使得更多的人愿意参与到眼保健操的练习中来。

三、眼保健操的贡献与影响

眼保健操，这一看似简单的眼部锻炼方法，实际上对于我们的眼睛健康和整体生活质量有着深远的影响。作为一种预防眼部疾病、保护视力的有效手段，它已经成为许多人日常生活中不可或缺的一部分。

眼保健操对于缓解眼部疲劳和改善视力具有显著的效果。在现代社会中，长时间使用电子设备、伏案工作等因素都容易导致眼部疲劳和视力下降。而眼保健操通过一系列科学设计的动作，能够有效地促进眼部血液循环，缓解眼部肌肉的紧张状态，从而减轻眼部疲劳感。同时，它还能够帮助改善视力状况，使眼睛更加明亮、清晰。

眼保健操在预防近视方面也发挥着重要的作用。近视往往与长时间的不良用眼习惯有关。通过定期做眼保健操，可以有效地纠正这些不良习惯，降低眼部疾病的风险。此外，眼保健操还能够增强眼部肌肉的调节能力，提高眼睛的抵抗力，从而更好地抵御外界因素对眼睛的伤害。

除了对眼睛健康的直接影响外，眼保健操还对于提高人们的生活质量和健康水平起到了积极的作用。眼睛是我们感知外界的重要器官之一，良好的视力状况能够让我们更好地欣赏美景、享受生活。通过坚持做眼保健操，我们可以养成良好的护眼习惯，保持眼睛的健康状态，从而提高生活质量。同时，眼保健操作为一种简单易行的锻炼方法，能够帮助我们缓解压力、放松身心，对于促进整体健康水平也具有一定的帮助。

眼保健操作为一种科学有效的眼部锻炼方法，对于保护眼睛健康、预防眼部疾病具有重要的意义。它已经成为许多人保护视力的有效手段，也是我们追求健康生活方式的重要组成部分。

四、结语

回顾眼保健操的起源与历史，我们可以清晰地看到它对于人类眼部健康的重要贡献。从最初的简单眼部运动到现在的系统化、规范化体系，再到未来的创新与发展，眼保健操始终在不断地进步和完善。展望未来，随着科技的进步和人们生活方式的改变，眼保健操也将迎来新的挑战和机遇。我们期待着医学专家们能够继续深入研究眼保健操的科学原理与实践方法，为人类的眼部健康事业做出更大的贡献。同时，我们也希望更多的人能够认识到眼保健操的重要性，积极参与到眼保健操的练习中来，共同呵护我们的"心灵之窗"。

（陆人杰）

第二节　眼保健操的作用和原理

眼保健操，这一简单易行的眼部锻炼方法，对于我们的眼睛健康起到了至关重要的作用。它通过一系列科学设计的动作，有效地缓解眼部疲劳、改善视力，并预防眼部疾病的发生。本节将详细阐述眼保健操的作用和原理，帮助大家更好地了解这一保护眼睛的重要工具。

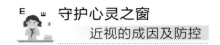
一、小小动作大作用

眼保健操作为日常眼部护理的一项重要措施，以其独特的按摩手法和针对性的穴位刺激，为我们的双眼带来了无可替代的保健效果，那么它都有哪些作用呢？

1. 缓解眼部疲劳

长时间使用电子设备、阅读、写作等近距离工作容易导致眼部疲劳，表现为眼睛干涩、疼痛、视物模糊等症状。眼保健操通过按摩眼部穴位、进行眼球运动等方式，能够促进眼部血液循环，缓解眼部肌肉的紧张状态，从而减轻眼部疲劳感。

2. 预防眼部疾病

坚持做眼保健操可以有效地预防近视等眼部疾病的发生。这些疾病往往与长时间的不良用眼习惯有关，如长时间近距离看电子屏幕、阅读姿势不正确等。眼保健操能够纠正这些不良习惯，降低眼部疾病的风险。此外，眼保健操还能够增强眼部肌肉的抵抗力，提高眼睛对外界刺激的防御能力，从而更好地保护眼睛健康。

3. 促进眼周血液循环

眼保健操通过按摩眼周穴位，如睛明穴、四白穴等，能够有效刺激眼周皮肤，进而促进眼周血液循环。这种循环的畅通可以为眼部提供充足的氧气和营养物质，有助于眼部组织细胞的正常运行和修复损伤，从而维护良好的视觉功能。

4. 锻炼并放松眼部肌肉

长时间盯着电脑、手机屏幕或近距离读书写字，容易导致眼部肌肉疲劳。眼保健操中的一系列动作，如远近交替看、左右转动眼球等，能够有效地锻炼并放松眼部肌肉，提高肌肉的弹性和灵活性，从而避免眼部肌肉长时间保持紧张状态。

5. 缓解心理压力

眼保健操中的一些放松动作，如深呼吸、闭目养神等，不仅有助于缓解眼部的疲劳，还能够帮助缓解心理压力、放松身心。这种身心的放松状态有助于改善整体健康状况，包括眼睛健康。

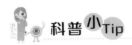

眼保健操的效果是否因人而异，如何判断是否适合自己？

眼保健操的效果确实因人而异，因为每个人的身体条件、生活习惯、用眼强度和环境因素都不同。例如，对于经常用眼的人群，如学生或长时间使用电脑的上班族，眼保健操可能会带来更显著的缓解效果。而对于一些人，他们可能由于做操不正确或身体其他原因，效果并不明显。

要判断眼保健操是否适合自己，可以注意以下几点：①在做操后是否感到眼部轻松、舒适。②长时间用眼后，做操是否能有效缓解眼部疲劳。③观察自己的视力状况，如果做操后视力没有明显下降或有所恢复，那么眼保健操可能对您有效。④尝试记录做操前后的感受，例如每次做完操后是否感觉眼睛更明亮、更舒适，以此来评估眼保健操的效果。

二、眼保健操的原理

眼保健操，作为一种深受大众欢迎的眼部保健方法，其形成与发展都体现了对中国古代医学与现代体育医疗理念的深度融合与创新。它不仅仅是一种简单的按摩法，更是一套科学、系统的眼部健康管理体系。

眼保健操的原理主要基于中国古代医学的推拿、经络理论和现代体育医疗的理念。它通过按摩眼部周围的关键穴位，如睛明穴、攒竹穴等，以及进行特定的眼部肌肉锻炼动作，如闭眼、旋转眼珠等，来达到缓解眼部疲劳、改善视力状况的目的。这些按摩和锻炼动作能够促进眼部血液循环，增强眼部组织的代谢功能，刺激泪液分泌，从而有效缓解干眼等眼部不适症状。同时，眼保健操还强调操作的规范性与节奏性，以确保按摩的效果与安全性，使人在进行按摩的同时也能感受到身心的愉悦与放松，这有助于缓解压力、改善睡眠质量，进一步促进眼部健康。总的来说，眼保健操是一种简单易行、科学有效的眼部保健方法。

眼保健操不仅注重眼部穴位的按摩，更融合了全身放松的理念，通过深呼吸和舒缓的伸展动作，帮助人们从紧张的工作或学习中解脱出来，实现全身心的放松和恢复。这种综合性的保健方式，让眼保健操不仅局限于眼部的健康，更有助于提升整体生活质量。

三、眼保健操中的穴位理论

保健操中的穴位理论，是基于中医学对穴位功能的深刻理解和长期实践的经验总结。穴位作为人体经络系统的重要组成部分，承载着调和气血、平衡阴阳的重要作用。在眼保健操中，精准刺激眼部周围的特定穴位，能够有效改善眼部血液循环，缓解眼部疲劳，从而保护视力健康。

1. 按揉攒竹穴

攒竹穴，这一位于眉毛内侧边缘凹陷处的穴位，在中医经络学说中占据着举足轻重的地位。它隶属于足太阳膀胱经，是这条经络上一个不可或缺的重要节点。攒竹穴的名称便暗示了其功效，"攒"有聚集之意，"竹"则象征竹叶的清新，寓意此穴位能聚集清新之气，为眼部带来舒适与明亮。

在现代社会，长时间用眼已成为许多人的生活常态，无论是工作、学习还是娱乐，都离不开电子屏幕。这种长时间的用眼容易导致眼部疲劳，出现眉间肌肉紧张、头痛等不适症状。此时，按摩攒竹穴便显得尤为重要。通过轻柔地按摩这一穴位，可以舒缓紧张的眉间肌肉，使眉宇间恢复舒展与宁静。同时，按摩攒竹穴还能促进眼周的血液循环。当血液在眼部区域更加流畅地循环时，不仅可以为眼部组织带来更多的氧气和营养物质，还能帮助清除眼部的代谢产物和多余水分，从而有效缓解眼部疲劳和水肿。这种良性的循环对于改善因长时间用眼或情绪紧张导致的眼部不适症状具有重要意义。

攒竹穴还具有清热明目的作用。在中医理论中，热邪是导致多种眼部疾病的原因之一。当热邪侵袭眼部时，容易引起目赤肿痛、视物模糊等症状。而按摩攒竹穴便能够帮助清除眼部的热邪，使眼部恢复清凉与舒适。这种清热明目的功效对于保护视力、预防眼部疾病具有重要意义。

2. 按压睛明穴

睛明穴，这一位于内眼角稍上方凹陷中的穴位，不仅是足太阳膀胱经的重要起点，更是中医眼保健中的关键穴位。其名称"睛明"便直接揭示了其与眼睛明亮的密切联系。按摩睛明穴，能够精准地刺激到眼部的神经和血管，这种直接的物理刺激能够有效地缓解眼部肌肉的紧张状态。对于现代人来说，长时间面对电子屏幕、高强度用眼已成为生活常态，这无疑增加了眼部肌肉的负担，容易导致视力下降、眼睛干涩、迎风流泪等问题。而睛明穴的按摩，便如同一剂清凉良药，为疲惫的双眼带来即时的舒缓。睛明穴的作用不仅限于此。在中医理论中，经络是气血运行的通道，穴位则是经络上的重要节点。按摩睛明穴，不仅能够刺激局部的眼部神经和血管，更能疏通足太阳膀胱经，调和全身的气血。这种整体性的调节作用，对于改善眼部环境、预防眼部疾病具有重要意义。

值得一提的是，睛明穴在治疗结膜炎、角膜炎等眼部炎症性疾病方面也展现出了独特的优势。中医认为，炎症性疾病往往与气血不和、经络阻塞有关。通过按摩睛明穴，可以疏通经络、调和气血，从而改善眼部的炎症环境，促进炎症的消退和组织的修复。当然，睛明穴的按摩并非万能，对于严重的眼部疾病还需及时就医。但将其作为日常眼保健的一环，定期按摩睛明穴，无疑能够为我们的双眼带来更多的健康和明亮。这种简单易行、经济实用的自我保健方法，值得我们在忙碌的生活中坚持实践。

3. 按揉四白穴

四白穴，这一位于眼眶下方凹陷中的穴位，是足阳明胃经上的

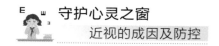
一个重要节点。在中医的经络理论中，它承载着特殊的生理功能和治疗效果。按揉四白穴，能够精准地刺激到面部的神经和血管，这种刺激就像是为面部注入了一股活力，促进了面部的血液循环和新陈代谢。

随着血液在面部的流畅循环，眼部的水肿和黑眼圈也得到了有效的缓解。这是因为，四白穴的刺激作用能够帮助消除眼部的代谢产物和多余水分，减轻眼部的肿胀感，使眼部肌肤恢复紧致和明亮。

四白穴还具有祛风明目的功效。在中医理论中，风邪是导致多种眼部疾病的外因之一。当风邪入侵眼部时，容易引起目赤肿痛、眼睑痉挛等症状。而按揉四白穴，就能够有效地驱散眼部的风邪，缓解这些因风邪引起的眼部不适症状。

此外，四白穴的刺激还能够调和胃经的气血运行。胃经作为人体的重要经络之一，与眼部的健康也有着密切的联系。通过按揉四白穴，可以调和胃经的气血，使胃经的气血更加顺畅地输送到眼部，为眼部提供充足的营养和氧气，从而保护和改善视力。

4. 按揉太阳穴，刮上眼眶

太阳穴，这一位于颞部的重要穴位，自古以来便在中医理论中占据着举足轻重的地位。它不仅是头部气血运行的关键节点，更是调节头部诸多不适症状的重要"开关"。

在日常生活中，无论是长时间的脑力劳动，还是紧张的工作节奏，都可能导致头部肌肉的紧张与不适。此时，轻轻按揉太阳穴，便如同为紧张的头部肌肉送上了一缕清风，能够迅速舒缓其紧张状态，缓解头痛、偏头痛等头部不适症状。这种舒缓作用，不仅能够帮助我们恢复精神的清爽与集中，更有助于维护头部的整体健康。与此同时，刮上眼眶的动作也是本节眼保健操中的一大亮点。这一动作通过刺激眼周的穴位和经络，能够有效地促进眼部的血液循环和淋巴循环。在这种良性的循环中，眼部的代谢产物得以迅速清除，新鲜的营养物质得以源源不断地输送至眼部组织。这不仅有助于消除眼部的疲劳和水肿，更能够为我们的双眼带来持久的健康与活力。

值得一提的是，太阳穴的按揉与刮上眼眶的动作在缓解眼部疲劳方面起到了协同作用。太阳穴的舒缓为眼部创造了一个更加宽松的环境，而刮上眼眶的刺激则直接作用于眼部组织，二者相辅相成，共同为缓解眼部疲劳和改善视力贡献着力量。

5. 按揉风池穴

风池穴，这一位于颈部后方的关键穴位，隶属于足少阳胆经，承载着重要的生理和病理意义。在中医学的理论体系中，穴位被视为气血运行的交汇点，通过刺激穴位可以调和气血、平衡阴阳，从而达到治疗疾病和保健养生的目的。风池穴的命名便蕴含了其功效。"风"指的是风邪，中医认为风邪是引起多种疾病的外因之一；"池"则意味着储存，暗示这个穴位具有聚集气血、抵御风邪的作用。按揉风池穴，就如同启动了一个开关，能够激活穴位周边的经络和气血，使之流动更加顺畅。

对于现代人来说，长时间低头看手机、电脑或保持不良姿势，往往会导致颈部肌肉紧张和僵硬，进而引发颈部不适甚至颈椎病。此时，按揉风池穴就显得尤为重要。通过按摩这一穴位，可以疏通颈部的经络，缓解肌肉的紧张和僵硬感，改善长时间不良姿势引起的颈部不适症状。值得一提的是，风池穴的效用并不仅限于颈部。由于颈部与眼部有着密切的联系，颈椎病往往也会影响到眼部的健康。风池穴的按摩能够舒缓眼部神经和血管的压力，改善颈椎病引起的眼部疲劳和视力下降等问题。这种跨部位的治疗效果，正是中医学整体观念和经络理论的体现。

6. 揉捏耳垂，脚趾抓地

揉捏耳垂，这一看似简单的动作，实则蕴含着深厚的中医理论。在中医的视野中，耳朵并非孤立的器官，而是一幅精细的全息图，映射着人体的各个部分。它被视为一个倒置的胎儿，密密麻麻地分布着众多穴位和经络，与全身各个器官和系统都有着千丝万缕的联系。

当我们揉捏耳垂时，实际上是在刺激这些穴位和经络，进而调理全身的气血和脏腑功能。这种刺激并非直接作用于眼部，而是通过经络的传导作用，间接地影响到眼部。因为眼部与耳部同属于人体的上部，且经络相通，气血相连。所以，揉捏耳垂能够缓解眼部疲劳，改善视力状况，其奥妙便在于此。同样地，脚趾抓地的动作也是一种有效的穴位刺激方法。在我们的足底，隐藏着众多重要的穴位和经络，其中尤以足厥阴肝经最为关键。这条经络的起始穴位——大敦穴，便位于足底。通过脚趾抓地的动作，我们可以有效地刺激到大敦穴，进而激发整条肝经的经络气血。肝经与眼部的联系尤为密切。在中医理论中，肝开窍于目，意味着肝脏的健康状况直接影响到眼睛。因此，刺激肝经不仅能够调理肝脏本身的功能，还能够使脏腑的精气顺畅地输注至眼睛，起到保护视力和缓解眼部疲劳的作用。

四、结语

眼保健操，作为一种简单易行的眼部锻炼方法，已经被越来越多的人所接受和实践。通过按摩特定的穴位和进行眼部运动，眼保健操能够有效地缓解眼部疲劳、改善视力下降等问题，为我们的双眼带来健康和舒适。其原理在于刺激眼部和周边的穴位，促进眼部血液循环和新陈代谢，从而达到保护视力和预防眼部疾病的目的。让我们坚持做好眼保健操，为眼睛的健康投资，享受清晰明亮的视觉世界吧！

（陆人杰）

第三节　眼保健操的基本动作和操作方法

眼保健操，作为日常眼部健康维护的一项重要措施，通过一系列简单而有效的动作，旨在促进眼部血液循环，缓解眼部疲劳，从而保护我们的视力。其基本动作包括按摩眼周穴位、轮刮眼眶、揉捏耳垂等，每一个动作都蕴含着科学的理念和中医的智慧。通过正确的操作方法，我们不仅能够感受到眼部的放松和舒适，更能够预防近视、远视等眼部问题的发生。

一、准备工作

1. 清洁双手

在开始眼保健操之前，首先要清洁双手，以确保手部的清洁和卫生。这有助于避免在按摩过程中将细菌或污垢带入眼部，从而减少感染的风险。

2. 剪短指甲

长指甲可能会划伤眼部皮肤或造成不适，因此在做眼保健操之前，建议将指甲剪短并修整光滑。

3. 找准穴位

眼保健操的效果很大程度上取决于穴位的准确性和按摩的力度。在做眼保健操之前，可以查阅相关资料或视频教程，了解并熟悉各个穴位的位置和按摩方法。

4. 调整好姿势

选择一个安静、舒适的环境，坐直或站直身体，保持头部和身体的稳定。同时，要放松肩膀和颈部肌肉，避免紧张或疲劳。

5. 闭目养神

在开始做眼保健操之前，先闭目养神片刻，让眼睛得到充分的休息和放松。这有助于提高眼保健操的效果，并减少长时间用眼而导致的疲劳和不适。

通过以上的准备工作，可以确保眼保健操的顺利进行，并最大限度地发挥其缓解眼部疲劳、改善视力等功效。

二、正式开始

1. 按揉攒竹穴

（1）穴位位置：攒竹穴，这一重要的穴位隐藏于双眉头的凹陷之

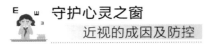
中，是眼部经络的交汇点，对于缓解眼部疲劳具有显著效果。

（2）基本步骤

①开始前，先深呼吸几次，放松身心。然后，用双手大拇指的螺纹面，准确地找到攒竹穴的位置，并轻轻地按在穴位上。

②其余四指自然放松，弯曲，指尖轻轻抵在前额，这样不仅可以为按揉提供稳定的支撑，还能确保力度更加均匀。

③闭上眼睛，将注意力集中在穴位上。随着音乐或口令的节奏，有规律地按揉穴位。每拍按揉一圈，确保每一次的按揉都能准确地刺激到穴位。

（3）力度：力度是眼保健操中非常关键的一部分。对于攒竹穴的按揉，力度应适中，既不宜过重也不宜过轻。过重可能会导致疼痛或不适，过轻则可能无法有效刺激穴位。以能感受到轻微的酸胀感为最佳，这样的力度既能够确保穴位的充分刺激，又不会对眼部造成不必要的压力。

2. 按压睛明穴

（1）穴位位置：睛明穴位于鼻梁两侧，靠近内眼角的部位，是眼部经络的重要穴位之一，对于改善视力、缓解眼部疲劳有着重要作用。

（2）基本步骤

①同样先放松身心，然后用双手示指的螺纹面，准确地找到睛明穴的位置，并轻轻地按在穴位上。

②其余四指自然放松，形成空心拳状，为按压提供稳定的支撑。

③闭上眼睛，深呼吸几次，将注意力集中在穴位上。跟随音乐或口令的节奏，上下按压穴位。每拍按压一次，确保每一次的按压都能准确地刺激到穴位。

（3）力度：按压睛明穴的力度也应适中，以不感到疼痛为宜。过重的力度可能会导致眼部不适或疼痛，过轻则可能无法有效刺激穴位。以能感受到轻微的酸胀感为佳，这样的力度既能够确保穴位的充分刺激，又不会对眼部造成不必要的伤害。

3. 按揉四白穴

（1）穴位位置：四白穴位于下眼眶中点下方的凹陷处，是眼部经络的重要穴位之一。刺激四白穴可以促进眼部血液循环，缓解眼部疲劳，改善视力。

（2）基本步骤

①双手示指和中指并拢，找到四白穴的准确位置。然后用双手示指的螺纹面分别按在两侧的四白穴上。

②大拇指抵在下颌凹陷处，其余四指自然放松，握成空心拳。这样的姿势可以为按揉提供稳定的支撑，确保力度更加均匀。

③闭上眼睛，深呼吸几次，将注意力集中在穴位上。跟随节奏，有节奏地按揉穴位。每拍按揉一圈，确保每一次按揉都能准确地刺激到穴位。

（3）力度：按揉四白穴的力度应轻柔且适中，避免用力过猛。眼部皮肤较为脆弱，用力过猛可能会导致眼部皮肤松弛或产生皱纹。以能感受到轻微的酸胀感为宜，这样的力度既能够确保穴位的充分刺激，又不会对眼部造成不必要的伤害。

4. 按揉太阳穴，刮上眼眶

（1）穴位位置：太阳穴位于外眼角与眉梢之间的凹陷处，是头部的重要穴位之一。刺激太阳穴可以缓解头痛、眼疲劳等症状，刮上眼眶则可以促进眼部血液循环，改善视力。

（2）基本步骤

①双手大拇指螺纹面分别按于两侧太阳穴上，其余四指自然放松。这样的姿势可以为按揉提供稳定的支撑。

②闭上眼睛，深呼吸几次，将注意力集中在穴位上。按揉太阳穴，每拍按揉一圈。确保每一次按揉都能准确地刺激到穴位。

③随后，保持大拇指在太阳穴位置不动，用双手示指的第二个关节内侧从眉头刮到眉梢。这是一个刮眼眶的动作，可以促进眼部血液循环。每两个节拍刮一次，确保动作流畅且准确。

（3）力度：按揉太阳穴和刮上眼眶的力度应适中且稳定。过重的

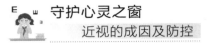
力度可能会导致疼痛或不适，过轻则可能无法有效刺激穴位。以能感受到轻微的酸胀感为宜，这样的力度既能够确保穴位的充分刺激，又不会对头部和眼部造成不必要的伤害。

5. 按揉风池穴

（1）穴位位置：风池穴位于颈后枕骨下，与耳垂水平相对应的凹陷处。刺激风池穴可以缓解头痛、头晕、眼疲劳等症状，对于长时间用眼的人群具有很好的保健作用。

（2）基本步骤

①双手示指和中指并拢，螺纹面按在风池穴上。其余三指自然放松，为按揉提供支撑。

②闭上眼睛，深呼吸几次，将注意力集中在穴位上。跟随音乐或口令的节奏，有规律地按揉风池穴。每拍按揉一次，确保每一次按揉都能准确地刺激到穴位。

（3）力度：按揉风池穴的力度应适中且稳定。过重的力度可能会导致颈部不适或疼痛，过轻则可能无法有效刺激穴位。以能感受到轻微的酸胀感为宜，这样的力度既能够确保穴位的充分刺激，又不会对颈部造成不必要的伤害。

6. 揉捏耳垂，脚趾抓地

（1）穴位位置：耳垂正中的眼穴是与眼部健康密切相关的穴位之一。刺激该穴位可以缓解眼疲劳、改善视力。而脚趾抓地则是一种辅助动作，可以帮助放松脚部肌肉，促进血液循环。

（2）基本步骤

①双手大拇指和示指螺纹面捏住耳垂正中的眼穴。其余三指自然并拢弯曲，为揉捏提供支撑。

②闭上眼睛，深呼吸几次，将注意力集中在穴位上。跟随节奏，有节奏地揉捏耳垂。每拍揉捏一圈，确保每一次揉捏都能准确地刺激到穴位。

③同时，双脚的脚趾跟随节拍进行抓地运动。这是一个辅助动作，可以帮助放松脚部肌肉，促进血液循环。每揉捏一圈，抓地一

次，确保动作协调且流畅。

（3）力度：揉捏耳垂的力度应适中且均匀。过重的力度可能会导致耳部疼痛或不适，过轻则可能无法有效刺激穴位。以能感受到轻微的酸胀感为宜。而脚趾抓地的力度则可根据个人舒适度自行调整，以不感到疼痛或不适为宜。

三、眼保健操结束后的细节

眼保健操对于维护眼部健康至关重要，它能够帮助舒缓眼部肌肉、促进血液循环并预防视力下降。然而，为了确保眼保健操的效果最大化并避免潜在的风险，做完眼保健操后需要注意以下事项：

1. 避免立即用眼

刚做完眼保健操，眼部的血液循环和肌肉放松都达到了一个较好的状态。如果此时立即投入高强度的用眼活动，如长时间盯着电脑屏幕或手机屏幕，可能会导致眼部疲劳迅速恢复，甚至加重。因此，建议在做完眼保健操后，给眼睛一段休息时间，逐渐适应外部环境，再进行其他用眼活动。

2. 轻柔按摩眼周

眼保健操结束后，如果觉得眼部还有些许紧绷或疲劳感，可以用清洁的双手轻轻按摩眼周区域。按摩时，可以使用指尖或指腹，以轻柔、圆周的方式进行，避免用力过大或过度拉扯眼部皮肤。这样可以进一步促进眼部血液循环，缓解眼部疲劳。

3. 远眺放松

做完眼保健操后，建议到室外或窗边远眺一段时间。注视远处的景物可以帮助调节眼睛的焦距，使睫状肌得到放松。同时，远眺还能促进眼部血液循环，缓解眼部疲劳和干涩感。建议远眺时间至少持续 5~10 分钟，以获得更好的效果。

4. 注意眼部卫生

做完眼保健操后，要特别注意眼部卫生，避免用手揉眼或触摸眼球。因为手部可能带有细菌或病毒，揉眼或触摸眼球容易导致眼

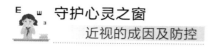
部感染。如果感到眼部不适或需要清洁眼周区域，建议使用清水或温和的眼部清洁剂进行清洁。同时，还要保持面部清洁和毛巾等用品的清洁卫生，避免交叉感染。

5. 保持正确用眼姿势

正确的用眼姿势对于预防视力问题和减轻眼部疲劳至关重要。无论是在工作、学习还是休息时，都应保持正确的坐姿和屏幕距离。例如，调整电脑屏幕的高度和角度，使其与眼睛保持水平或略低于视线的位置；每隔一段时间起身活动一下，避免长时间连续用眼。

四、做眼保健操的禁忌

1. 眼部炎症

眼部急性炎症，如急性结膜炎、睑腺炎、角膜炎等，可能导致眼部充血、水肿或分泌物增多，患者进行眼保健操可能会加重炎症或导致感染扩散。

2. 视网膜脱离风险

由于长期受到眼轴增长的影响，高度近视患者的视网膜变得更加脆弱，有脱离的风险。传统的眼保健操，特别是涉及对眼部周围穴位的按摩，如果用力不当，可能会对视网膜产生不利影响。

3. 眼底出血或其他严重眼病

对于眼底出血、玻璃体后脱离等较为严重的眼病患者，眼保健操的某些动作可能会加重病情或带来不可预测的风险。

4. 近期眼部手术

如果最近进行了眼部手术，如白内障手术、激光矫正手术等，应在医生指导下决定是否可以做眼保健操。在手术恢复期间，眼部需要避免过度用力或受到外界刺激。

5. 其他特殊情况

在新冠病毒感染期或具有密切接触史尚在隔离观察期，由于病毒可能对眼部造成一定影响，也建议暂停做眼保健操。

在做眼保健操之前，最好先了解自己的眼部健康状况，并在有必要的情况下咨询专业医生的意见。如果眼部有不适或疾病，应避免做眼保健操，以免加重病情或带来不必要的风险。

五、结语

眼保健操虽然动作简单，但其对眼部健康的保护作用却不容忽视。通过每天坚持练习，我们能够养成良好的护眼习惯，为眼睛的健康打下坚实的基础。记住，眼睛是心灵的窗户，保护好它，才能让我们更好地欣赏这世界的色彩与美好。所以，让我们从现在开始，认真学习并坚持做眼保健操，为眼睛的健康投资，为未来的明亮视野努力吧！

（陆人杰）

第四节　眼保健操的效果与注意事项

眼保健操，作为一种简单易行的眼部锻炼方法，已经深入人心，并在学校、办公室等场所得到广泛推广。它通过特定的按摩手法和穴位刺激，旨在促进眼部血液循环、缓解眼部疲劳，进而达到保护视力、预防近视的效果。然而，正如任何保健方法一样，眼保健操也需正确操作并注意事项，以确保其发挥最大效用，同时避免不必要的风险。

一、眼保健操的效果

眼保健操作为一种深受大众欢迎的眼部锻炼方法，在改善视力和控制近视发展方面确实展现出了其独特的效果。

1. 改善视力

眼保健操作为一种有效的眼部锻炼方法，通过按摩眼部特定的穴位和肌肉，能够显著改善视力状况。这种按摩刺激可以促进眼部血液循环，使血液中的氧气和营养物质能够更加顺畅地输送到眼球的各个部位，特别是视网膜和视神经区域。这些关键部位的营养供应增加，有助于维持其正常功能，进而提升视力表现。此外，眼保健操还能够缓解长时间用眼带来的疲劳和不适感。在现代社会中，人们常常长时间盯着电脑屏幕、手机屏幕等电子设备，这种持续的近距离用眼会导致视物模糊、眼睛干涩，甚至疼痛等症状。而眼保健操的定期练习，可以通过刺激泪腺分泌泪液来增加眼球表面的湿润度，缓解干涩症状，并通过放松眼部肌肉来减轻眼睛的疲劳感。

2. 控制近视发展

（1）调节眼肌：眼保健操在调节眼肌方面发挥着关键作用。通过特定的按摩动作，眼保健操能够有效地缓解眼肌，特别是睫状肌的紧张状态。睫状肌负责调节晶状体的曲率，使我们能够清晰地看到不同距离的物体。然而，长时间近距离用眼，如阅读、写作或使用电子设备，会导致睫状肌过度紧张，进而引发或加重近视。眼保健操中的按摩动作有针对性地作用于睫状肌，促使其得到放松和恢复，从而有助于控制近视的发展。

（2）促进泪液分泌：眼保健操还能促进泪液分泌，为眼球表面提供必要的湿润环境。泪液不仅能够保持眼球的湿润，还能清洗眼球表面，排除有害物质。干眼是一种常见的眼部问题，它会导致眼球表面湿润度不足，进而增加近视发展的风险。通过刺激泪腺分泌泪液，眼保健操有助于缓解干眼症状，维持眼球表面的湿润状态，为控制近视发展提供了有力的支持。

（3）纠正不良用眼习惯：在现代社会中，不良用眼习惯是导致近视问题日益严重的重要原因之一。长时间连续用眼、不正确的用眼姿势以及缺乏适当的眼部休息都会加重眼睛的负担，增加近视的风险。眼保健操通常在学校或工作场所进行，具有一定的强制性，能够提醒人们关注自己的用眼习惯，并及时纠正不良姿势。通过这种强制性的眼部锻炼，人们可以逐渐养成良好的用眼习惯，从而降低近视发生的风险。

需要强调的是，眼保健操虽然对改善视力和控制近视发展具有积极作用，但并不能完全替代医学治疗。对于已经发生近视的患者，还需要根据具体情况采取配戴框架眼镜、角膜塑形镜等医学干预措施。同时，保持良好的用眼习惯和定期进行眼科检查也是预防和控制近视的重要手段。

二、眼保健操的注意事项

眼保健操虽然看似简单，但在实际执行过程中却蕴含着许多细节与要点，需要我们仔细遵循。

1. 避免过度用力

眼部的皮肤和组织相对脆弱，因此在做眼保健操时，动作一定要轻柔、舒缓，绝对不能用力过猛。过度用力不仅达不到放松和舒缓的效果，反而可能导致眼部肌肤拉伤、血液循环不畅，甚至加重眼部问题，如引发炎症或加重近视等。为了避免这种情况，我们可以采用指尖轻轻按压的方式来进行按摩，确保力道适中、舒适。

2. 遵循正确步骤

眼保健操的步骤是经过专家科学设计和验证的，每个动作都有其特定的目的和效果，相互之间有着紧密的联系。因此，在做眼保健操时，我们必须严格按照规定的步骤进行，不能随意更改、省略或调换动作的顺序。同时，要注意每个动作的节奏和频率，保持匀速进行，以确保达到最佳效果。

3. 保持清洁

保持清洁也是做眼保健操前的一个重要准备工作。我们的双手在日常生活中会接触到各种物品和环境，很容易沾染细菌或病毒。因此，在做眼保健操前，一定要用肥皂和清水彻底清洁双手，确保手部卫生。同时，也要保持面部和眼周区域的清洁，避免油脂、污垢、化妆品残留等影响按摩效果和眼部健康。在做眼保健操时，最好避免配戴隐形眼镜，以免增加眼部感染的风险。

4. 注意环境

一个安静、舒适、无干扰的环境有助于我们更好地集中注意力、放松身心，从而更好地完成眼保健操。因此，在做眼保健操时，我们要选择一个远离噪声和干扰源的地方，确保室内光线柔和、不刺眼，室温和湿度适宜，使眼部感到舒适。如果有条件的话，还可以播放一些轻柔、舒缓的音乐来帮助我们更好地放松和享受眼保健操带来的益处。

5. 注意个人差异

每个人的眼部状况和身体反应都是不同的，因此在做眼保健操时，要根据自己的实际情况进行调整。例如，对于高度近视或患有其他眼部疾病的人群，可能需要在医生指导下进行特定的眼部锻炼。此外，随着年龄的增长和身体状况的变化，眼保健操的动作和力度也可能需要进行相应的调整。因此，建议定期评估自己的眼部健康状况，并根据需要进行调整。

6. 合理安排时间

眼保健操的时间安排也很重要。一般来说，每次做眼保健操的时间不宜过长或过短，可根据个人情况适当调整。同时，要注意选择合适的时间段进行锻炼，如工作间隙、学习休息时等，避免在饥饿、饱食或剧烈运动后立即进行。

7. 持之以恒

眼保健操，作为一种预防眼部疲劳、促进眼部健康的有效方法，其效果并非一蹴而就。与许多健康习惯一样，它需要长期坚持才能看到显著的效果。这意味着，我们不能期望做一次或几次眼保健操就能立即解决所有的眼部问题。相反，我们应该将其视为一种长期的、日常的眼部护理习惯，持续不断地进行锻炼。

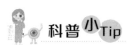 科普小Tip

眼保健操是否应该在长时间用眼后立即进行，还是应该给眼睛一些休息的时间后再进行？

眼保健操可以在长时间用眼后立即进行，以帮助缓解眼部疲劳。

长时间用眼会导致眼部肌肉紧张、血液循环不畅，从而产生疲劳感。此时，通过做眼保健操可以按摩眼部穴位、促进血液循环、缓解肌肉紧张，达到缓解疲劳的效果。然而，如果条件允许的话，给眼睛一些休息的时间后再进行眼保健操可能效果更佳。这可以让眼睛得到更充分的休息和恢复，同时使眼保健操的效果更加显著。例如，可以在用眼一段时间后眺望远处、闭眼休息几分钟，然后再进行眼保健操。

三、日常生活中自我检查与家庭训练方案

除了常规且效果显著的眼保健操，我们还可以积极自我检查，探索并结合一些简单易行的家庭训练方法，以增强眼部的综合功能，提升日常的舒适度。

1. 自我检查

在日常生活中，每个人都应该对自己的眼部健康保持警觉。一些简单的自我检查方法可以帮助我们初步了解自己的眼部状况，并在发现问题的早期阶段就采取行动。视力下降是一个明显的信号，可能表现为看远处物体时模糊不清，需要更加靠近才能看清。视物模糊则可能在日常活动中，如阅读、写作或观看电脑屏幕时感到困扰。此外，眼前突然出现黑影、闪光点或线条等视觉干扰，也可能是眼部问题的征兆。这些症状可能与多种眼部疾病相关，如近视、远视、散光、青光眼、视网膜脱离等。因此，一旦发现这些症状，我们应该尽快就医，接受专业的眼科检查和治疗，以避免病情进一步恶化。

2. 家庭训练方案

家庭训练方案是维护眼部健康的重要补充。除了常规的眼保健操外，我们还可以结合一些简单的家庭训练方法来增强眼部功能和舒适度。远近交替注视练习是一种有效的训练方法，通过反复注视远处和近处的物体，可以帮助调节眼睛的焦距，增强眼睛的适应能

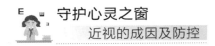
力，并缓解长时间看近处物体导致的眼部疲劳。这种练习可以随时随地进行，例如在家中看窗外远处的风景，然后再看手中的书本，反复进行数次。此外，眼球运动练习也是家庭训练方案中的重要组成部分。通过上下左右转动眼球、顺时针逆时针旋转眼球等动作，可以增强眼球的灵活性和肌肉力量，改善眼部血液循环，并有助于预防眼部疲劳和干涩。这些练习可以在空闲时间进行，每次持续几分钟，既方便又实用。

四、结语

眼保健操是维护眼部健康的重要手段之一，但在实际操作中需要注意避免过度用力、遵循正确步骤等事项。同时，我们还要重视定期进行眼部检查的重要性，并通过自我检查和家庭训练方案更好地保护我们的眼睛。眼睛是心灵的窗户，只有保护好它，我们才能更好地欣赏这世界的色彩与美好。

（陆人杰）

第五节　眼保健操的科学依据与实践经验

眼保健操，作为一种源远流长的眼部锻炼方法，其科学依据和实践经验都为我们揭示了它在保护视力、缓解眼部疲劳方面的重要作用。现代医学研究表明，眼保健操通过刺激眼部穴位，能够促进眼部血液循环，调节眼部肌肉，从而达到放松眼部、改善视力的效果。这种锻炼方式不仅简单易行，而且适合各个年龄段的人群，特别是那些长时间用眼、经常感到眼部疲劳的人。随着科技的进步和人们生活方式的改变，眼保健操在保护视力健康方面的作用愈发受到重视。

一、科学研究支持眼保健操的有效性

眼保健操的有效性得到了众多科学研究的支持。这些研究从中

医经络理论和现代医学角度出发，深入探讨了眼保健操的作用机制。

1. 中医经络理论的深入验证

中医经络理论，作为眼保健操的重要理论基础，已经历了数千年的实践验证。在中医理论中，眼部与全身经络紧密相连，通过按摩眼周的关键穴位，如睛明穴、攒竹穴等，眼保健操能够有效地疏通眼部经络，调和眼部气血。这种传统的中医理念，在现代科学的支持下，得到了进一步的验证。现代医学研究也显示，通过刺激这些穴位，眼保健操不仅促进了眼部的血液循环，还调节了眼部神经的兴奋性，为缓解眼部疲劳、提升视力提供了科学的解释。

2. 现代医学技术提供的实证

借助先进的现代医学技术，如超声多普勒成像，科学家们能够更直观地观察到眼保健操对眼部生理机能的具体影响。这些研究发现，进行眼保健操后，眼部血管的血流速度和血流量都有显著的提升。这意味着眼部组织得到了更为充足的营养供应，代谢状况也得到了改善。这些生理上的积极变化，无疑为眼保健操在缓解眼部疲劳、预防近视等方面的效果提供了有力的科学依据。

3. 长期跟踪研究的显著成果

除了短期的生理效应，长期跟踪研究还进一步揭示了眼保健操在视力保护方面的长期效果。在那些坚持进行眼保健操的学生中，研究人员发现，他们的近视发生率明显低于不进行眼保健操的学生，而且即使发生近视，其近视程度也相对较轻。这些显著的研究成果，不仅证明了眼保健操在保护学生视力方面的积极作用，也为在学校等场所广泛推广眼保健操提供了强有力的支持。

综上所述，从中医经络理论的验证到现代医学的实证研究，再到长期跟踪研究的显著成果，都充分证明了眼保健操在保护眼部健康、预防近视等方面的有效性。

二、实践经验分享

眼保健操作为一种简单易行的眼部锻炼方法，已经在广大人群

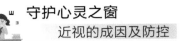
中得到了广泛应用，并且收到了许多积极的反馈。它不仅是一种缓解眼部疲劳的手段，而且成为一种生活习惯，对人们的生活和工作产生了深远的影响。

1. 上班族的实践经验

在众多实践者中，上班族是眼保健操的忠实拥趸。对于他们来说，长时间盯着电脑屏幕工作已成为常态，然而这也带来了眼部疲劳、干涩、模糊等不适症状。此时，眼保健操就如同及时雨一般，为他们的双眼带来了滋润与舒缓。特别是那些需要长时间进行编程、数据分析等高强度脑力劳动的上班族，更是对眼保健操赞不绝口。他们纷纷表示，在工作间隙进行短暂的眼保健操练习，不仅能够迅速缓解眼部疲劳，还能让他们的思维变得更加敏捷，工作效率自然也得到了大幅提升。

2. 学生的亲身体验

在学校中，眼保健操更是被学生们视为课间休息的必备项目。在繁重的学习任务下，学生们的双眼常常承受着巨大的压力。而眼保健操的出现，无疑为他们提供了一种简单有效的放松方式。在课间或午休时间，学生们会自发地聚集在一起，跟随着音乐的节奏进行眼保健操的练习。这不仅让他们的双眼得到了充分的休息，还促进了同学间的交流与互动。许多学生表示，自从坚持做眼保健操后，他们的注意力和记忆力都有了明显的提升，学习成绩也随之水涨船高。

3. 眼保健操与睡眠质量的提升

除了对眼部的直接益处外，眼保健操还被一些人发现对改善睡眠质量具有显著效果。在快节奏的现代社会中，失眠问题愈发普遍。而眼保健操通过放松眼部肌肉和神经，有助于降低人们的焦虑情绪和压力水平，从而让他们更容易进入深度睡眠状态。一些长期受到失眠困扰的人表示，自从坚持做眼保健操后，他们的睡眠质量得到了明显的提升。这不仅让他们的精神状态变得更加饱满，还提高了他们的生活质量和工作效率。因此，眼保健操在改善睡眠质量方面的作用不容忽视。

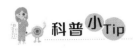

眼保健操可以彻底治疗近视吗？

眼保健操不能彻底治疗近视。近视是眼球形态异常导致的视力问题，通常需要配戴框架眼镜、隐形眼镜或进行手术来矫正。眼保健操的主要作用是缓解眼部疲劳、促进血液循环和改善眼部肌肉的调节能力，从而预防近视的进一步发展。

虽然眼保健操不能直接治疗近视，但对于控制近视度数增长和防止视力进一步下降有一定的帮助。通过坚持做眼保健操，可以改善眼部环境，减少眼部疲劳和不适感，从而减轻近视带来的不便。

三、眼保健操的适用人群与禁忌人群

眼保健操是一种广泛适用的眼部锻炼方法，其益处可以惠及各个年龄段的人群。特别是那些长时间用眼、经常感到眼部疲劳的人，更能从中受益。

1. 适用人群

（1）学生：学生是眼保健操的主要受益者之一。在当今的教育环境下，学生每天都需要长时间看书、写作业，以及使用电子设备进行学习。这种长时间的近距离用眼容易导致眼部疲劳、视力下降等问题。眼保健操通过按摩眼部穴位，促进眼部血液循环，有助于缓解学生的眼部疲劳，保护视力健康。此外，眼保健操还能帮助学生在紧张的学习间隙放松身心，提高学习效率。

（2）上班族：对于上班族来说，长时间面对电脑屏幕已经成为他们日常工作的常态。这种工作方式容易导致眼睛干涩、疲劳，甚至引发一些眼部疾病。眼保健操是上班族缓解眼部疲劳的有效手段。通过定期的眼部锻炼，上班族们可以放松眼部肌肉，缓解眼睛干涩、疲劳等症状，从而提高工作效率和舒适度。

（3）老年人：随着年龄的增长，老年人的身体机能逐渐衰退，视力也不例外。一些老年人会出现视物模糊、老视等问题，给他们的生活带来不便。眼保健操作为一种简单易行的眼部锻炼方法，适合老年人在家中进行。通过坚持做眼保健操，老年人可以改善眼部血液循环，延缓视力衰退的进程，提高生活质量。

然而，虽然眼保健操对大多数人都有益，但并非所有人都适合做。

2. 禁忌人群

（1）患有严重眼病的患者：患有青光眼、视网膜脱离等严重眼病的患者的眼部状况较为特殊，需要在医生的指导下进行针对性的治疗。眼保健操中的一些动作可能会对他们的眼部造成刺激或伤害，因此这类患者应避免自行进行眼保健操锻炼。

（2）眼部有伤口、炎症或感染的人群：如果眼部有伤口、炎症或感染，做眼保健操可能会加重病情或引发感染扩散。这类人群应在医生的指导下进行治疗，待眼部状况稳定后再考虑进行眼保健操锻炼。

（3）孕妇、术后康复者等特殊人群：孕妇、术后康复者等特殊人群在做眼保健操前应咨询医生的意见。医生会根据他们的身体状况和眼部状况，给出是否适合做眼保健操以及如何进行锻炼的建议。这样可以确保他们在安全有效的前提下进行眼部锻炼。

眼保健操不仅是一种科学的眼部锻炼方法，更是一种值得推广的健康生活方式。其科学依据和实践经验都充分证明了它在缓解眼部疲劳、保护视力方面的积极作用。然而，我们也应该认识到，眼保健操并非万能的，它不能替代医学治疗。对于那些患有严重眼病或特殊眼部状况的人，应该在医生的指导下进行针对性的治疗。在未来，随着科技的进步和医学研究的深入，我们期待眼保健操能够在保护视力健康方面发挥更大的作用，为更多人的眼睛健康保驾护航。

（陆人杰）

第六节　不同年龄段眼保健操的适用性和注意事项

眼睛，被誉为"心灵的窗户"，是我们感知外界的重要器官。随着现代生活节奏的加快和电子产品的普及，眼部健康问题日益受到人们的关注。眼保健操作为一种简单易行、经济有效的眼部锻炼方法，对于预防和改善眼部问题具有重要意义。然而，不同年龄段的人群，其眼部生理特点和需求存在差异，因此在选择眼保健操时，需要根据年龄特点进行有针对性的选择。本节将分别介绍儿童、青少年、成年人和老年人眼保健操的适用性与注意事项。

一、儿童眼保健操

儿童期是个体生长发育中至关重要的阶段，其中视力发育尤为关键。在这一时期，儿童的眼球结构和视觉系统正在迅速成熟，同时也是眼部问题，特别是近视，容易出现和加重的阶段。因此，采取有效的预防措施，保护儿童的视力健康至关重要。

儿童眼保健操作为一种针对儿童设计的眼部锻炼方法，其主要目的正是促进视力发育和预防近视等眼部问题。通过按摩眼周特定的穴位，眼保健操能够刺激视觉神经，加速眼球血液循环，为眼球提供充足的营养，从而有助于儿童的视力正常发育。此外，定期做眼保健操还能有效缓解儿童因长时间看书、写作业等近距离用眼活动带来的眼部疲劳。这种疲劳如果长期积累，容易导致睫状肌痉挛，进而引发近视。眼保健操通过放松眼部肌肉，降低近视的发生风险。

然而，在做儿童眼保健操时，需要注意以下几点：

1. 动作要轻柔

儿童的眼部组织相比成人更为娇嫩，因此在按摩过程中要避免过度用力，以免对眼球和眼周组织造成不必要的损伤。

2. 要控制每次做眼保健操的时间

虽然眼保健操对眼部健康有益，但过长时间的按摩也可能导致

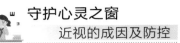
眼部疲劳。一般来说，每次做眼保健操的时间控制在 5 ~ 10 分钟即可。

3. 家长或老师的监督指导至关重要

儿童可能难以准确掌握眼保健操的按摩方法和力度，因此家长或老师应在一旁进行指导和监督，确保儿童能够正确、有效地进行眼保健操。同时，家长和老师还应鼓励儿童养成良好的用眼习惯，如定期休息眼睛、保持正确的读写姿势等，以全面保护儿童的视力健康。家长或老师应监督指导儿童正确做眼保健操，确保其掌握正确的按摩方法和力度。

二、青少年眼保健操

青少年时期是人生中一个充满挑战和机遇的阶段，学习任务繁重，用眼需求也随之增加。长时间面对书本、电脑等近距离工作，容易导致眼部疲劳和视力下降，进而引发近视等眼部问题。因此，青少年眼保健操的推广和实践显得尤为重要。

青少年眼保健操的主要目标是缓解眼部疲劳，预防和控制近视。通过一系列针对眼部肌肉的按摩和放松动作，眼保健操能够有效地改善眼部血液循环，促进眼部新陈代谢，从而缓解长时间用眼带来的疲劳感。这种疲劳感如果不及时缓解，可能会逐渐累积，导致视力下降和眼部疾病的发生。同时，定期做眼保健操还可以帮助青少年预防和控制近视。近视的发生和发展与长时间近距离用眼密切相关，而眼保健操正是通过放松眼部肌肉，调节眼球内的压力，减缓近视的发展速度。长期坚持做眼保健操，不仅可以降低高度近视的风险，还可以避免近视带来的诸多不便和危害。

在实践青少年眼保健操时，需要注意以下几点：

1. 要坚持不懈

眼保健操的效果需要长期积累才能显现，因此青少年应养成良好的用眼习惯，坚持每天做眼保健操。只有这样，才能确保眼部得到持续的锻炼和保护。

2. 要保持正确的坐姿和手部姿势

正确的坐姿可以减少脊柱和颈部的压力，有助于眼部放松；而正确的手部姿势则可以确保按摩效果达到最佳。因此，在做眼保健操时，青少年应注意调整自己的坐姿和手部姿势，确保动作规范、有效。

3. 要避免过度用眼

除了做眼保健操外，青少年还应注意合理安排学习和休息时间，避免长时间连续用眼。每隔一段时间休息一下眼睛，眺望远处，有助于缓解眼部疲劳和预防近视。此外，保持良好的生活习惯和饮食习惯也对眼部健康有积极的影响。

三、成年人眼保健操

成年人是社会的中坚力量，他们承担着繁重的工作和生活压力。长时间面对电脑、手机等电子设备，以及不良的用眼习惯，都可能导致眼部干涩、疲劳、视力下降等问题。因此，成年人眼保健操的推广和实践对于保护成年人的视力健康具有重要意义。

成年人眼保健操的主要目的是缓解眼部疲劳和改善眼部血液循环。首先，缓解眼部疲劳。长时间面对电脑屏幕工作，成年人的眼部肌肉容易处于紧张状态，导致眼部疲劳。眼保健操中的按摩动作可以针对性地放松这些肌肉，缓解疲劳感，让眼睛得到充分的休息。其次，改善眼部血液循环。通过按摩眼周穴位，眼保健操可以促进眼部血液循环，加速新陈代谢，为眼部组织提供更多的营养和氧气。这有助于改善眼部干涩、充血等问题，提高视力健康水平。

在实践成年人眼保健操时，需要注意以下几点：

1. 定时休息

成年人在工作过程中应重视眼睛的定时休息。例如，每工作1小时左右就休息 5 ~ 10 分钟，让眼睛暂时离开电脑屏幕，得到充分的放松。这种短暂的休息对于缓解眼部疲劳非常有效。

2. 保持距离

使用电脑时，成年人应保持适当的屏幕距离和角度。一般来说，

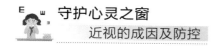
眼睛与屏幕的距离应保持在 50～70cm，屏幕中心应略低于眼睛水平视线。这样可以减少眼睛的调节负担，降低眼部疲劳的发生风险。

3. 结合其他方法

除了做眼保健操外，成年人还可以结合其他方法来保护眼睛。例如，配戴防蓝光眼镜可以减少电子屏幕对眼睛的蓝光伤害；使用人工泪液可以缓解眼部干涩不适；保持室内空气湿润有助于改善眼部干燥环境等。这些方法相互结合，能够更全面地保护成年人的眼睛健康。

四、老年人眼保健操

随着年龄的增长，老年人的身体机能逐渐衰退，慢性疾病也相应增多。这些变化对眼部健康产生了不小的影响，使得老年人容易出现视力下降、白内障、青光眼等眼部问题。因此，针对老年人的眼保健操应运而生，旨在帮助他们改善视力、预防眼部疾病，从而提高生活质量。

老年人眼保健操的主要目的体现在两个方面：首先，改善视力。通过按摩眼周的关键穴位和锻炼眼部肌肉，眼保健操有助于放松眼部组织、促进眼部血液循环，进而改善老年人的视力状况。这种改善可能表现为视力的清晰度提高、视野的扩大等，使老年人能够更好地应对日常生活中的视觉需求。其次，预防眼部疾病。定期做眼保健操不仅可以缓解眼部疲劳，还可以促进眼部新陈代谢，降低眼部疾病的发生风险。例如，按摩眼周穴位有助于改善眼部营养供应，减少白内障等疾病的发病可能性；而锻炼眼部肌肉则有助于增强眼部的调节能力，降低青光眼等疾病的风险。

在实践老年人眼保健操时，需要注意以下几点：

1. 量力而行

老年人在做眼保健操时，应根据自己的身体状况和舒适度来选择适合自己的动作和力度。避免过度用力或勉强自己完成难以做到的动作，以免引发不必要的伤害。

2. 定期检查

老年人应养成定期进行眼部检查的习惯。通过专业的眼科检查，可以及时发现并治疗眼部问题，避免病情恶化影响视力健康。

3. 综合保健

除了做眼保健操外，老年人还应注意保持良好的生活习惯和饮食习惯。例如，保持充足的睡眠时间、避免长时间连续用眼、多食用富含维生素 A 和维生素 C 的食物等，这些都有助于保护眼睛健康。总之，眼保健操作为一种简单易行、经济有效的眼部锻炼方法，适合各个年龄段的人群使用。然而，在选择和使用眼保健操时，应根据自己的年龄特点和需求进行有针对性的选择，并注意掌握正确的按摩方法和力度。同时，还应结合其他眼部保健方法来综合保护眼睛健康。

五、各年龄段的护眼重点

眼睛，作为我们感知外界的重要窗口，其健康状况直接关系到我们的生活质量。而护眼之道并非一成不变，它随着年龄、环境和生活方式的变化而变化。以下，我们将针对不同年龄段，为您详细解读全生命周期的眼睛健康守护策略。

1. 0~12 岁：儿童期

儿童期是奠定一生眼睛健康的基础时期。在这个关键阶段，孩子的眼睛经历了快速的生长发育过程，因此家长需要特别关注孩子的视力发育情况。对于早产儿和低体重儿来说，他们的视网膜发育可能更为脆弱，因此及时进行视网膜病变筛查显得尤为重要。通过筛查，可以及早发现并治疗可能存在的视网膜问题，避免对孩子的视力造成不可逆的损害。

除了视网膜病变筛查外，家长在日常生活中还需要注意观察孩子对光线的反应。如果孩子对光线反应不敏感或者出现异常的瞳孔收缩情况，可能暗示着视力存在问题。因此，家长应该定期带孩子去医院进行眼科检查，确保孩子的视力发育正常。

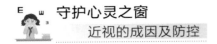
此外，家长还需要注意预防孩子出现内斜视等视力问题。内斜视是一种常见的儿童眼病，通常是长时间近距离看物体导致的。为了避免这种情况的发生，家长应该避免将玩具等物品放在离孩子眼睛太近的地方。同时，保持孩子眼睛与物体之间的适当距离也是非常重要的。一般来说，33cm 左右的距离是较为适宜的。这样既可以让孩子看清楚物体，又不会对眼睛造成过大的负担。

2. 13~17 岁：青少年期

中学学龄期是防控近视的关键时期。在这个阶段，学生的学业压力逐渐增大，长时间近距离用眼的情况也越来越多。因此，采取有效的措施来预防近视显得尤为重要。

除了保持良好的用眼习惯外，"20－20－20"原则是一种非常实用的护眼方法，这样可以使眼睛得到充分的放松和休息，避免长时间紧张用眼导致的视力下降。同时，远眺还可以帮助调整眼睛的焦距，缓解眼睛疲劳。使用电子产品时学生也需要注意保持适当的距离。一般来说，选择较大的屏幕并保持至少 50cm 的距离是比较合适的。这样可以减少屏幕对眼睛的辐射和刺激，降低眼睛疲劳和干涩的风险。同时，学生还应该注意调整屏幕亮度和对比度，使其与周围环境相协调，避免对眼睛造成过大的负担。

3. 18~40 岁：青壮年期

青壮年时期是预防干眼的关键时期。在这个阶段，工作压力大、长时间面对电脑等电子设备成为许多人的日常生活状态。这样的生活方式容易导致眼部干涩、疲劳等问题的出现。

为了预防干眼的发生，多眨眼是一种简单而有效的护眼方法。通过眨眼可以将泪液均匀地涂抹到眼球表面，保持眼部湿润和舒适。同时，眨眼还可以促进眼部血液循环和缓解眼睛疲劳。因此，在日常生活中我们应该养成多眨眼的习惯。除了多眨眼外，"20－20－20"原则同样适用于青壮年人群。每隔 20 分钟近距离用眼后远眺 20秒可以帮助缓解眼睛疲劳和干涩感。此外，注意用眼环境也是非常重要的。在柔和的灯光下看屏幕可以避免对眼睛造成过大的刺激和负担。因此，我们应该尽量选择光线柔和、亮度适中的工作环境，避免在昏暗或过于明亮的环境中长时间用眼。

4. 41～65 岁：中年期

中年期是应对老视的关键时期。随着年龄的增长，眼睛的调节能力逐渐下降，老视成为许多人面临的视力问题。为了缓解老视带来的不便和提高生活质量，我们可以采取一些简单的护眼措施。

首先，用温热毛巾敷在额头和双眼上来缓解眼部疲劳和干涩感。这种方法可以促进眼部血液循环和泪液分泌，使眼睛得到充分的滋润和营养。同时，温热的感觉还可以帮助放松眼部肌肉和神经，缓解眼睛疲劳和紧张感。

其次，增加户外活动也是一种有效的护眼方法。户外活动不仅可以提高身体免疫力、促进新陈代谢，还可以帮助调节眼部肌肉和神经的紧张度。适当的户外活动还可以使眼睛得到充分的休息和放松，缓解长时间用眼导致的视力下降和眼睛疲劳等问题。

最后，常做眼保健操也是一种非常好的护眼方法。通过按摩眼部穴位和锻炼眼部肌肉可以增强眼睛的调节能力和血液循环。这样可以有效缓解老视带来的视物模糊、眼睛干涩等问题，提高视力健康水平。

5. 65 岁以上：老年期

老年期是防范白内障、青光眼等眼部疾病的关键时期。在这个阶段，身体机能逐渐衰退、免疫力下降等因素都增加了眼部疾病的风险。因此，老年人需要更加关注眼睛健康并采取有效的预防措施来保护视力。

对于白内障的预防来说，戴墨镜是一个非常好的选择。墨镜可以有效阻挡紫外线的伤害，保护眼睛免受其损伤。同时，适量摄入维生素 C 等抗氧化物质也可以帮助预防白内障的发生。维生素 C 具有抗氧化作用，可以清除体内自由基对眼睛的损害，保持眼睛健康状态。

对于青光眼的预防来说，饮食调整是一个重要的方面。多吃甘蓝、莴苣、菠菜等富含叶黄素和玉米黄质的食物可以帮助降低青光眼的风险。这些食物中的营养成分具有抗氧化和抗炎作用，可以保护视网膜和视神经免受损伤。此外，老年人还需要注意保暖以避免寒冷天气诱发青光眼发作。在寒冷的天气里外出时应该佩戴帽子和围巾等保暖物品来保护头部和颈部免受寒冷刺激。

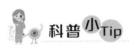 科普小Tip

除了眼保健操，还有哪些日常的眼部保健方法或技巧可以帮助保护眼睛健康？

除了眼保健操外，还有很多日常的眼部保健方法或技巧可以帮助保护眼睛健康。以下是一些建议：①保持正确的用眼姿势，避免长时间近距离用眼，如长时间看手机、电脑等。每隔一段时间应该抬头眺望远处，让眼睛得到放松和休息。②定期到专业的眼科医院进行眼部检查，可以及时发现并处理一些潜在的眼部问题，如近视、远视、散光等。③均衡饮食，保证摄入足够的维生素和矿物质对眼睛健康有益。例如，维生素 A 对维持视网膜正常功能至关重要；维生素 C 和维生素 E 可以抗氧化，保护眼睛免受自由基的伤害；锌和硒也对眼睛健康有重要作用。④适当使用护眼产品，如防蓝光眼镜（可以减少屏幕蓝光对眼睛的伤害）、人工泪液（可以缓解干眼等眼部不适症状）。⑤保证充足的睡眠时间，充足的睡眠有助于缓解眼部疲劳、促进眼部健康。睡眠不足可能导致眼部充血、视物模糊等问题。⑥控制环境因素，如调节室内光线亮度、避免长时间暴露在强光下等，以减轻对眼睛的刺激和伤害。

六、结语

眼健康的重要性不容忽视，它伴随着我们的全生命周期，从儿童时期的视力发育到老年阶段的眼病预防，每个年龄段都有其特定的关注点和护眼需求。为了确保眼睛的健康，我们需要根据年龄的增长、环境的变化以及生活方式的调整，灵活地采取相应的护眼措施。只有这样，我们才能有效地守护好这扇珍贵的"心灵之窗"，让它在我们的一生中始终保持清澈明亮。

（陆人杰）

第七节　眼保健操的误区与正确认识

在当今社会中，随着电子产品的普及，人们越来越多地面临着眼睛健康问题。为了保护眼睛，许多人选择做眼保健操。然而，关于眼保健操的功效和正确使用方法，却存在着不少误区。本节将对这些误区进行澄清，并介绍眼保健操的正确认识与科学使用方法。

一、社会上流传的眼保健操的各种误区

1. 眼保健操无用论

眼保健操无用论在某些人群中确实存在，他们认为这套简单的眼部运动对于保护眼睛没有实质性的帮助。这种观点可能源于对眼保健操作用机制的误解，或者是对其效果的不切实际期待。

眼保健操并不是一种治疗手段，它不能逆转已经发生的视力问题，如近视、远视等。眼保健操的主要目的是通过按摩和放松眼部肌肉，改善眼部血液循环，缓解眼部疲劳。这种缓解作用对于预防视力问题的出现或进一步恶化是有积极意义的。而且，眼保健操的效果可能因人而异。由于每个人的身体状况和用眼习惯不同，眼保健操对于不同人的效果也会有所差异。一些人可能会明显感受到做眼保健操后的舒适感，而另一些人则可能感觉不太明显。这并不意味着眼保健操对于后者就没有作用，而是可能需要更长时间或更频繁的练习才能看到效果。眼保健操无用论还可能受到其他因素的影响。例如，一些人在做眼保健操时可能没有掌握正确的方法和力度，

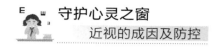
导致效果不佳；还有一些人可能没有养成良好的用眼习惯，即使做了眼保健操也难以避免视力问题的出现。

2. 眼保健操会导致眼部疾病

眼保健操会导致眼部疾病这一观点，实际上是一种对眼保健操的误解。眼保健操，作为一种针对眼部的保健运动，其主要目的是通过一系列的按摩和放松动作来缓解眼部肌肉的紧张，促进眼部血液循环，从而帮助预防和改善眼部疲劳以及其他潜在的眼部问题。

眼保健操的动作设计都是基于眼科学和解剖学的原理，每一个动作都有其特定的目标和作用。例如，一些动作可以帮助放松眼外肌，减轻长时间看屏幕或读书导致的眼睛疲劳；另一些动作则可以刺激眼周穴位，促进眼部血液循环，为眼睛提供更多的营养和氧气。因此，从科学的角度来看，眼保健操不仅不会导致眼部疾病，反而有助于预防眼部疾病的发生。当然，这并不意味着眼保健操可以随意进行。和其他任何运动一样，眼保健操也需要掌握正确的方法和适当的力度。如果方法不当或力度过大，可能会对眼部造成不必要的压力和刺激，从而引发不适或潜在的眼部问题。

此外，还需要注意的是，眼保健操并不是万能的。它只是一种辅助手段，可以帮助缓解眼部疲劳和预防眼部疾病。要真正保护眼睛的健康，还需要注意用眼卫生、保持正确的用眼姿势、定期进行眼部检查等综合措施。

3. 眼保健操可以治愈近视

眼保健操可以治愈近视这一观点，实际上是对眼保健操功能的一种过度解读。虽然眼保健操在缓解眼部疲劳、改善血液循环等方面具有一定的效果，但它并不能直接治愈近视。

近视是一种复杂的眼部疾病，其发生和发展与多种因素有关。遗传因素在近视的发病中起着重要作用，如果父母双方或一方有近视，子女近视的风险就会增加。此外，环境因素和用眼习惯也是影响近视的重要因素。长时间近距离用眼、缺乏户外活动、不良的用眼姿势等都可能导致近视的发生和发展。眼保健操的主要作用是通过按摩眼部穴位和肌肉，促进眼部血液循环，缓解眼部疲劳，从而预防近视的进一步恶化。它可以帮助改善眼部肌肉的紧张状态，减少长时间用眼带来的不适感。然而，眼保健操并不能改变眼球的形状或恢复已经发生的视力下降，因此无法直接治愈近视。

要控制近视的发展，除了进行眼保健操外，还需要注意用眼卫生、保持正确的用眼姿势、定期进行眼部检查等综合措施。对于已经近视的患者，应根据医生的建议选择合适的矫正方法，如配戴框架眼镜或隐形眼镜等。

4. 做眼保健操时力度越大越好

有些人认为在做眼保健操时，按摩的力度越大，效果就越好。这种观点可能源于一种错误的认知，即认为只有通过强烈的刺激才能达到显著的效果。然而，对于眼部这样敏感而脆弱的部位来说，过大的力度不仅无法带来预期的效果，反而可能导致伤害。

眼部组织非常娇嫩，过大的按摩力度可能会导致不必要的压迫，使眼部肌肉、血管和神经受到损伤。这种损伤可能表现为疼痛、充血、炎症等症状，严重时甚至可能影响视力。因此，在做眼保健操时，一定要控制好按摩的力度。

正确的做法是使用适中的力度进行按摩。这个力度应该以个人感受为准，既不感到疼痛，也不感到不适。通过轻柔而有节奏的按摩，可以有效地放松眼部肌肉，促进眼部血液循环，从而达到缓解眼部疲劳、预防眼部疾病的效果。这种按摩方式不仅安全有效，而且能够让人感到舒适和放松。

5. 眼保健操可以随意做

有些人认为眼保健操就像普通的身体锻炼，可以随时随地、无节制地进行。这种观点忽略了眼保健操的针对性和特殊性，以及不同人群眼部状况的差异性。

眼保健操虽然是一种自我保健的方法，旨在缓解眼部疲劳和改善眼部血液循环，但并不意味着它可以随意进行。对于特定人群，如高度近视、青光眼患者或眼部有炎症的人，眼保健操的某些动作可能会带来风险或不适。因此，这些人在进行眼保健操前应先咨询医生或专业人士的建议，确保选择适合自己眼部状况的操作方法。即使对于一般人群，过度或不当的眼保健操也可能导致眼部疲劳、充血、肌肉拉伤等不良影响。有些人可能过于频繁或用力地进行眼保健操，认为这样可以增强效果，但实际上却可能对眼部造成额外的负担。

正确的做法是按照规范的步骤和频率进行眼保健操。一般来说，每天进行 1 ~ 2 次眼保健操，每次持续 5 ~ 10 分钟即可。在操作过程中，应保持适度的力度和节奏，避免过度用力或快速进行。如果出现眼部不适或疼痛感，应立即停止操作，并咨询医生的建议。

6. 眼保健操可以完全预防近视

许多人认为只要坚持做眼保健操，就能完全避免近视的发生。这种观点过于简化了近视的复杂性和多因素性，将眼保健操视为了单一的"灵丹妙药"。

近视的发生是一个多因素综合作用的结果，其中遗传因素起到了重要的作用。如果一个人的家族中有近视病史，那么他患近视的风险就会相应增加。这是基因层面的影响，单纯依靠眼保健操是无法完全逆转或预防的。除了遗传因素，环境和用眼习惯也是影响近视发生的重要因素。长时间近距离用眼、缺乏户外活动、不良的照明条件等都可能增加近视的风险。眼保健操虽然可以缓解眼部疲劳，改善血液循环，但它并不能改变这些外部因素对眼睛的影响。

要有效预防近视，还需要采取一系列综合措施。首先，要注意用眼卫生，避免用手揉眼、长时间配戴隐形眼镜等不良习惯。其次，保持正确的用眼姿势，如调整电脑屏幕高度和角度、保持适当的阅读距离等。最后，定期进行眼部检查也是预防近视的重要手段，可以及时发现并纠正视力问题。眼保健操虽然对预防近视有一定的辅助作用，但并不能完全阻止近视的发生。要有效预防近视，需要综合考虑多种因素，采取综合措施来保护眼睛的健康。

7. 眼保健操的穴位必须准确

有些人认为在做眼保健操时，必须准确无误地找到并按摩特定的穴位。这种观点可能源于对传统中医穴位理论的误解，认为只有精确刺激特定穴位才能达到预期效果。

眼保健操认为通过按摩眼部周围特定的穴位可以促进气血流通，缓解眼部疲劳。然而，这并不意味着每个人都需要精确地找到并按摩这些穴位。首先，穴位的位置存在一定的个体差异。不同人的穴位位置可能会有所偏差，而且每个人的身体感受和反应也不尽相同。因此，即使穴位位置存在一定偏差，只要按摩的区域覆盖了眼部周围的肌肉群，就能够刺激到相应的穴位，达到缓解眼部疲劳的效果。其次，眼保健操的主要目的是通过按摩和放松眼部肌肉来缓解眼部疲劳，而不仅仅是刺激特定穴位。因此，在做眼保健操时，应以自己的感受为主，找到让自己感到舒适的按摩位置和力度。只要能够感到眼部肌肉得到了放松和舒缓，就说明达到了预期效果。

二、眼保健操的正确认识与科学使用

1. 正确认识眼保健操

眼保健操是一种经过深思熟虑和精心设计的眼部锻炼方法，它融合了传统中医的穴位理论和现代医学对眼部生理结构的理解。这套操的核心理念非常明确：通过一系列既简单又高效的动作，旨在促进眼部血液循环，从而缓解长时间用眼、阅读、使用电子设备或进行其他近距离工作导致的眼部疲劳。

眼保健操的每个动作都有其特定的目的和效果。例如，某些动作专注于按摩眼周穴位，以刺激血液流动和淋巴排毒；而其他动作则旨在拉伸和放松眼部肌肉，从而缓解紧张和疲劳。这些动作的综合作用，不仅可以即时改善眼部舒适度，还有助于长期维护眼部健康。

然而，尽管眼保健操具有诸多益处，但它并不能替代专业的医学治疗。如果患有严重的眼病或存在视力问题，仅仅依靠眼保健操是不能治愈的。在这种情况下，及时寻求专业眼科医生的帮助是至关重要的。因此，眼保健操的定位应该是预防眼病、保护视力的一

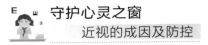
种辅助工具。它适合所有人群，无论是学生、上班族还是老年人，都可以通过定期进行眼保健操来维护眼部健康。通过帮助眼睛得到必要的休息和恢复，眼保健操可以降低患上近视、远视、散光等常见眼病的风险。同时，它还能提高眼部对日常环境压力的抵抗力，如长时间使用电子设备、不良照明条件等。

2. 科学使用眼保健操

眼保健操作为一种科学的眼部锻炼方法，其使用也需要遵循一定的科学原则，以确保达到最佳效果。

(1)准备与清洁：在进行眼保健操之前，准备工作是非常重要的。

(2)力度与节奏：眼保健操的力度和节奏也是需要注意的关键因素。按摩的力度应该适中，既不宜过轻也不宜过重。

(3)动作要领：眼保健操的每个动作都有其特定的要领和目标。正确执行动作要领是确保眼保健操效果的关键。

(4)频率与时间：眼保健操的频率和时间安排也是需要注意的因素。一般建议每天进行 1～2 次眼保健操，每次持续 5～10 分钟。这样的频率和时间安排可以根据个人的时间和需求进行调整，但不宜过少或过多。

3. 结合其他护眼措施

眼保健操虽然有效，但并不能单独解决所有的眼部问题。为了全面保护眼睛健康，我们还需要结合其他护眼措施。

(1)良好用眼习惯：定期休息、远眺、调整屏幕亮度等都是保护眼睛的重要措施。长时间连续用眼会导致眼部疲劳和干涩，因此每隔一段时间就要让眼睛得到充分的休息。

(2)均衡饮食：摄入富含维生素 A、维生素 C 和维生素 E 以及锌和硒等营养素的食物，有助于维持眼睛健康。这些营养素对视网膜和晶状体的功能至关重要。

(3)充足睡眠：保证每晚充足的睡眠时间，有助于眼睛得到充分的恢复和修复。睡眠不足会导致眼部血液循环不畅，增加眼部疲劳和黑眼圈的风险。

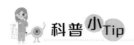

眼保健操对于缓解眼部疲劳有帮助吗？如果有，具体效果如何？

眼保健操对于缓解眼部疲劳有很大的帮助。通过按摩眼部穴位和肌肉，眼保健操可以促进眼部血液循环、缓解眼部肌肉的紧张状态，从而有效减轻眼部疲劳。

具体效果可能因人而异，但一般来说，坚持做眼保健操可以有效地改善眼部疲劳症状。例如，做完操后可能会感觉眼睛更明亮、更舒适，视力也有所恢复。此外，长期坚持做眼保健操还可以预防一些眼部疾病的发生和发展，如干眼、近视等。

三、结语

眼保健操作为一种简单易行的眼部锻炼方法，在预防眼病方面具有一定的作用。但要正确使用并结合其他护眼措施才能达到最佳效果。同时，对于已经患有眼病的人群来说，应在医生的指导下进行针对性的治疗。

（陆人杰）

第八节　眼保健操的未来发展与普及推广

随着科技的迅猛发展和生活节奏的加快，我们的双眼正面临着前所未有的挑战。长时间盯着电子屏幕、高强度的工作学习压力，无一不在悄然间侵蚀着我们的视力健康。眼保健操，这一简单而有效的眼部锻炼方法，应运而生，成为守护我们视力的重要武器。然而，眼保健操的未来发展与普及推广之路仍任重而道远。本节旨在

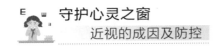
探讨眼保健操的未来发展趋势，以及如何在更广泛的范围内推广这一重要的健康习惯。

一、提高公众对眼保健操的认识与重视程度

眼保健操，作为一种简单易行、经济有效的眼部锻炼方法，自诞生以来，便在国内外得到广泛关注和应用。它通过按摩眼部周围穴位、促进眼部血液循环、缓解眼部肌肉紧张等方式，达到预防近视、减轻眼部疲劳的目的。然而，尽管眼保健操有着诸多益处，但在现实生活中，仍有许多人对它的重要性认识不足，甚至存在误解。

为了提高公众对眼保健操的认识与重视程度，我们需要从以下几个方面着手：

1. 加强宣传教育

为了提高公众对眼保健操的认识与重视程度，首要的步骤就是加强宣传教育。我们应当利用现代多元化的媒体渠道，如电视、广播、报纸以及互联网，广泛而深入地宣传眼保健操的重要性和实际作用。在电视和广播节目中，可以制作和播放关于眼保健操的公益广告或专题报道，用生动的画面和声音吸引公众的注意力。报纸和杂志则可以发表专题文章或开设专栏，详细介绍眼保健操的历史、原理、操作方法和实际效果，为读者提供全面而准确的信息。

此外，互联网作为一个信息传播速度极快的平台，也应当被充分利用。我们可以通过社交媒体、视频网站、博客等多种形式，发布眼保健操的教学视频、经验分享、互动讨论等内容，让更多的人能够方便快捷地获取相关信息。

2. 举办讲座和培训活动

举办讲座和培训活动也是提高公众对眼保健操认识与重视程度的有效途径。我们可以邀请眼科专家、健康教育者以及经验丰富的眼保健操推广者，定期在学校、社区、企事业单位等场所举办讲座和培训活动。这些活动的内容可以包括眼保健操的基本原理、操作方法、注意事项以及实际效果等方面。通过专家的讲解和示范，公

众可以更加直观地了解眼保健操的作用和正确做法。同时，还可以设置互动环节，让公众能够亲自动手尝试做眼保健操，从而加深他们的印象和体验。

3. 开展体验活动

开展体验活动也是让公众更加深入地了解眼保健操的有效方法。我们可以在社区、学校、企事业单位等场所设置眼保健操体验区，配备专业的指导人员和必要的设备，让公众能够亲身体验眼保健操带来的舒适感和益处。在体验活动中，指导人员可以向参与者介绍眼保健操的基本知识和操作方法，并引导他们逐步完成整套动作。通过亲身体验，参与者可以更加直观地感受到眼保健操对缓解眼部疲劳、改善视力等方面的实际效果。这种亲身经历往往比单纯的宣传教育更能打动人心，也更容易激发公众的参与意愿。

二、学校与社区的推广与实践

学校和社区作为人们生活的重要场所，对于眼保健操的推广与实践具有得天独厚的优势。

1. 学校推广

为了在学校中有效推广眼保健操，首先应当将其纳入学校的课程体系中，使其成为每天必做的一项活动。这意味着在每个班级的课程表中，都应当为眼保健操留出固定的时间，确保所有学生都有机会进行锻炼。

为了增加眼保健操的趣味性和互动性，学校可以定期举行眼保健操比赛。这些比赛可以设置不同的级别和组别，如班级赛、年级赛等，让学生们在竞技中体验眼保健操的乐趣。同时，设置眼保健操示范班级，为表现优秀的班级颁发荣誉证书或奖励，可以进一步激发学生的参与热情。教师是眼保健操推广的重要力量。为了确保教师能够正确指导学生进行眼保健操，学校应当加强对教师的培训。这些培训可以包括眼保健操的基本知识、操作方法、教学技巧等方面，确保教师们能够熟练掌握眼保健操的要领，并将其准确地传授

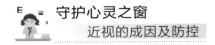
给学生。

2. 社区实践

在社区中推广眼保健操，需要充分利用社区资源，为居民提供便捷、有效的锻炼途径。设立眼保健操示范点是有效的推广方式之一。这些示范点可以设置在社区的健身中心、老年活动中心等场所，为居民提供固定的锻炼场所和专业的指导。

为了进一步提高居民的眼保健意识和实操能力，社区可以定期举办眼保健操培训班和交流活动。培训班可以针对不同年龄段和需求的居民开设，如针对青少年的基础班、针对中老年人的提高班等。通过系统的培训，居民们可以更加深入地了解眼保健操的原理和操作方法，提高自己的锻炼效果。交流活动则可以为居民们提供一个互相学习、互相交流的平台。在这些活动中，居民们可以分享自己的锻炼经验、心得和体会，也可以向其他居民学习新的锻炼方法和技巧。这种互动式的交流不仅可以增强居民们的参与感和归属感，还可以进一步推动眼保健操在社区中的普及和推广。

三、政府与相关机构的支持与推动

眼保健操作为维护视力健康、预防眼部疾病的有效手段，其普及推广离不开政府的积极参与和大力支持。政府在这一过程中扮演着至关重要的角色，主要体现在以下几个方面：

1. 制定政策

政府在眼保健操的普及推广中首先应当发挥政策制定的作用。通过出台相关政策，政府能够明确眼保健操在预防眼部疾病、保护视力方面的地位和作用，从而为社会各界提供一个清晰的行动指南。这些政策可以包括鼓励学校、社区、企事业单位等积极推广眼保健操的具体措施，如将其纳入日常健康管理体系、设置相应的奖励机制等。通过政策的引导和激励，可以促使更多的机构和个人参与到眼保健操的推广与实践中来。

2. 提供资金支持

眼保健操的普及推广需要一定的资金支持，用于研究、宣传、培训等方面的工作。政府可以通过设立专项资金或纳入公共卫生预算等方式，为眼保健操的普及推广提供稳定的资金来源。这些资金可以用于支持眼保健操的科学研究，探索其更深层次的健康效益；也可以用于制作和播放宣传材料，提高公众对眼保健操的认知度；还可以用于培训专业的眼保健操指导员，确保眼保健操的推广质量。

3. 加强监管

为了确保眼保健操的普及推广能够科学、规范、有效地进行，政府还需要加强对其的监管。这包括建立健全眼保健操的监管机制，对眼保健操的推广与实践进行定期评估和监督。例如，可以对学校、社区等推广眼保健操的情况进行定期检查，确保其按照规定的标准和要求进行；也可以对眼保健操的宣传材料进行审核，确保其内容的准确性和科学性。通过加强监管，可以及时发现并纠正眼保健操推广过程中存在的问题，确保其健康、有序地发展。

除了政府的积极参与外，相关机构如医疗机构、科研机构等也应在眼保健操的普及推广中发挥积极作用。医疗机构作为直接与公众健康打交道的机构，可以在诊疗过程中向患者普及眼保健操知识，提高其自我保健意识。科研机构则可以加强对眼保健操作用机理和效果的研究，为其科学推广提供有力支撑。这些机构与政府之间形成良好的合作与互动关系，共同推动眼保健操在更广泛范围内的普及与推广。

四、眼保健操的创新与发展

随着时代的变迁和科技的日新月异，眼保健操作为一种传统的眼部锻炼方法，也需要与时俱进，不断创新和发展，以满足现代社会的需求和人们的期望。以下是关于眼保健操创新与发展的几个方面的详细阐述：

1. 个性化与定制化

（1）基于人群特点的设计：针对不同年龄段、职业特点、健康状况等人群，设计具有针对性的眼保健操方案。例如，针对学生群体

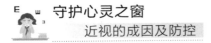
的眼保健操可以更加注重缓解长时间阅读造成的眼部疲劳；针对上班族则可以更加强调缓解长时间使用电脑造成的眼部干涩。

（2）个性化锻炼计划：根据个人的眼部状况、锻炼习惯、时间安排等因素，制订个性化的眼保健操锻炼计划。个人可以根据自己的需求和喜好，选择适合自己的锻炼方案，提高锻炼的积极性和持续性。

（3）动态调整与优化：随着锻炼的持续进行和眼部状况的变化，眼保健操方案可以进行动态的调整和优化，以保持锻炼的有效性和适应性。

2. 国际化推广与交流

（1）跨文化适应：在眼保健操的推广过程中，需要考虑到不同国家和地区的文化背景、生活习惯、语言等因素，进行适当的调整和本土化改造，以提高眼保健操的接受度和普及率。

（2）国际合作与交流：加强与国际组织、科研机构、教育机构等的合作与交流，共同研究眼保健操的科学原理、锻炼方法、效果评估等课题，推动眼保健操在全球范围内的发展和应用。

（3）参与国际标准制订：积极参与国际眼部健康相关标准的制订工作，将眼保健操的理念和实践经验融入国际标准之中，提升眼保健操的国际影响力和认可度。

3. 结合其他健康促进手段

（1）与体育锻炼相结合：将眼保健操与日常的体育锻炼相结合，形成全面的身心健康促进方案。例如，在进行有氧运动或力量训练时，穿插进行眼保健操的锻炼，既可以缓解运动造成的眼部疲劳，又可以提高整体锻炼效果。

（2）与心理调适相结合：眼保健操的锻炼过程可以融入心理调适的元素，如冥想、放松训练等，有助于在锻炼眼部肌肉的同时，达到放松身心、缓解压力的目的。

（3）与健康教育相结合：在学校和社区开展眼保健操的推广活动时，可以结合健康教育的内容，传授眼部健康知识、培养良好的用眼习惯等，形成综合性的眼部健康促进方案。

五、结语

展望未来，眼保健操将在保护视力、促进眼部健康方面发挥更加重要的作用。通过创新科技融合、个性化定制以及国际化推广等策略，我们相信眼保健操将逐渐走进更多人的生活，成为他们日常健康习惯的一部分。让我们携手努力，共同推动眼保健操的发展与普及，为全人类的视力健康贡献一份力量吧！

（陆人杰）

第六章　心理健康与视力问题

视力问题，无论是近视、远视还是其他形式的视觉障碍，不仅影响我们的日常生活和工作，还可能对我们的心理健康产生深远影响。近年来，随着电子产品的普及和学习、工作压力的增加，视力问题越来越普遍，其背后的心理健康问题也逐渐受到关注。

第一节　视力问题对心理健康的影响

在现代社会中，视力问题已经成为许多人面临的健康挑战。然而，我们往往只关注视力问题对日常生活和工作的影响，却忽视了它对心理健康的潜在威胁。事实上，视力问题不仅会影响我们的视觉体验，还可能对我们的心理健康产生深远的影响。

一、视力问题与心理健康之间的关联

视力问题与心理健康之间的关系是一个多层次、相互作用的复杂话题。这种关联不仅体现在视力问题对心理健康的直接影响上，还体现在心理健康问题对视力状况的反向影响上。这种双向关系揭示了身心健康的紧密联系，提示我们在处理视力问题时，需要同时关注个体的心理健康状况。

1. 视力问题导致心理问题

视力问题可能导致人们在日常生活中遇到诸多不便，如阅读困难、视物模糊等。这些困扰不仅影响个体的日常生活质量，还可能引发一系列心理问题。例如，视力问题可能导致学习或工作效率下

270

降，进而引发焦虑、沮丧等负面情绪。长期的视力困扰还可能影响个体的自信心和自尊心，使其产生自卑感或无助感。视力问题还可能对个体的社交生活产生负面影响。视物模糊或视力障碍可能导致个体在与人交往时感到不自在或尴尬，进而影响其社交能力和社交意愿。长期的社交障碍可能进一步加剧个体的心理困扰，形成恶性循环。

2. 心理健康问题反向影响视力状况

长期的焦虑、压力等负面情绪可能导致眼部疲劳、干眼等问题。这是因为心理健康问题可能影响个体的生理机能，包括眼睛的正常工作。此外，心理健康问题还可能影响个体对视力问题的认知和应对方式，从而加重对视力问题的负面影响。

因此，我们需要认识到视力问题与心理健康之间的紧密联系，并在处理视力问题时充分考虑个体的心理健康状况。这包括提供心理支持和心理疏导，帮助个体建立积极的应对机制，以减轻视力问题对心理健康的负面影响。同时，我们也需要关注心理健康问题对视力状况的反向影响，通过改善心理健康状况来维护视力健康。

二、视力问题可能引发的心理困扰

视力问题不仅给人们的日常生活带来诸多不便，更在深层次上引发了多种心理困扰。这些困扰不仅影响个体的心理健康，还可能进一步加剧视力问题，形成恶性循环。

1. 自尊心和自信心下降

视力问题可能导致人们在社交、学习和工作等方面遇到诸多挑战。例如，视物模糊或近视可能导致阅读困难，影响学业或工作效率。这些挑战不仅影响了个体的日常表现，更可能导致其自尊心和自信心受到打击。长期下来，个体可能会因为视力问题而感到自己不如他人，产生挫败感和自卑感。这种心理困扰可能导致个体更加回避社交场合，害怕与他人交流，进一步影响其心理健康。

2. 社交障碍

视力问题对社交活动的影响不容忽视。视物模糊可能导致个体

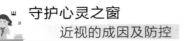
在交流时无法清晰地看到对方的表情和动作，从而难以理解对方的情感和意图。这种交流障碍可能使个体在与人交往时感到不自在或尴尬，甚至可能产生误解和冲突。长期下来，个体可能会害怕这种不适感而回避社交活动，导致社交能力下降，产生社交焦虑或社交恐惧。

3. 情绪不稳定

视力问题可能导致个体在日常生活中经常遇到挫折和困扰，如无法清晰地看到周围环境、无法顺利地进行阅读等。这些挫折和困扰可能引发个体的情绪波动和不稳定，使其更容易感到焦虑、烦躁或沮丧。这种情绪状态不仅影响个体的心理健康，还可能进一步加剧视力问题，形成恶性循环。

4. 认知功能下降

视力问题对个体的认知功能也可能产生负面影响。视物模糊或视力障碍可能导致个体的注意力、记忆力和决策能力下降。这些认知功能的下降可能影响个体在学习、工作和日常生活中的表现，使其难以充分发挥自己的能力。长期下来，这种认知功能的下降可能导致个体感到自己越来越笨拙，进一步加剧其心理困扰。

5. 生活质量降低

视力问题可能限制个体的活动范围和兴趣爱好，导致生活质量显著下降。视力障碍可能使个体无法参与一些视力要求较高的活动，如阅读、绘画、观看电影等。这些活动往往是人们生活中重要的乐趣来源，因此视力问题可能导致个体失去这些乐趣，感到生活变得单调乏味。这种生活质量的降低可能引发个体的沮丧和不满情绪，进一步影响其心理健康。

6. 自我形象受损

视力问题可能对个体的自我形象产生负面影响。视力障碍可能导致个体感到自己与他人不同，从而引发自卑感和自我厌恶。这种自我形象的受损可能进一步影响个体的社交和人际关系，使其更加回避与他人交流，形成恶性循环。

7. 依赖性增强

视力问题可能使个体更加依赖他人或辅助设备来完成日常任务。这种依赖性可能增强个体的无助感和沮丧情绪，使其感到自己无法独立应对生活中的挑战。同时，这种依赖性也可能影响个体的自主性和自信心，使其感到自己越来越没有能力。

8. 长期应对压力

视力问题可能需要个体长期应对和调整。这种长期的应对压力可能导致个体感到疲惫和无力，进而引发焦虑和抑郁等情绪问题。同时，长期的应对压力也可能使个体对视力问题感到绝望和无助，进一步加剧其心理困扰。

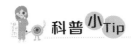

孩子近视了会影响他的心理健康吗？

是的，孩子近视可能会对心理健康产生一定影响。近视可能导致孩子在学校或社交场合中感到自卑或焦虑，因为他们可能需要依赖框架眼镜或隐形眼镜来看清周围的世界。此外，如果家长或老师对近视问题不够重视，孩子可能会感到被忽视或无助，从而影响其自尊心和自信心。因此，家长和老师应该关注孩子的视力健康，及时采取措施帮助孩子矫正视力，并给予孩子足够的支持和关爱。

三、不同视力问题对心理健康的影响

当然，我们可以进一步深入探讨不同的视力问题是如何影响个体的心理健康的？

1. 屈光不正

屈光不正包括近视、散光、远视等屈光问题，都可能导致视物模糊，进而导致沟通障碍。另外，配戴框架眼镜可能影响外貌。这些情况可能会引起患者的负面情绪，如自卑、沮丧、孤独感等。

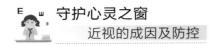
2. 青光眼

青光眼患者的心理健康问题可能更为严重。由于疾病的不可逆性和可能导致失明的风险，他们可能会感到极度的恐惧和绝望。这种情绪状态可能会影响到他们的日常生活和社交活动，甚至导致抑郁等严重心理问题。因此，对于青光眼患者来说，提供心理支持和干预措施尤为重要。

3. 斜视

斜视患者可能会因为外观上的异常而感到自卑和沮丧。他们可能会担心自己的外貌会影响到与他人的关系和社交活动。此外，斜视还可能导致双眼视力不一致，从而影响到空间判断能力和手眼协调能力等方面。这些困扰可能会使斜视患者感到无助和沮丧，进一步影响其心理健康。

4. 白内障

白内障患者可能会因为视力的逐渐下降而感到无助和恐惧。他们可能会担心自己会逐渐失去独立生活的能力，从而影响到与他人的交往和社交活动。此外，白内障的治疗过程可能涉及手术和康复等步骤，这些过程可能会给患者带来一定的心理压力和不安。

四、应对视力问题的心理健康策略

视力问题不仅影响个体的日常生活，更可能对心理健康造成深远影响。因此，采取综合性的策略来应对视力问题及其心理健康影响至关重要。

1. 早期筛查和干预

为了减轻视力问题对心理健康的潜在影响，早期筛查和干预至关重要。家长和学校应当承担起责任，定期为学生进行视力检查。通过这种方式，可以及时发现视力问题，从而为学生提供必要的治疗和矫正措施。这不仅能够保护学生的视力健康，还能预防视力问题导致的心理健康困扰。

2. 寻求专业帮助

当视力问题影响到个体的心理健康时，寻求专业心理咨询师的帮助是非常重要的。心理咨询师具备专业知识和经验，能够提供针对性的指导和建议，帮助患者有效应对视力问题带来的困扰和挑战。通过与心理咨询师的沟通，个体可以学会更好地处理负面情绪，增强心理韧性。

3. 建立积极的心理应对机制

个体自身也应该积极建立心理应对机制，以应对视力问题带来的困扰。保持乐观的心态是关键之一，相信自己能够克服困难并取得进步。此外，寻求社会支持也是非常重要的，与亲朋好友分享自己的感受和困惑，可以获得情感上的支持和理解。同时，培养兴趣爱好也是缓解压力的有效途径，可以让个体在视力问题之外找到乐趣和成就感。

4. 教育和认知调整

对于存在视力问题的患者，正确的教育和认知调整也是至关重要的。他们需要了解视力问题的科学知识，正确看待自己的视力状况，并避免过度焦虑和恐惧。此外，教育和培训也是必不可少的，个体需要了解如何正确用眼、保护视力等知识，以减少视力问题的恶化和进一步影响。

5. 生活方式调整

健康的生活方式对于维护视力健康和心理健康都非常重要。存在视力问题的患者应该保持均衡饮食，摄入足够的营养物质，以支持眼睛的健康。此外，适度的户外活动也有助于改善血液循环和眼睛健康。通过调整生活方式，个体可以减少视力问题的恶化，并促进整体健康。

6. 社交支持

社交支持是应对视力问题带来的心理健康困扰的重要资源。存在视力问题的患者可以通过加入相关的社交团体或组织，与具有相似经历的人建立联系，分享经验和支持。这种社交互动可以帮助他们感受到理解和接纳，减轻孤独感和压力。同时，家庭的支持也是至关重要的，家人的理解和鼓励可以让患者更有信心面对视力问题

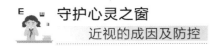
带来的挑战。

7. 技术辅助

随着科技的发展，技术辅助成为应对视力问题的重要工具。辅助设备的利用可以帮助存在视力问题的患者进行日常生活和工作，减轻视力负担，提高生活质量。例如，电子阅读器、智能眼镜等设备可以放大文字、提高对比度等，使存在视力问题的患者更舒适地阅读和观看信息。然而，这些设备的有效使用需要一定的技术培训和指导。因此，提供相关的培训和支持是非常重要的，可以帮助存在视力问题的患者更好地利用这些辅助设备，充分发挥其效用。

五、结语

视力问题不仅影响我们的日常生活和工作，还可能对我们的心理健康产生深远影响。因此，我们应该重视视力问题的预防和干预工作，同时关注视力问题引发的心理健康问题。通过早期筛查和干预、寻求专业帮助以及建立积极的心理应对机制等措施，我们可以更好地应对视力问题带来的困扰和挑战，保持身心健康。

（陆人杰）

第二节　学生群体的心理影响及干预策略

随着社会的发展和科技的进步，学生的视力问题日益凸显，成为影响学生身心健康的重要问题之一。视力问题不仅影响学生的日常生活和学习，还可能对他们的心理健康产生深远的影响。因此，关注视力问题对学生心理健康的影响，探讨有效的干预策略和方法，对学校、家庭以及整个社会都具有重要的意义。

一、学生群体视力问题的现状

根据国家疾病预防控制局监测数据显示：2022 年我国儿童青少

年总体近视率已经高达51.9%，其中小学生的近视率为36.7%，初中生更是高达71.4%，而高中生的近视率更是攀升至惊人的81.2%。这些数据不仅令人震惊，更凸显出我国儿童青少年近视问题的严峻性和紧迫性。

近视，这个看似简单的眼病，实则给人们的生活带来了诸多不便。它不仅影响着人们的视力健康，而且在一定程度上降低了国民的整体素质，成为一个亟待解决的公共社会问题。这一趋势并非空穴来风。在各类职业选拔中，如军人、飞行员和消防员等，都对视力有着严格的要求。然而，随着近视人口的不断增多，符合这些视力标准的人才却越来越少。近年来，因视力不达标而在征兵中被淘汰的情况屡见不鲜。为了应对这一问题，中国民航甚至不得不放宽招飞体检的视力要求，甚至允许部分做过近视手术的人报考。

这些现象都充分暴露了中国作为"近视大国"所面临的现实隐忧。从青少年到成年人，从普通民众到职业选拔，近视问题都在不同程度上影响着我们的生活和工作。因此，我们需要从多方面入手，加强近视防控工作，提高公众的视力保护意识，以期在未来逐步降低我国的近视发病率，为国民的眼健康保驾护航。

二、视力问题对学生心理健康的具体影响

视力问题不仅影响学生的视力，还可能对他们的心理健康产生多方面的影响。

1. 引发焦虑和烦躁情绪

视力问题不仅影响学生的日常学习，还可能导致他们在课堂上经历焦虑和烦躁的情绪。当黑板上的字迹变得模糊，或是教学材料难以辨认时，学生可能会感到焦虑和不安。他们担心错过重要的信息，害怕自己无法理解老师的讲解，这种长期的焦虑状态不仅影响他们的心理健康，还可能使他们的学习成绩受到影响。这种焦虑情绪甚至可能让学生产生自卑感，认为自己在学习上不如他人，从而进一步削弱他们的自信心。

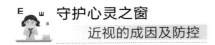
2. 影响社交能力和自我形象

视力问题不仅影响学生的日常学习和生活，还可能对他们的社交能力和自我形象产生深远影响。配戴框架眼镜或隐形眼镜可能让学生对自己的外貌感到不满意，尤其是当他们看到其他同学拥有清晰自然的视力时。这种不满意感可能会影响他们的自信心，使他们在社交场合中感到不自在。此外，视力问题还可能影响学生的空间判断能力和手眼协调能力，使他们在参与一些需要这些能力的社交活动时感到困难。这些因素都可能影响学生的社交意愿和社交能力，使他们感到自己与他人有所不同。

3. 增加患眼病的风险

视力问题还可能增加学生患眼病的风险，如视网膜脱离、青光眼等。这些眼病不仅可能进一步影响学生的视力，还可能给他们的心理健康带来不良影响。例如，学生可能会因为担心自己的眼病而感到恐惧和绝望，甚至产生抑郁等心理问题。眼病的治疗过程可能涉及手术和康复等步骤，这些过程也可能给学生带来一定的心理压力和不安。这种心理压力和不安可能会进一步影响他们的学习和社交生活，使他们感到更加孤独和无助。

4. 影响学习动力与兴趣

视力问题可能使学生在学习过程中遭遇各种挑战，如阅读时的模糊、写作时的眼睛疲劳等。这些困难可能会削弱学生对学习的兴趣和动力，使他们感到学习变得乏味和困难。长期下来，这种消极的学习体验可能导致学生产生厌学情绪，甚至影响他们的学业成绩和未来的职业规划。他们可能会因为视力问题而放弃一些需要长时间阅读和写作的学习机会，从而限制了自己的发展。

5. 社交隔离与孤独感

视力问题可能使学生在参与团体活动或社交场合时感到不便。例如，他们可能看不清远处的人或事物，从而难以参与到活动中。这种社交隔离的感觉可能使学生感到孤独和被排斥，增加他们的心理压力和抑郁风险。他们可能会因为视力问题而错过一些社交机会，从而无法与他人建立深厚的友谊和联系。这种孤独感可能会进一步影响他们的心理健康和社交能力。

6. 自我认知与自尊心受损

视力问题可能导致学生对自己的外貌、能力和价值产生负面认知。他们可能因为视力问题而感到自己与众不同，从而影响到他们的自尊心和自信心。这种负面自我认知可能进一步影响他们的社交、学习和生活态度，使他们在面对挑战时缺乏自信。他们可能会因为视力问题而自我怀疑，认为自己无法胜任某些任务或活动，从而放弃尝试和努力。

7. 未来职业选择的限制

一些视力要求较高的职业，如飞行员、军人、警察等，可能对视力有严格的要求。视力问题可能使学生在选择职业时受到限制，无法追求自己真正热爱的职业。这种限制可能使学生感到挫败和失望，进而影响其心理健康和未来的职业发展。他们可能会因为视力问题而放弃一些自己感兴趣的职业机会，从而无法实现自己的职业梦想。这种挫败感和失望感可能会进一步影响他们的自信心和自尊心，使他们在未来的生活中面临更多的挑战和困难。

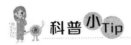

长时间使用电子设备会对视力和心理健康造成什么影响？

长时间使用电子设备可能对视力和心理健康造成负面影响。对于视力来说，长时间盯着屏幕可能导致眼睛疲劳、干涩、近视等问题的出现或加重。而对于心理健康，过度使用电子设备可能导致睡眠质量下降、焦虑、抑郁等问题的出现。因此，建议合理控制使用电子设备的时间，定期休息眼睛，同时注意保持良好的睡眠习惯和心理状态。

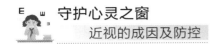
三、有效的干预策略和方法

针对视力问题对学生心理健康的影响，我们可以采取以下干预策略和方法：

1. 关注视力健康和心理状态

家长在孩子成长过程中扮演着至关重要的角色。为了确保孩子的全面发展，家长需要时刻关注孩子的视力健康和心理状态。视力健康方面，家长应定期带孩子进行眼科检查，确保孩子的视力处于正常范围内。同时，家长还要留意孩子在日常生活中的行为习惯，如长时间使用电子设备、不正确的读写姿势等，这些都可能影响孩子的视力。在心理状态方面，家长要与孩子保持良好的沟通，了解他们的想法和感受。通过日常交流，家长可以及时发现孩子是否存在焦虑、抑郁等心理问题，从而采取相应措施进行疏导。此外，家长还要关注孩子的情绪变化，为他们提供一个温馨、和谐的家庭环境，帮助他们建立健康的心理状态。

2. 及时矫治视力问题

一旦发现孩子的视力存在问题，家长应尽快寻求专业医生的帮助。医生会根据孩子的具体情况制订合适的治疗方案，如配戴眼镜、进行视力训练等。家长要积极配合医生的治疗建议，确保孩子按时接受治疗。在治疗过程中，家长还要关注孩子的用眼习惯，提醒他们保持正确的读写姿势，避免长时间使用电子设备。此外，家长还可以鼓励孩子多参加户外活动，让他们的眼睛得到充分的休息和放松。

3. 及时疏导心理压力

当孩子面临心理压力时，家长要给予足够的关注和支持。家长要与孩子建立良好的沟通机制，让他们愿意分享自己的困扰和感受。在倾听孩子的心声后，家长可以采取以下措施进行疏导：鼓励孩子参加兴趣小组或社交活动，帮助他们结交新朋友，扩大社交圈子；引导孩子积极面对困难和挑战，教会他们适应压力，培养他们解决问题的能力；为孩子提供心理咨询或心理辅导服务，帮助他们更好地应对心理问题。

4. 学校给予必要的支持和帮助

学校作为学生日常学习和生活的重要场所，也应承担起关注学生视力健康和心理状态的责任。针对视力不良的学生，学校可以采取以下措施提供支持和帮助：为视力不良学生提供合适的座位安排，确保他们能够清晰地看到黑板和教学材料；调整教学方法和手段，如使用大屏幕展示教学内容、提供录音资料等，以适应视力不良学生的学习需求；定期组织眼科检查活动，及时发现并跟进学生的视力问题。在心理支持方面，学校可以设立心理辅导室，为学生提供心理咨询服务，帮助他们解决心理问题；开展心理健康教育课程和活动，提高学生的心理素质和心理健康意识；建立师生沟通机制，鼓励教师关注学生的心理状态，及时发现并疏导学生的心理问题。

四、学校和家庭的角色与责任

在应对学生视力问题及其心理健康影响方面，学校和家庭都扮演着重要的角色。

1. 学校的角色与责任

学校作为孩子成长和学习的重要场所，其在视力保护与心理健康教育方面承担着举足轻重的角色。首先，学校应建立并执行定期视力检查机制，确保学生的视力状况得到及时监测和干预。其次，通过课程设置和活动组织，学校应普及视力保护知识，增强学生的自我保护意识。此外，学校应致力于提供符合视力保护标准的学习环境，如调整照明、确保适宜的阅读距离等，以减少对学生视力的潜在损害。

2. 家庭的角色与责任

家庭在学生的成长过程中发挥着不可替代的作用，尤其在视力保护和心理健康方面。家长应密切关注孩子的视力变化，定期与专业眼科医生沟通，确保孩子的视力问题得到及时诊治。同时，家长

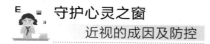
也需积极引导孩子养成良好的用眼习惯，如控制电子产品的使用时间、鼓励参与户外活动等。对于视力有问题的孩子，家长更应给予情感上的支持和心理上的疏导，帮助他们建立自信，面对生活中的挑战。

3. 家庭与学校的协同合作

家庭与学校在学生的视力保护和心理健康教育中应形成紧密的合作关系。家长可以与学校共同制订视力保护计划，确保学生在家和在校都能得到良好的视力管理。同时，双方应定期沟通学生的视力状况和心理健康状态，共同为学生的健康成长提供全方位的支持和保障。

五、结语

学生群体的视力问题及其心理健康影响是一个不容忽视的问题。我们需要从多个方面入手，采取有效的干预策略和方法，共同关注学生的视力保护和心理健康。学校和家庭应携手合作，共同承担起这一责任，为学生的全面发展和健康成长创造良好的条件。只有这样，我们才能培养出健康、快乐、自信的学生，为社会的未来发展贡献力量。

（陆人杰）

第三节　上班族的视力问题与心理压力

在快节奏的现代生活中，上班族面临着日益增加的心理压力和视力问题。长时间的工作、不良的生活习惯以及缺乏运动等因素都可能导致这些问题。本节旨在探讨上班族视力问题的特点、心理压力对视力的影响以及应对策略，帮助上班族更好地保护视力，缓解心理压力。

一、上班族视力问题的特点

1. 长时间用眼

上班族通常需要长时间面对电脑屏幕工作，导致眼睛长时间处于紧张状态，容易引发眼部疲劳、干眼等问题。此外，长时间盯着屏幕还可能导致近视度数增加，甚至引发青光眼等严重眼病。

2. 用眼姿势不当

很多上班族在工作时，坐姿不正确、电脑屏幕位置不合适，导致眼睛与屏幕的距离、角度不合适，长期下来会对视力造成不良影响。

3. 缺乏休息

由于工作繁忙，很多上班族长时间连续工作，缺乏必要的休息时间。长时间用眼会导致眼睛疲劳，影响视力。

4. 蓝光影响

现代办公设备如电脑、平板电脑和手机屏幕都会产生大量的蓝光。长时间暴露在蓝光下可能损伤视网膜，加速眼部疲劳和黄斑病变的发生。

5. 屏幕反射和眩光

电脑屏幕、玻璃窗户或其他表面的反射可能产生眩光，这不仅影响工作效率，还可能刺激眼睛，导致不适和视力下降。

6. 饮食不均衡

上班族往往因为工作繁忙而忽略饮食的重要性，可能导致营养不均衡，缺乏对眼睛健康至关重要的营养素，如维生素 A、维生素 C、维生素 E、锌和硒等。

7. 视力调节功能下降

长时间看近处物体，如电脑屏幕，可能导致睫状肌长期紧张，进而引起视力调节功能下降，即眼睛从看近处转到看远处时调节能力减弱。

8. 环境因素

办公环境中的空气质量、温度、湿度等环境因素也可能影响视

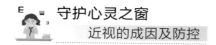
力健康。例如，空气质量差可能刺激眼睛，而湿度过高或过低都可能引起眼睛干涩。

9. 缺乏运动

很多上班族长时间坐着工作，缺乏运动，这不仅可能影响身体健康，还可能对视力造成负面影响。适当的运动有助于促进血液循环，包括眼部的血液循环，从而维护视力健康。

二、上班族与干眼

干眼，这一现代生活中愈发普遍的眼部问题，对于长时间面对电子屏幕的上班族来说，尤为常见。那么，究竟是什么原因导致了干眼的发生？我们又该如何预防呢？

1. 上班族易得干眼

长时间面对电子屏幕工作，使得上班族的眼睛长时间处于紧张状态，眨眼次数减少，眼表暴露增多，泪液蒸发过快，导致眼睛干涩不适。同时，干燥的办公环境也破坏了泪膜的稳定性，进一步加剧了干眼症状。此外，长时间配戴隐形眼镜，尤其是透氧性和透气性差的隐形眼镜，使得眼睛得不到泪液的滋润，易患干眼。同时，工作压力大导致的精神紧张和焦虑，以及不良的生活习惯，如不良的饮食习惯、缺乏户外活动、长期睡眠不足、长时间开车、滥用眼药水等，都是上班族易患干眼的危险因素。这些因素综合作用，使得上班族成为干眼的高发人群，需要引起足够的重视和预防。

2. 预防干眼的措施

（1）多眨眼：日常生活中，眨眼是一种自然的眼部保护机制。每当我们眨眼时，泪腺会分泌泪水，这些泪水会均匀分布在眼球表面，从而保持眼球的湿润。对于长时间使用电脑的上班族，工作时注意力高度集中，眨眼次数会不自觉地减少，这会导致眼球表面湿润度降低，容易引发干眼。因此，有意识地多眨眼是预防干眼的有效方法。每45分钟远眺5分钟，或者在工作间隙适时休息眼睛，都有助于增加眨眼次数，从而维持眼球表面的湿润。

（2）养成良好的用眼习惯：良好的用眼习惯对于预防干眼至关重要。首先，调整电脑屏幕亮度至适中水平，避免过亮或过暗对眼睛造成刺激。其次，放大屏幕字体，使阅读更加轻松，减少眼睛的负担。此外，确保屏幕与眼睛之间的距离和角度合适，避免长时间近距离用眼。这些措施不仅能减轻眼睛疲劳，还能有效预防干眼的发生。

（3）避免长时间配戴隐形眼镜：隐形眼镜虽然为现代人带来了便利，但长时间配戴却可能对眼睛造成不良影响。隐形眼镜覆盖在眼球表面，减少了泪液与眼球的接触面积，容易导致眼球表面湿润度降低。此外，一些隐形眼镜透氧性和透气性差，进一步加剧了眼睛的不适感。因此，上班族应尽量减少配戴隐形眼镜的时间，选择透气性好的产品，并定期更换。如果必须长时间配戴，可以考虑使用人工泪液来滋润眼睛，缓解干涩感。

（4）保持室内湿度：办公环境通常使用空调，气流大且空气湿度低，这种干燥环境容易破坏泪膜的稳定性，导致或加重干眼症状。为了保持室内湿度，上班族可以在办公桌上放置加湿器，增加空气中的水分含量。这样不仅能缓解眼睛干涩，还能为工作环境带来一丝舒适感。

（5）热敷眼睛：热敷是一种有效的缓解干眼的方法。对于每天使用电脑超过 4 小时的上班族来说，定期对眼睛进行热敷可以软化睑板腺分泌物，促进泪膜中脂质层的分泌与排出，从而增强泪膜的稳定性。可以用 42℃ 左右的热水浸泡毛巾后敷在眼睛上，或者直接使用热敷眼罩。热敷不仅能缓解眼睛疲劳和干涩感，还能促进眼部血液循环，对于预防干眼具有积极作用。

总之，干眼是上班族常见的眼部问题，但通过调整生活习惯和采取预防措施，我们可以有效降低其发生的风险。关注眼睛健康，让我们的工作生活更加美好。

三、心理压力对视力的影响

在快节奏的职场环境中，上班族每天都需要面对繁重的工作任

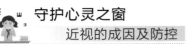
务和复杂的人际关系，这使得心理压力成为他们生活中不可忽视的一部分。然而，许多上班族可能没有意识到，这种心理压力不仅影响情绪和心理健康，还可能对视力造成潜在的威胁。

1. 眼睛疲劳

当上班族长时间盯着电脑屏幕工作时，眼睛需要不断地调节焦距以对焦到屏幕上的文字或图像。这种持续的对焦活动会使眼部肌肉长时间保持紧张状态，进而引发眼睛疲劳。眼睛疲劳不仅会导致视物模糊、眼睛干涩等不适症状，还可能加重近视、远视等视力问题。

2. 减少眨眼次数

正常情况下，人们眨眼的频率为每分钟 15～20 次，这有助于保持眼球表面的湿润和清洁。然而，当上班族处于紧张或焦虑状态时，他们可能会不自觉地减少眨眼次数，导致眼球表面湿润度降低，进而引发干眼等眼部问题。

3. 影响睡眠质量

由于工作压力大，许多上班族常常出现失眠、多梦等睡眠问题。长期睡眠不足不仅会导致眼睛疲劳难以恢复，还可能影响视网膜和视觉中枢的正常功能，进一步加剧视力问题。

四、上班族必备应对策略

在现代社会中，上班族面临着前所未有的工作压力，这不仅影响了他们的心理健康，还导致了"眼睛过劳死"等视力问题。这二者之间存在紧密的联系，因此，采取全方位的心理减压措施变得尤为重要。下面，我们将逐条扩展这些建议，帮助上班族有效缓解心理压力，呵护双眼。

1. 倾诉情感

倾诉是一种非常有效的压力释放方式。当您感到困扰、焦虑或不安时，与亲密的朋友、家人或专业的心理咨询师分享您的情感，寻求他们的支持和建议。这样做不仅可以让您获得情感上的解脱，还能帮助你更好地理解和处理自己的情绪。同时，倾诉也有助于增强您的社交联系，让您感到更加被理解和支持。

2. 开怀大笑

笑声是最好的心灵良药。当您感到压力重重时，尝试观看一些喜剧片、与幽默的朋友聚会或参与一些有趣的活动，让笑声充满您的生活。开怀大笑不仅有助于释放内心的压力，还能带来愉悦感和轻松感，让您的双眼和心灵得到放松和休息。

3. 音乐的力量

音乐是一种强大的疗愈工具。选择轻松、舒缓的音乐，让音乐的旋律渗透到您的心灵中。这可以帮助您放松身心，缓解紧张的情绪。如果您擅长演奏乐器，如钢琴或吉他，那么通过音乐来表达情感也是一个很好的选择。让音乐成为您生活中的一部分，为双眼和心灵带来宁静和平静。

4. 阅读的力量

阅读是一种简单而有效的减压方式。选择一本好书，找一个安静的地方，让自己沉浸在书的世界中。这不仅可以让您逃离现实的压力，还能拓宽您的知识面，带来乐趣和启发。同时，阅读也有助于减轻眼睛的疲劳感，让您的双眼得到休息和放松。

5. 重新评估

当面临挫折或错误时，不要过于自责或沮丧。相反，重新评估自己的行为和决策，从中吸取教训，并学会调整自己的心态。认识到每个人都会犯错，并接受自己的不完美。保持积极的心态和乐观的态度，这将使您更加坚韧和从容，面对工作和生活的挑战。

6. 保持善意和宽容

在人际交往中，保持善意和宽容是非常重要的。避免对他人抱有怨恨和挑剔的态度，而是尝试理解和接纳他人的不同。这样做不仅可以改善您的人际关系，减少负面情绪的影响，还能让您更加包容和宽容地对待自己。保持一颗善良和宽容的心，将为您的双眼和心灵带来和谐与平静。

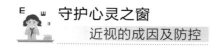
7. 降低期望值

过高的期望值和追求完美往往会导致过度的压力和焦虑。因此，学会降低期望值并保持灵活性是非常重要的。不要过分追求完美和争先，而是学会接受自己的不完美和局限性。给自己和他人留有余地，这将使您更加从容和自在。同时，保持灵活的态度也能帮助您更好地适应变化和应对挑战。

8. 避免不必要的压力和干扰

在忙碌的工作和生活中，很容易陷入无休止的压力和干扰中。因此，学会避免不必要的压力和干扰变得尤为重要。减少参与复杂和烦琐的活动，为自己留出一些私人空间和时间。学会在适当的时候保持沉默，倾听他人的故事同样可以减轻您的心理压力。保持内心的平静和宁静，为双眼和心灵提供舒适的休息场所。

五、结语

上班族应关注自己的视力问题和心理压力，采取积极的措施进行预防和应对。通过保持良好的用眼习惯、合理安排工作时间、保持良好的心理状态以及优化工作环境等方式，可以有效缓解视力问题和心理压力，提高工作效率和生活质量。同时，建议上班族定期进行眼科检查，及时发现并治疗视力问题，保护眼睛健康。

（陆人杰）

第四节 近视人群心理咨询和支持系统的重要性

随着现代生活节奏的加快和电子产品的普及，近视问题日益严重，不仅影响人们的日常生活和工作，还可能对个体的心理健康造成负面影响。因此，除了医学治疗外，心理咨询和支持系统在近视防控中也扮演着至关重要的角色。本节旨在探讨心理咨询在视力问题中的角色、支持系统的建立与完善以及实际案例的分享，以强调近视人群心理咨询与支持系统的重要性。

一、心理咨询在视力问题中的角色

心理咨询在视力问题中的角色是多方面的。需要明确的是，虽然心理问题可能对视力产生一定的影响，但这种影响是有限的，并不是所有心理问题都会导致视力问题。因此，心理咨询在视力问题中的角色并不是直接的"治疗"或"改善"视力，而是通过解决或缓解相关的心理问题，间接地改善或缓解视力问题。

在心理咨询的过程中，咨询师可能会通过以下方式来帮助解决视力问题：

1. 减轻压力和焦虑

心理咨询的一个重要目标是帮助个体减轻压力和焦虑。当个体处于长期的压力和焦虑状态时，可能会导致身体其他系统的正常运行受到影响，包括眼睛。心理咨询通过帮助个体建立应对压力和焦虑的健康策略，如放松训练、情绪管理等，有助于减轻眼睛的压力和疲劳，从而可能改善视力问题。

2. 纠正不良行为和生活方式

心理咨询也可以帮助个体纠正不良的行为和生活方式，这些行为和生活方式可能会对视力产生负面影响。例如，长时间盯着电脑或手机屏幕、不正确的阅读习惯等都可能对视力产生不良影响。心理咨询师可以通过教育和引导，帮助个体改变这些不良习惯，从而可能改善视力问题。

3. 提供心理支持

心理咨询还可以为个体提供心理支持，帮助他们更好地应对视力问题带来的困扰和不适。视力问题可能会给个体带来挫败感、焦虑、抑郁等负面情绪，心理咨询通过提供支持和理解，有助于个体更好地应对这些情绪，从而可能改善视力问题。

4. 促进积极应对

心理咨询通常包括教授个体积极应对技巧和策略，这些技巧对

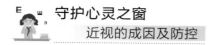
于管理视力问题至关重要。在面对视力问题时，保持积极态度至关重要。心理咨询可以帮助个体培养乐观的心态，看到问题的积极面，从而更有可能采取有效的行动来改善或管理视力问题。

5. 建立支持网络

心理咨询师可以帮助个体识别和建立适合自己的支持网络，包括家人、朋友、同事或其他专业人士。他们还可以教授个体如何有效地寻求和利用这些支持资源，以便在需要时获得帮助和支持。通过建立一个强大的支持网络，个体可以更好地应对视力问题带来的挑战，提高自己的生活质量和心理健康水平。

二、支持系统的建立与完善

1. 家庭支持

（1）视力关爱包内容：视力关爱包可以包含一系列与视力保健相关的物品。例如，护眼食品如蓝莓干、胡萝卜条等，这些食物富含维生素，有助于保护眼睛健康。此外，还可以包括视力保健手册，其中含有关于如何正确用眼、保护视力的实用指南。舒适的阅读灯也是关键，确保患者在阅读时能够拥有适宜的光线，减轻眼睛的负担。

（2）家庭互动游戏：为了促进家庭成员间的互动，可以选择一些视力要求不高的游戏。例如，拼图游戏可以锻炼患者的手眼协调能力，而桌游则可以让家庭成员围坐在一起，享受亲子或夫妻间的欢乐时光。这样的活动不仅有助于增进感情，还能让患者暂时忘记视力问题带来的困扰。

2. 学校与职场支持

（1）视力友好教室：在学校环境中，教室是学生学习的主要场所。因此，确保教室的照明条件良好至关重要。可以通过安装可调节亮度的灯具、保持窗帘清洁和透明等措施来改善教室光线。此外，调整课桌和椅子的高度也很重要，以确保学生的视线与书本保持适当的距离。为了缓解学生的眼部疲劳，还可以设置固定的休息时间，让学生在课间进行视力放松活动，如闭眼深呼吸、远眺等。

（2）视力舒适办公室：在职场环境中，员工需要长时间面对电脑工作。因此，提供舒适的办公环境对于保护员工视力至关重要。可以为员工配备可调节亮度的台灯，让他们根据自己的需要调整光线亮度。此外，还可以提供眼保健操的教程或视频，鼓励员工在工作间隙进行视力放松活动。同时，定期为员工提供视力检查服务也是必要的，以便及时发现和处理视力问题。

3. 社区支持

（1）视力健康角功能：在社区中心设立视力健康角，可以为社区居民提供一个集中了解视力保健知识、进行视力检查以及交流经验的场所。视力健康角可以配备专业的视力检查设备，由志愿者或专业人员提供免费的视力检查服务。此外，还可以放置一些关于视力保健的书籍和资料供居民翻阅学习。通过定期举办健康讲座和视力保健培训活动，可以提高居民对近视问题的认识并增强他们的自我保护意识。

（2）视力互助小组：视力互助小组是一个由近视居民组成的支持团体。在这个小组中，成员们可以相互分享自己的视力保健经验、交流使用框架眼镜或隐形眼镜的心得体会以及讨论如何应对视力问题带来的心理困扰。通过相互支持和鼓励，小组成员们可以更好地融入社会并减轻因视力问题而产生的孤独感和压力。

4. 专业机构支持

（1）视力心理热线服务：在专业机构中设立视力心理热线，可以为近视患者提供即时的心理咨询和支持服务。热线可以由经验丰富的心理咨询师或心理医生接听，他们可以为患者提供个性化的心理服务和指导。无论是关于如何调整心态面对视力问题还是关于如何处理因视力问题而产生的焦虑和自卑情绪，视力心理热线都能为患者提供及时有效的帮助。

（2）个性化心理服务：除了视力心理热线外，专业机构还可以提供个性化的心理服务。例如，认知行为疗法可以帮助患者改变消极的思维模式和行为习惯，从而以更积极的方式应对视力问题。社交技能训练则可以帮助患者提高沟通能力、增强自信心并更好地融入社会。根据每位患者的具体情况和需求，专业机构可以制订个性化的心理服务方案以确保患者能够得到最适合自己的帮助和支持。

三、心理咨询与支持的实际案例分享

案例一：小张是一名高中生，原本活泼开朗的她因为近视度数的不断增加而变得焦虑和自卑。她担心自己的视力问题会影响学业和未来的生活，每天都忧心忡忡。在一次学校的视力筛查中，小张得知学校为近视学生提供了心理咨询支持服务。她决定尝试一下，希望能找到应对视力问题的有效方法。心理咨询师通过与小张深入交流，了解到了她的困扰和担忧。咨询师耐心地引导小张学习正确的用眼方法，如定期休息、保持适当的阅读距离和良好的学习环境等。同时，咨询师还教授小张一些情绪管理技巧，如深呼吸、积极思考和放松训练等，帮助她缓解焦虑和自卑情绪。

在咨询师的鼓励和支持下，小张逐渐调整了学习状态，更加注重保护眼睛。她也开始参加一些视力保护活动，如眼保健操和户外活动等。随着时间的推移，小张的视力问题得到了有效控制，她的焦虑和自卑情绪也得到了明显缓解。更重要的是，小张重新找回了自信和快乐，她的成绩也有所提升，重新回到了班级的前列。

案例二：小李是一名资深的程序员，长时间面对电脑工作导致他的视力严重下降。他开始感到眼睛疲劳、干涩和模糊，这严重影响了他的工作和生活质量。在公司的支持下，小李参加了视力保护培训和心理咨询活动。在视力保护培训中，小李学习了如何正确使用电脑、如何调整屏幕亮度和对比度，以及定期进行视力检查等知识。同时，心理咨询师针对小李的工作特点，教授了他一些有效的放松方法和应对压力的策略。例如，通过定时休息、进行眼部按摩和使用护眼产品等方式来缓解眼睛疲劳；通过积极寻求同事的支持和合作、调整工作计划和任务分配等方式来减轻工作压力。

在培训和心理咨询的双重帮助下，小李的视力问题得到了显著改善。他也逐渐学会了如何在紧张的工作中保持平衡和放松，提高了自己的工作效率和生活质量。小李深感公司对员工的关爱和支持，他更加珍惜这份工作，也更有动力为公司的发展贡献自己的力量。

案例三：小王是一位社交达人，然而近视问题却让他在社交场合感到不便。他常常看不清别人的表情和动作而误解对方的意思，导致沟通不畅和尴尬局面。这让小王感到很困扰，他开始寻求心理咨询师的帮助。心理咨询师针对小王的视力问题，为他提供了社交技能训练的指导。首先，咨询师教授了小王一些非语言沟通技巧，如通过观察对方的肢体语言、面部表情和声音语调来理解对方的情感和需求。其次，咨询师还帮助小王调整了沟通策略，让他更加自信和从容地面对社交场合。

在咨询师的指导下，小王逐渐克服了因视力问题带来的社交障碍。他学会了如何与他人建立良好的互动关系，如何在沟通中表达自己的情感和需求，并成功地解决了许多之前困扰他的沟通问题。小王感到自己的社交能力得到了很大的提升，他也更加自信和开朗地面对生活中的各种挑战。

案例四：小陈是一位年轻的艺术家，视力下降对他来说无疑是一个巨大的打击。绘画需要精细的视觉和长时间的专注，而小陈的近视问题让他难以保持清晰的视线，严重影响了他的创作。面对这一挑战，小陈决定寻求心理咨询师的帮助。心理咨询师首先通过情绪管理技巧，帮助小陈接受并适应这一视力变化。他们一起探索了如何通过放松训练、情绪表达和积极的自我对话来缓解焦虑和沮丧情绪。

在心理调适的基础上，心理咨询师进一步引导小陈进行认知行为疗法。他们一起重新评估了小陈的视力问题，并建立了更积极的应对策略。例如，小陈开始尝试使用放大镜来辅助绘画，同时也调整了绘画的角度和光线，以减少眼睛的疲劳。此外，心理咨询师还为小陈提供了社交技能训练的指导。尽管视力下降，但小陈仍然希望能够与同行和其他艺术家保持良好的交流。通过训练，小陈学会了如何在社交场合中更加自信地表达自己，同时也通过倾听他人的经验和建议来丰富自己的创作灵感。最后，心理咨询师还教授了小陈一些自我管理与生活技能。他们一起制订了合理的用眼计划，包括定期休息、调整绘画时间等，以保护小陈的眼睛健康。同时，小陈也学会了如何适应视力下降带来的挑战，例如通过触摸和感知来弥补视觉上的不足。

随着时间的推移，小陈的视力虽然仍然存在问题，但他的心态和创作状态都有了明显的改善。他学会了如何在视力下降的情况下保持积极的心态，并继续追求自己的艺术梦想。

这些案例进一步展示了心理咨询与支持系统在近视防控中的重要作用。通过专业的心理咨询和支持服务，近视人群可以更好地应对视力问题带来的心理困扰和挑战，提高生活质量并重新找回自信和快乐。同时，这些案例也强调了社会对近视问题的关注和重视，为更多近视人群提供了帮助和支持的可能性。这些案例表明，心理咨询与支持系统在近视防控中发挥着重要作用。通过心理咨询和支持，近视人群可以更好地应对视力问题带来的心理困扰，提高生活质量。

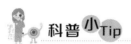 科普小Tip

视力矫正手术对心理健康有影响吗？

视力矫正手术可能对心理健康产生一定的影响。一方面，手术成功可以显著提高患者的生活质量，减轻因视力问题带来的心理压力和焦虑情绪；另一方面，手术本身和术后的恢复期也可能给患者带来一定的心理压力。因此，在考虑进行视力矫正手术前，患者应该充分了解手术的风险和效果，做好心理准备，并在必要时寻求心理咨询师的帮助。

四、结语

近视问题不仅影响个体的生理健康，还可能对心理健康造成负面影响。心理咨询与支持系统在近视防控中具有重要地位。通过心理咨询的帮助和支持系统的完善，我们可以帮助近视人群更好地应对视力问题带来的心理困扰，提高他们的生活质量。因此，我们应该重视心理咨询与支持系统在近视防控中的作用，为近视人群提供全面的支持和帮助。

（陆人杰）

第五节　近视人群个体差异与心理问题的关系及应对策略

近视，作为当代社会普遍存在的视力问题，不仅影响了个体的日常生活和工作学习，还在一定程度上与心理问题密切相关。不同个体在面对视力问题时，其心理反应存在着显著的差异。本节将探讨近视人群个体差异与心理问题的关系，分析影响个体差异的因素，并提出相应的应对策略。

一、近视人群心理反应差异

近视人群在心理反应具有个体差异性，了解这些差异有助于我们更好地理解近视人群的心理需求，为他们提供更有针对性的支持和帮助。同时，对于个体而言，认识到自己在这些方面的差异也有助于更好地应对近视问题带来的挑战。

1. 认知差异

面对近视问题，不同个体在认知上存在显著的差异，这种差异源于他们对近视问题的理解、看法和解释。

（1）积极认知者：这部分人通常认为近视是一种可以通过矫正和

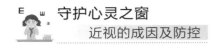
适应来克服的视力问题。他们可能相信现代医学和科技发展，认为近视不会成为他们生活或工作的障碍。他们可能会主动寻找解决办法，如配戴框架眼镜或隐形眼镜、考虑手术矫正等。

（2）消极认知者：有些人可能认为近视是一种无法逆转的劣势，他们可能觉得近视是永久的缺陷，会严重影响他们的生活质量。这种消极的认知可能会导致他们在面对近视问题时感到沮丧和无助。

这种认知差异会影响个体对近视问题的应对方式，以及他们在生活中的决策和行为。

2. 情绪反应差异

情绪反应是个体对近视问题最直接的心理反应。

（1）焦虑与自卑：一些人可能会因为近视而感到焦虑或自卑。他们可能担心自己的视力问题会影响他人的看法和评价，特别是在需要清晰视力的社交场合，如运动、跳舞等。这种担忧可能会导致他们避免参与这些活动，或者在这些活动中感到不自在。

（2）积极应对与自我接纳：有些人可能会选择以积极的心态和社交技巧来应对近视带来的挑战。他们可能认为近视只是生活的一部分，不应该成为自我价值的衡量标准。这些人可能会通过自我接纳和积极的社交技巧来克服因近视而产生的焦虑或自卑情绪。

3. 行为反应差异

面对近视问题，个体的行为反应也会有所不同。

（1）积极寻求解决方案：一些人可能会积极寻求治疗方法，如定期进行眼科检查、配戴框架眼镜或隐形眼镜、考虑手术矫正等。他们可能还会调整自己的生活习惯，如减少长时间使用电子设备、保持正确的读写姿势等，以减轻近视带来的不便。

（2）逃避或忽视：一些人可能会选择逃避或忽视近视问题。他们可能不愿意接受视力下降的事实，或者觉得治疗近视太麻烦或成本太高。这种逃避或忽视的态度可能会导致视力问题进一步恶化。

4. 适应策略差异

适应策略是指个体在面对近视问题时采取的应对策略。

（1）快速适应者：一些人可能会迅速调整自己的生活方式来适应视力下降的情况。他们可能会主动寻求信息，了解如何配戴框架眼镜或隐形眼镜，或者如何调整生活习惯来减少近视对生活的影响。这些人通常能够较快地适应新的视觉环境。

（2）缓慢适应者：一些人可能会经历较长时间的适应期。他们可能需要更长的时间来接受视力下降的事实，也可能在调整生活习惯或寻找解决办法时感到困惑、无助或挫败。这些人可能需要更多的支持和帮助来应对近视问题。

5. 心理韧性的差异

心理韧性是指个体在面对压力、逆境或挑战时能够迅速恢复和适应的能力。在近视人群中，心理韧性的差异也会影响他们应对近视问题的方式。

（1）心理韧性强者：一些心理韧性较强的人可能更容易接受视力问题，他们可能会将其视为生活的一部分，而不是自我价值的衡量标准。这些人可能会积极寻找解决方案，并保持良好的心理状态。他们通常能够较快地从视力下降带来的困扰中恢复过来，并继续保持积极的生活态度。

（2）心理韧性弱者：心理韧性较弱的人可能会在面对视力问题时感到更加沮丧、无助和焦虑。他们可能会过度关注自己的视力问题，忽视其他方面的优点和成就。这些人可能需要更多的心理支持和帮助来应对近视问题带来的心理困扰。

6. 自我认同和身体意象的影响

近视问题可能对个体的自我认同和身体意象产生影响。

（1）自我认同的调整：一些人可能会通过调整自我认同来应对近视问题。他们可能会将近视视为自己个性或生活方式的一部分，而不是将其视为自我价值的衡量标准。这些人可能会更加关注自己的内在品质和能力，而不是过分关注外在形象。

（2）身体意象的改变：一些人可能会将近视视为自己身体的一部分，认为它影响了自己的外貌和形象。他们可能会对自己的外貌感

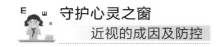
到不满意，甚至产生自卑感。这种影响可能导致个体在社交场合中感到不自在，担心自己的视力问题会影响他人的看法和评价。

7. 对未来的担忧和不确定性

近视问题可能对个体的未来产生不确定性和担忧。

（1）职业和学业发展：一些人可能会担心近视影响自己的职业和学业发展。他们可能认为某些职业或学科需要清晰的视力，而自己的视力问题可能会成为障碍。这种担忧可能会导致个体在选择职业或学科时产生犹豫或焦虑。

（2）社交关系：近视问题也可能影响个体的社交关系。一些人可能会担心自己的视力问题影响与他人的交流和互动，特别是在需要清晰视力的社交场合中。这种担忧可能会导致个体在社交场合中感到不自在或避免参与这些活动。

二、个体差异影响因素分析

近视不仅仅是眼睛的一种生理状况，更是一种涉及多个层面的心理体验。从个人特质到社会环境，再到文化背景和社会支持，每一个因素都在塑造着近视患者的心理反应。理解这些影响因素，不仅有助于我们更全面地认识近视问题，还能为近视患者提供更有针对性的心理支持和治疗策略。

1. 个人特质的影响

个人特质是决定近视患者心理反应多样性的核心要素。每个人的性格特征、自我认知和价值观都在很大程度上塑造了他们如何看待和处理视力问题。例如，乐观的人可能将近视视为生活中的一个小挑战，而悲观的人则可能将其视为无法逾越的障碍。这种差异不仅影响了他们的情绪反应，还影响了他们寻求治疗和适应新视力的意愿。

2. 社会环境的作用

社会环境对近视患者的心理反应同样具有显著影响。公众对视力的普遍看法、家庭氛围和教育背景等外部因素，都在潜移默化地塑造着个体的心态。若公众对近视持负面态度，患者可能会感到更加压抑；而一个理解和支持的家庭环境，则有助于患者更积极地面对视力问题。

3. 健康状况的考量

个体的整体健康状况是影响其面对近视问题心理反应的另一个重要因素。当患有其他慢性疾病或伴有身体残疾时，近视可能只是众多健康问题中的一个，但它可能会加剧患者的不适感，进而影响其心理状态。在这种情况下，患者可能需要更多的心理支持和医疗关怀来应对多重健康挑战。

4. 文化背景的考量

文化背景也是影响近视患者心理反应不可忽视的因素。不同文化对视力障碍的看法、接纳程度以及相关的社会习俗，都会对个体产生不同的心理影响。在某些文化中，视力可能被视为智慧或能力的象征，因此近视可能会被赋予更多的社会意义，从而影响患者的自我认同和情绪状态。

5. 社会支持的重要性

社会支持对于近视患者来说也是非常重要的影响因素。来自家庭、朋友、医疗工作者和社区的支持，可以帮助患者更好地应对视力问题带来的挑战，减少心理压力，增强他们的适应能力和生活质量。缺乏社会支持可能会使患者在面对视力问题时感到孤立无助，进一步加剧其心理困扰。

6. 信息获取的渠道和质量

个体获取近视相关信息的渠道和质量也会对其心理反应产生影响。从可靠和权威的渠道获取准确、全面的信息，有助于患者更好地理解和应对近视问题，减轻不必要的担忧和焦虑。相反，如果信息来源不可靠或信息本身存在误导，可能会导致患者产生错误的认知，进一步加剧其心理困扰。

三、个体差异的应对策略

在近视防控工作中，面对不同个体的心理反应差异，我们需要

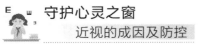
采取一系列针对性的应对策略，以确保每位近视患者都能得到恰当的支持和治疗。

1. 个性化心理干预

针对每位患者的独特性格、认知方式和情绪状态，提供个性化的心理干预措施是至关重要的。对于持有消极态度的患者，可以通过心理咨询、认知行为疗法等方式，帮助他们调整心态，建立积极的生活态度。而对于那些存在社交障碍的患者，则可以通过社交技能训练、团体心理辅导等手段，提升他们的社交能力，使他们更好地融入社会。

2. 综合治疗方案

在制订治疗方案时，需要根据患者的具体情况进行综合考虑。这包括选择合适的矫正方法，如配戴框架眼镜或隐形眼镜、进行手术等；改善生活习惯，如减少长时间使用电子设备、保持正确的读写姿势等；进行必要的康复训练，如视觉训练、眼保健操等。通过综合施策，可以更有效地控制近视的发展，提高患者的生活质量。

3. 社会支持体系

建立健全的社会支持体系对于缓解近视人群的心理压力具有重要意义。我们需要提供便捷的医疗服务，普及近视防治知识，营造包容的社会氛围。同时，家庭和学校也应给予近视人群更多的关心和支持，帮助他们更好地应对视力问题带来的挑战。这种全方位的支持可以帮助患者增强信心，积极面对生活。

4. 自我管理与教育

除了外部支持外，近视人群自身也应积极参与自我管理和教育。通过了解近视的相关知识、掌握正确的用眼方法、定期进行视力检查等措施，可以有效延缓近视的发展并减轻其带来的心理负担。此外，积极参与户外活动、保持良好的作息习惯等也有助于提升个体的整体健康水平。只有患者自身也积极投入到近视防控工作中来，我们才能取得更好的效果。

5. 定期监测与及时调整

对于近视患者来说，定期监测和调整治疗方案是非常重要的。

通过定期的视力检查和评估，可以及时了解患者的近视发展情况，并根据需要调整和优化治疗方案。同时，需要密切关注患者的心理反应和情绪状态，及时调整心理干预措施，确保患者能够保持良好的心态和积极的生活态度。

四、结语

近视人群在面对视力问题时存在显著的个体差异和心理反应差异。这些差异受到个人特质、社会环境和健康状况等多种因素的影响。为了有效应对这些差异，我们需要采取个性化的心理干预措施、制订综合治疗方案、建立社会支持体系以及促进自我管理与教育。通过这些措施的实施，可以帮助近视人群更好地应对视力问题带来的挑战并提升他们的心理健康水平。

（陆人杰）

第六节　近视学生和上班族心理健康的维护

在繁忙的现代社会中，近视的学生和上班族面临着巨大的学业与工作压力，这些压力常常伴随着心理健康的挑战。因此，为他们提供心理健康的维护方法，以及视力与心理健康的协同促进策略，显得尤为重要。

一、心理健康的守护策略

1. 心理韧性的培养

心理韧性是指个体在面对逆境、压力或创伤时，能够迅速恢复和适应的能力。心理韧性是学生和上班族应对学业、工作压力的关键。为了培养心理韧性，可以尝试以下方法：

（1）保持乐观态度：积极看待生活中的挑战和困难，相信自己有能力克服它们。遇到问题时，试着从积极的角度去思考，寻找解决

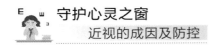
方案。

（2）寻求社会支持：与家人、朋友或同事保持良好的沟通，分享自己的感受和困扰。他们的理解和支持可以帮助您更好地应对压力。

（3）参与锻炼：定期参加体育活动或锻炼，不仅可以提高身体素质，还有助于释放压力、改善心情。运动可以促使身体释放内啡肽等快乐激素，提升情绪状态。

2. 情绪管理的艺术

情绪管理对于维护心理健康至关重要。以下是一些实用的情绪管理技巧：

（1）深呼吸与冥想：当感到紧张或焦虑时，尝试进行深呼吸。深呼吸有助于放松身心，减轻紧张感。冥想也是一种有效的放松方法，通过集中注意力、观察呼吸等方式，帮助您平静下来。

（2）积极思维：培养积极的思维模式，关注问题的解决方案而不是困难本身。试着从每个困境中寻找积极的一面，这有助于提升情绪状态。

（3）情绪表达与沟通：学会适当地表达自己的情绪，与家人、朋友或同事沟通。通过分享感受，您可以得到他们的理解和支持，同时也有助于缓解负面情绪。

3. 健康生活习惯的塑造

健康的生活习惯对于维护心理健康具有重要作用。以下是一些建议：

（1）规律作息：保持每天固定的作息时间，确保充足的睡眠。良好的睡眠有助于恢复精力、提高情绪稳定性。

（2）均衡饮食：保持均衡的饮食，摄入足够的营养物质。避免过度摄入咖啡因、糖分等刺激性物质，它们可能会导致情绪波动。

（3）适度运动：定期进行适度的运动，如散步、跑步、游泳等。运动有助于释放压力、提高心情，并促进身体健康。

4. 兴趣爱好的滋养

参与自己感兴趣的活动，不仅可以丰富生活，还可以帮助个体在忙碌的学习和工作中找到乐趣和成就感，从而缓解压力，提升幸福感。以下是一些建议：

（1）发掘兴趣爱好：尝试不同的活动或课程，找到真正感兴趣的事情。这可以是绘画、音乐、阅读、摄影等任何您喜欢的领域。

（2）投入时间与精力：一旦找到感兴趣的活动，投入足够的时间和精力去学习和实践。通过不断的努力和探索，您可以在这个领域取得成就，并获得满足感。

（3）分享与交流：与志同道合的人分享您的兴趣爱好和成果。加入相关的社交团体或组织，与他们交流经验和技巧。这不仅有助于扩大社交圈子，还能让您更加享受这个过程。

5. 专业帮助的寻求

当遇到难以应对的心理问题时，不要害怕寻求专业帮助。心理咨询师、心理医生等专业人士可以提供有效的支持和指导，帮助您走出困境。以下是一些建议：

（1）认识专业帮助的重要性：了解专业帮助对于解决心理问题的重要性。有时候，自己可能无法完全应对一些困扰，而专业人士可以提供专业的指导和支持。

（2）寻找合适的心理咨询师：通过搜索在线平台、咨询机构或向朋友和家人寻求推荐，找到一位经验丰富的心理咨询师或心理医生。确保他们具有相关的专业资质和认证。

（3）积极参与治疗过程：一旦找到合适的心理咨询师，积极参与治疗过程。诚实地表达您的感受和问题，按照他们的建议进行治疗。同时，也要保持耐心和信心，相信治疗会带来积极的变化。

二、视力与心理健康的协同提升

视力与心理健康的协同提升是一个综合性的过程，它涉及我们的生活方式、工作环境、社交关系以及个人心理等多个方面。下面，我们将进一步扩展这一主题，探讨如何在实际生活中协同提升视力和心理健康。

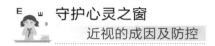
1. 从日常生活的细节做起

保持正确的读写姿势，避免长时间低头或过度用眼；合理安排学习和工作时间，定时休息，避免眼睛疲劳；选择合适的照明环境，避免过强或过弱的光线对眼睛造成刺激。同时，定期进行眼部检查，及时发现并治疗各种眼部疾病，也是保护眼睛的重要措施。此外，还应该注意营养摄入，保证眼睛所需的营养物质。多吃富含维生素 A、维生素 C 和维生素 E 的食物，如胡萝卜、菠菜、鸡蛋等，有助于保护视网膜和角膜健康；适量摄入含有 Omega－3 脂肪酸的食物，如鱼类、坚果等，有助于改善眼部血液循环，缓解眼睛疲劳。

2. 关注心理健康

首先，保持积极的生活态度非常重要。我们应该学会欣赏生活中的美好事物，关注自己的成长和进步，避免过于消极或沮丧的情绪。其次，学会应对压力和挫折也是提升心理健康的关键。我们可以通过运动、冥想、音乐等方式来放松心情，减轻压力；同时，积极寻求解决问题的方法，勇敢面对挑战，增强心理韧性。最后，培养良好的人际关系也是提升心理健康的重要途径。我们应该学会倾听他人的想法和感受，尊重他人的差异，建立良好的沟通机制；积极参与社交活动，拓展社交圈子，增强归属感和支持感。

3. 关注心理健康的专业支持

如果我们在心理方面遇到了困难或问题，可以寻求专业的心理咨询或治疗。通过专业的帮助和指导，我们可以更好地解决心理问题，提升心理健康水平。

协同提升视力和心理健康是一个需要我们在多个方面做出努力的过程。通过保护眼睛、保持良好的视力，以及关注心理健康、提升情绪和精神状态，我们可以更好地享受生活，提高生活质量。同时，我们也应该关注专业支持的重要性，及时寻求帮助和指导，共同推动视力和心理健康的协同发展。

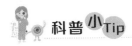

面对视力和心理健康问题，我们应该如何积极应对？

　　面对视力和心理健康问题，我们应该采取积极的应对策略。首先，不要忽视这些问题，及时寻求专业的医疗和心理咨询帮助。其次，保持良好的生活习惯，包括合理的饮食、充足的睡眠和适当的运动，这些都有助于改善视力和心理健康。最后，学会放松自己，减轻心理压力，例如通过冥想、呼吸练习、与朋友交流等方式来缓解紧张情绪。最重要的是要保持积极乐观的心态，相信自己能够克服困难并恢复健康。

三、结语

　　维护近视学生和上班族的心理健康是一项至关重要的任务。对于近视学生，除了关注他们的眼睛健康，还需注重情感支持和心理健康教育，帮助他们建立自信，应对学习和生活中的挑战。对于上班族，要培养良好的职业心态，学会应对工作中的压力，并寻求专业帮助以应对心理问题。只有综合考虑身心健康，我们才能在学习和工作中保持最佳状态，创造更美好的未来。

（陆人杰）

第七节　近视人群心理健康
教育的普及与推广策略探讨

　　随着现代社会生活节奏的加快，近视问题日益严重，尤其是近视学生和上班族。与此同时，近视人群的心理健康问题也逐渐凸显。他们不仅要面对视力下降带来的生活不便，还可能因为视力问题产

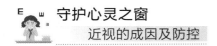
生自卑、焦虑等心理困扰。因此，普及和推广近视人群的心理健康教育显得尤为迫切。

一、心理健康教育的现状与挑战

随着社会的快速发展和生活节奏的加快，近视心理健康问题日益凸显，而心理健康教育在预防和解决这些问题中发挥着至关重要的作用。然而，当前心理健康教育面临着多重挑战，这些挑战不仅影响了心理健康教育的普及和推广，也制约了其在实际应用中的效果。以下是对当前心理健康教育现状及其所面临挑战的深入分析。

1. 服务的不均衡性

地域差异：地域差异对心理健康教育服务的普及和可获得性产生了显著影响。在一些偏远的农村地区或经济欠发达的地区，由于资金、人力资源和基础设施的缺乏，心理健康教育资源可能严重匮乏。这意味着在这些地方的近视学生或上班族，当他们面临心理健康问题时，可能无法得到及时有效的支持和帮助。

城乡差异：城市与农村或小镇之间的心理健康教育资源也存在显著的差异。城市地区通常因为经济更为发达、人口更为密集，而拥有更多的心理健康教育机构和专业人员。这使得城市居民在需要心理健康服务时，更容易找到合适的专业机构和人员。相比之下，农村或小镇地区的心理健康教育资源则相对匮乏，往往只能依靠有限的本地资源来应对心理健康问题。

2. 服务可及性问题

即使在一些相对发达的地区，心理健康教育服务的可及性仍然是一个挑战。这主要是宣传不足、信息不畅以及社会认知度低等导致的。很多人可能不知道心理健康问题的严重性，也不知道如何寻求帮助。此外，一些地区可能由于交通不便、时间成本高昂或经济负担过重等，近视学生或上班族难以获得所需的心理健康教育服务。

3. 心理健康教育人员的短缺

专业的心理健康教育人员是提供有效服务的关键。然而，目前心理健康教育领域面临着严重的人员短缺问题。这主要是专业培养不足、职业吸引力低以及社会认可度不高等导致的。因此，即使有人寻求心理健康教育服务，也可能因为等待时间过长或找不到合适的专业人员而得不到及时的服务。这对于近视学生或上班族来说，尤其是一个严重的问题，因为他们可能更需要专业人员的指导和支持。

4. 文化差异和偏见

文化差异和偏见也是影响心理健康教育普及和推广的重要因素。在一些文化中，心理健康问题可能被视为"弱点"或"耻辱"，导致人们不愿公开讨论或寻求帮助。这种偏见和歧视可能进一步加剧近视人群的心理健康问题，使他们更加孤立和无助。此外，不同的文化对心理健康的理解和认知也可能存在差异，这可能导致心理健康教育服务在内容和方式上缺乏针对性和有效性。

5. 技术更新和教育创新的需求

随着科技的发展，新的教育方法和手段不断涌现，为心理健康教育提供了新的机遇和挑战。然而，当前的心理健康教育体系可能未能充分利用这些新技术和方法，导致服务效率和质量不高。例如，互联网和移动设备的普及为远程教育和在线咨询提供了可能性，但很多地区可能还没有充分利用这些技术来扩大心理健康教育的覆盖面和影响力。此外，教育创新也是必要的，因为传统的教育方法可能无法完全满足现代社会的需求和学生的特点。因此，我们需要不断探索和尝试新的教育方法和手段，以提高心理健康教育的效果和影响力。

二、推广近视心理健康教育的有效策略

1. 建立专业心理健康教育平台

（1）线上平台构建：针对近视人群，可以建立一个专门的在线心理健康教育平台。这个平台可以提供心理健康知识的普及、在线心理测试和评估、线上心理咨询和辅导等服务。通过线上平台，近视

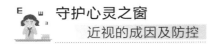
人群可以更加便捷地获取心理健康教育资源，及时了解自己的心理状况，并得到专业的指导。

（2）线下服务网络：除了线上平台，还需要建立线下服务网络，如心理健康咨询中心、心理健康热线等。这些线下服务可以为近视人群提供更加直接和个性化的心理健康服务，如面对面的心理咨询、心理治疗等。

2. 加强宣传教育

（1）媒体宣传：利用电视、广播、报纸等传统媒体以及社交媒体、短视频平台等新媒体，广泛宣传近视与心理健康的关系，提高公众对此问题的认识。可以制作和播放相关的教育片、公益广告等，以吸引更多人的关注。

（2）教育培训：组织专家学者、心理医生等开展面向学校、社区、企事业单位的教育培训活动，教授近视人群如何正确看待和处理心理健康问题，提升他们的心理健康素养。

3. 整合学校、社区资源

（1）学校心理健康教育：将心理健康教育纳入学校课程体系，设置专门的心理健康教育课程，培养学生的心理健康意识。同时，学校可以定期组织心理健康讲座、心理剧表演等活动，营造关注心理健康的校园氛围。

（2）社区心理健康服务：利用社区资源开展心理健康服务，如设立心理健康咨询点、开展心理健康讲座和培训等。社区还可以与当地的医疗机构、心理机构等合作，为近视人群提供更加专业的心理健康服务。

（3）跨部门合作：政府、教育部门、卫生部门等应加强合作，共同制定和推广近视心理健康教育的政策和措施。同时，可以与其他社会组织、企业等合作，共同开展心理健康教育和服务项目。

4. 鼓励社会参与

（1）社会组织和企业的支持：鼓励和支持社会组织和企业参与近视心理健康教育的推广和普及工作。他们可以通过提供资金支持、志愿者服务等方式，帮助扩大心理健康教育的覆盖面和影响力。

（2）家庭和个人的参与：加强家庭和个人对近视心理健康教育的认识和重视。家庭可以给予近视人群更多的关心和支持，帮助他们建立良好的心理状态。个人也应该积极学习和了解心理健康知识，提高自己的心理健康素养。

5. 创新教育方法和手段

（1）互动式教育：采用互动式教育方法，如角色扮演、小组讨论等，增强近视人群对心理健康教育的参与度和体验感。

（2）利用技术手段：利用虚拟现实、增强现实等技术手段，为近视人群提供更加生动、形象的心理健康教育体验。同时，也可以开发相关的手机应用、在线课程等，方便近视人群随时随地学习和了解心理健康知识。

因此，推广近视心理健康教育的有效策略需要多方面的共同努力和配合。通过建立专业心理健康教育平台、加强宣传教育、整合学校社区资源、鼓励社会参与以及创新教育方法和手段等措施的实施，我们可以更好地普及和推广近视心理健康教育，提高近视人群的心理健康水平。

三、拓宽视野：跨领域合作与资源整合的实践

在近视问题日益凸显的当下，单一的心理健康教育模式已难以满足广泛而复杂的需求。为了更有效地提升近视人群的心理健康水平，我们必须拓宽视野，探索跨领域合作与资源整合的新路径。这种探索不仅是对传统教育模式的挑战，更是对全社会共同参与、共同努力的呼唤。在这段探索之旅中，医教结合、社会力量汇聚以及资源整合将成为我们前行的三大支柱。

1. 医教携手，共创健康未来

随着医学与教育的深度融合，医教结合模式逐渐成为近视人群心理健康教育的新路径。医疗机构、学校与社区应携手合作，共同为近视人群提供科学、系统的心理健康教育。医疗机构提供专业的

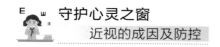
医学指导，学校与社区则发挥其教育和宣传优势，共同营造关爱心理健康的良好氛围。这种合作模式不仅有助于近视人群及时了解自身状况，更能为他们提供针对性的心理支持和干预。

2. 汇聚社会力量，共筑健康防线

心理健康教育的推广离不开社会各界的共同参与。企业应积极履行社会责任，通过资金、技术等方式支持心理健康教育项目。公益组织则可以发挥其组织优势，发起各类公益活动，提高公众对心理健康的认知和重视。这种多元化的投入机制不仅能够为心理健康教育提供充足的资源保障，还能形成全社会共同关注心理健康的良好局面。

3. 整合资源，优化配置，共谋发展

资源的高效利用是实现心理健康教育可持续发展的关键。各方应打破壁垒，整合心理健康教育资源，建立资源共享机制。这包括硬件设施、师资力量、教育内容等多方面的资源，通过整合和优化配置，避免资源浪费和重复建设。同时，还可以促进不同领域之间的交流与合作，共同推动心理健康教育事业的蓬勃发展。

四、近视心理健康教育的长远规划与展望

为了全面提升近视人群的心理健康水平，我们需要制订并实施一套系统、全面的长远规划。这一规划不仅关乎个体的福祉，更是对整个社会健康发展的深切关怀。从普及近视与心理健康知识，到建立跨学科合作机制，再到加强师资培养、构建支持体系、推动科技创新与应用，以及倡导健康生活方式，我们需逐步展开这一规划的具体内容。

1. 普及近视与心理健康知识

为了提升近视人群的心理健康水平，首先需要让大众了解近视与心理健康的紧密联系。这意味着我们需要从源头出发，通过各种渠道普及相关知识。学校可以开设相关课程，让学生了解近视的成因、危害以及如何调整心态面对近视。社区可以组织讲座和研讨会，

邀请医学和心理学专家为居民们详细解释近视对心理健康的潜在影响，以及应对策略。此外，媒体如电视、广播、报纸、互联网等也可以发挥巨大作用，广泛传播近视与心理健康的相关知识，确保信息能够覆盖到各个年龄段和社会群体。

2. 建立跨学科合作机制

近视心理健康教育不仅仅是一个单一领域的任务，它需要医学、教育学、心理学等多个领域的专家共同参与。因此，我们需要建立跨学科的合作机制，促进各领域之间的深入交流和协作。这种合作可以包括共同研发教育方案、开展实证研究、分享资源和经验等。通过跨学科的合作，我们可以更加全面地了解近视人群的心理健康需求，为他们提供更加科学、有效的心理健康教育。

3. 加强心理健康教育师资培养

专业的心理健康教育师资是实施近视心理健康教育的重要力量。我们需要加强对这些师资的培养和选拔，确保他们具备跨学科的知识和技能，能够针对近视人群的特点提供个性化的心理健康教育。这包括提供系统的培训课程、建立实践基地、鼓励参与研究等方式。同时，还要加强对师资的继续教育和培训，不断提升他们的专业素养和教育能力，确保他们能够适应不断变化的教育需求。

4. 构建心理健康教育支持体系

为了保障近视心理健康教育的顺利实施，我们需要构建完善的教育支持体系。这包括制定相关政策和法规，为教育提供稳定的经费保障；建立心理健康教育评估与反馈机制，定期评估教育的效果，及时发现问题并进行调整；加强与家庭、学校、社区等社会各界的合作与沟通，共同营造有利于近视人群心理健康成长的社会环境。此外，还可以建立心理健康教育资源库，提供丰富的教学材料和案例，为教育工作者提供有力支持。

5. 推动科技创新与应用

随着科技的快速发展，我们可以利用先进的技术手段来提升近视心理健康教育的效果。例如，通过大数据和人工智能等技术手段，

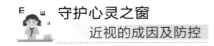
我们可以分析近视人群的心理特点和需求，为他们提供更加精准、个性化的心理健康教育服务。此外，还可以利用虚拟现实、增强现实等技术手段来创新教育方式和方法，提高教育的趣味性和互动性。这些科技创新不仅可以增强教育的吸引力，还可以提高教育的效果和质量。

6. 倡导健康生活方式

近视与不良的生活习惯密切相关。因此，在近视心理健康教育中，我们还要倡导健康的生活方式。这包括教育引导近视人群养成正确的用眼习惯，如保持适当的用眼距离、控制用眼时间等；鼓励参加适当的体育锻炼，促进眼部血液循环和新陈代谢；保持良好的作息习惯，保证充足的睡眠时间等。通过倡导健康生活方式，我们可以从源头上预防近视的发生和发展，同时也有助于提升近视人群的心理健康水平。

五、结语

近视人群心理健康教育的普及与推广是一项长期而艰巨的任务。我们需要从多个层面出发，采取综合措施，共同推动心理健康教育事业的发展。只有这样，我们才能真正解决近视人群面临的心理健康问题，让他们在学习、工作和生活中更加自信、快乐、健康。让我们携手努力，为近视人群的心理健康撑起一片晴朗的天空吧！

（陆人杰）

第七章　近视的遗传因素

随着近视问题在全球范围内日益凸显，其背后的遗传因素逐渐成为研究焦点。遗传因素不仅揭示了近视产生的深层机制，还为制订防治策略提供了新的思考角度。

近年来，多个研究团队通过基因组关联分析等方法，已经确认了与近视密切相关的多个基因位点。这些基因变异可能会影响眼球的生长发育、屈光介质的属性以及视网膜的功能，从而增加近视的易感性。值得注意的是，单纯的遗传因素并不足以导致近视，而是与环境因素，如长时间近距离用眼、户外活动时间减少等，共同作用，增加了近视的发生风险。

对近视遗传因素的研究不仅有助于我们理解其发病机制，还为制订更为精确的预防和干预措施提供了理论支撑。未来，随着精准医学的深入发展，我们有望根据个体的遗传特点，为其量身定制更为有效的近视防控方案。

本章将深入探讨近视的遗传因素，分享最新的研究成果，并展望该领域未来的发展趋势。希望通过这些努力，能够为全球的近视防控事业贡献一份力量。

第一节　近视的遗传学研究

近视，作为一种常见的视力障碍，其发病率在全球范围内持续上升，尤其在学龄儿童和青少年中尤为明显。除了广为人知的环境因素，如长时间近距离用眼、户外活动时间减少等，遗传因素在近

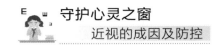
视的发病中也起着不可忽视的作用。近年来，随着分子生物学和遗传学研究的深入，基因与近视的关系逐渐被揭示。

一、近视的遗传学基础

基因是生物体内控制性状的基本遗传单位，它通过编码蛋白质、核糖核酸（RNA）等分子，参与生物体的各种生理和病理过程。在近视的发病中，基因的作用主要体现在两个方面：一是通过遗传变异增加个体对近视的易感性；二是通过与环境因素的相互作用，共同影响近视的发生和发展。

1. 遗传因素在近视发病中的贡献

大量的家族和双生子研究表明，近视具有明显的遗传倾向。家族研究表明，近视患者的直系亲属中，近视的发病率显著高于一般人群。双生子研究则显示，同卵双胞胎的近视一致性远高于异卵双胞胎，这进一步证实了遗传因素在近视发病中的重要作用。

通过候选基因关联研究和全基因组关联分析（genome – wide association study，GWAS），科学家们已经发现了多个与近视风险相关的基因位点。这些基因主要涉及眼球发育、视觉信号处理、细胞外基质合成与降解等生物过程。虽然每个基因位点对近视风险的贡献可能较小，但它们的累积效应可能显著增加个体的近视易感性。

2. 近视遗传的复杂性：多基因遗传与环境因素的交互作用

尽管遗传因素在近视发病中起着重要作用，但近视的遗传模式并非简单的孟德尔遗传。实际上，近视是一种复杂的多基因遗传病，其发病风险受多个基因位点的共同影响。这些基因位点之间可能存在复杂的相互作用，使得近视的遗传模式变得难以预测。

环境因素在近视的发病中也起着至关重要的作用。长时间近距离用眼、户外活动时间减少、光照不足等环境因素已被证实与近视的发生和发展密切相关。遗传因素与环境因素之间可能存在复杂的交互作用，共同影响近视的发病风险。在理解近视的复杂性时，单纯考虑遗传因素或环境因素都是不够的。实际上，二者之间的紧密交互才是近视发展中的核心问题。基因可能预设了个体的近视易感性，而环境因素则可能作为触发或加剧近视的外部力量。它们的关系体现在以下几个方面：

（1）基因变异与近视易感性：基因变异，特别是单核苷酸多态性（single nucleotide polymorphism，SNP），已被广泛研究并发现与近视风险相关。这些变异位点可能位于编码眼球结构蛋白、视觉信号处理分子或细胞生长与分化调控因子的基因内。当这些基因发生变异时，它们所编码的蛋白质的功能可能会受到影响，从而增加近视的易感性。

（2）环境因素对基因表达的影响：环境因素，如光照、阅读习惯、电子屏幕使用时间等，可以通过表观遗传学机制（如 DNA 甲基化、组蛋白修饰等）影响基因的表达。这些变化可能会导致眼球生长和发育过程中的关键信号通路发生紊乱，从而促使近视的发生。

（3）发育窗口的敏感性：在眼球发育的特定时期，如婴幼儿和青春期，个体对近视诱导的环境因素特别敏感。这些"发育窗口"可能与特定的基因表达模式有关，使得在这一时期内，基因与环境的交互作用尤为显著。

（4）个体差异与定制化干预：由于遗传背景和环境暴露的差异，每个人对近视的易感性都是独特的。因此，考虑到个体的遗传特征和生活习惯，未来的预防和治疗策略可能需要更加个性化。

综上所述，近视的发展是一个复杂的生物过程，涉及多个基因和环境因素的交互作用。为了更好地预防和治疗近视，我们需要更深入地了解这些交互作用的具体机制，并开发出能够针对个体差异的定制化干预策略。通过整合遗传学、环境科学和临床医学等多学科的知识和方法，我们有望在未来实现对近视的更有效防控。

二、近视遗传研究的历程与突破

近视，作为一种普遍存在的视力障碍，其遗传因素的研究一直是眼科学和遗传学领域的热点。随着科技的不断进步，研究者们对

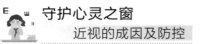
近视遗传机制的理解也在逐步加深。我们将回顾近视遗传研究的历程，重点介绍早期研究的方法与局限性，以及 GWAS 和全外显子组测序（whole-exome sequencing，WES）的最新进展，并展望未来的研究方向。

1. 早期近视遗传研究的方法与局限性

早期的近视遗传研究主要采用家系调查、双生子研究和候选基因关联分析等方法。家系调查通过比较近视患者与其家族成员的发病率，来评估近视的遗传倾向。双生子研究则利用同卵双生子和异卵双生子之间遗传背景的差异，来估算遗传因素在近视发病中的贡献。然而，这些方法往往受到样本量小、研究设计复杂和混杂因素多等限制，难以得出确凿的结论。

候选基因关联分析是基于对近视发病机制的假设，选择可能与之相关的基因进行关联研究。然而，由于近视的遗传机制极为复杂，涉及多个基因的相互作用和环境因素的共同影响，这种方法的结果往往不一致且难以重复。

2. GWAS 在近视遗传研究中的应用

随着高通量测序技术的发展和成本的降低，GWAS 逐渐成为近视遗传研究的主流方法。GWAS 通过对大规模人群的基因组进行扫描，寻找与近视发病风险相关的基因变异。这种方法无须事先假设疾病的遗传模式，能够全面、无偏地揭示与近视相关的遗传因素。

近年来，多个 GWAS 研究在不同人群中发现了数十个与近视发病风险相关的基因位点。这些位点涉及眼球发育、视觉信号处理、细胞外基质合成与降解等多个生物过程。虽然每个位点对近视风险的贡献可能较小，但它们的累积效应可能显著增加个体的近视易感性。

三、单基因遗传近视的研究进展

除了多基因遗传外，少数近视病例是由单一基因的变异引起的。这类单基因遗传近视往往呈现出高度的家族聚集性和早发性。通过对这些家族进行深入研究，科学家们已经发现了多个导致单基因遗传近视的基因，如 *PAX6*、*MYO15A* 等。这些基因的变异会导致眼球发育异常或视觉信号处理障碍，从而引发近视。

四、全外显子组测序

近视，作为一种普遍存在的视力障碍，其遗传因素的研究一直是眼科学和遗传学领域的热点。随着科技的不断进步，研究者们采用了多种方法对近视的遗传机制进行探索，其中全外显子组测序技术为近视遗传研究带来了新的突破。

1. 全外显子组测序简介

全外显子组测序是一种针对人类基因组编码区的高通量测序技术。外显子区域虽然只占基因组的 $1\% \sim 2\%$，但却包含了合成蛋白质所需要的重要信息，涵盖了与个体表型相关的大部分功能性变异。通过对外显子区域进行捕获和富集，再进行高通量测序，能够直接发现与蛋白质功能变异相关的遗传突变。这种方法具有高效、准确、经济等优点，因此在近视等复杂疾病的遗传研究中得到了广泛应用。

2. 全外显子组测序在近视遗传研究中的应用

（1）发现新的致病基因和突变：全外显子组测序能够全面检测基因组编码区的变异，包括单核苷酸变异（SNV）、插入缺失等。通过对比近视患者和正常人的外显子组数据，可以发现与近视发病风险相关的新的致病基因和突变。这些发现为研究近视的发病机制提供了新的线索和思路。

（2）验证已知关联位点的功能：GWAS 等研究发现的与近视相关的关联位点往往位于非编码区，其功能并不明确。通过全外显子组测序，可以对这些关联位点附近的编码区变异进行检测，进一步验证其功能和作用机制。这对于深入理解近视的遗传机制具有重要意义。

（3）研究单基因遗传近视：对于某些单一基因变异引起的近视病例，全外显子组测序能够快速准确地定位到致病基因，并揭示其变异类型和作用机制。这为单基因遗传近视的精准诊断和治疗提供了

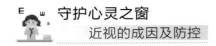
有力支持。

3. 全外显子组测序的挑战与展望

尽管全外显子组测序在近视遗传研究中取得了显著进展，但仍面临一些挑战。例如，不同人群之间的遗传背景和环境暴露差异可能导致近视的遗传异质性；此外，外显子组测序只能检测到编码区的变异，对于非编码区的调控元件等变异则无法覆盖。

展望未来，随着测序技术的不断发展和成本的降低，全外显子组测序将在近视遗传研究中发挥更大的作用。同时，结合多组学数据、大数据分析和人工智能技术等手段，有望更全面地揭示近视的发病机制，为近视的预防和治疗提供新的思路和方法。

五、近视遗传研究的挑战与未来方向

尽管目前的基因研究取得了显著进展，但近视的遗传机制仍有许多未解之谜。首先，目前发现的与近视相关的基因位点仅能解释部分遗传变异，仍有大量未知因素等待揭示。其次，不同人群之间的遗传背景和环境暴露差异可能导致近视的遗传异质性，这使得研究结果的推广和应用受到限制。

未来，近视遗传研究将朝着以下几个方向发展：①整合多组学数据（如转录组、蛋白质组、代谢组等），以更全面地揭示近视的发病机制；②利用大数据和人工智能技术对 GWAS 结果进行深入挖掘和分析，以发现新的致病基因和通路；③加强国际合作与交流，共享数据和资源，以推动近视遗传研究的全球化进程；④关注基因与环境因素的交互作用，以制订更加个性化和有效的预防和治疗策略。

随着基因技术的飞速发展，其在近视遗传学研究中的应用日益广泛，不仅深化了我们对近视发病机制的理解，还为近视的预防、诊断与治疗提供了新的思路和方法。

六、结语

近视遗传学研究借助基因技术已取得了显著的成果。通过

GWAS、全外显子组测序等手段，科学家们成功发现了与近视发病相关的多个基因位点和变异，为揭示近视的遗传机制奠定了坚实的基础。这些成果不仅丰富了我们对近视复杂性的认识，还为近视的精准预防和治疗提供了科学依据。

（冯　伟　徐淑贤）

第二节　高度近视的遗传风险

近视，作为一种视力障碍，已经成为全球范围内普遍关注的公共卫生问题。它是指眼睛在调节放松状态下，平行光线经眼球屈光系统后聚焦在视网膜之前的病理状态。当近视度数较高，通常超过 $-6.0D$ 或眼轴长度 $>26mm$ 时，被定义为高度近视。高度近视不仅严重影响个体的视力健康，还可能导致一系列并发症，如视网膜脱离、青光眼、白内障等，对生活质量产生深远影响。

随着研究的深入，越来越多的证据表明遗传因素在高度近视的发病中起着关键作用。家族研究表明，高度近视具有明显的家族聚集性，提示遗传因素在其中的重要作用。此外，双生子研究和候选基因关联分析等也进一步支持了遗传因素在高度近视发病中的贡献。

近年来，随着基因技术的飞速发展，GWAS 等高通量方法的应用使我们能够更全面地探索高度近视的遗传基础。这些研究不仅成功识别了多个与高度近视相关的基因位点和变异，还揭示了高度近视发病的复杂遗传机制。

因此，本节旨在综述高度近视的遗传风险，重点突出基因研究的最新进展，通过深入了解高度近视的遗传机制，可以为个体化预防和治疗策略的制订提供科学依据，从而更有效地保护人类的视力健康。

一、高度近视的遗传基础

高度近视，作为视力障碍的一种极端表现，其遗传机制一直是

319

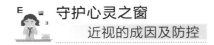
眼科学研究的热点。随着遗传学和分子生物学的发展，我们逐渐揭开了高度近视遗传的神秘面纱，发现它是一个多基因与单基因遗传交织的复杂疾病。

1. 多种遗传方式的共同作用

多基因遗传是高度近视发病的主要机制之一。多基因遗传意味着高度近视的风险是由多个基因位点的变异共同决定的，每个基因位点的贡献可能微小，但它们的累积效应却不容忽视。这种遗传方式解释了为什么高度近视在家族中有明显的聚集现象，但又不完全符合简单的孟德尔遗传规律。

2. 单基因遗传的重要角色

单基因遗传是指单一基因位点的变异导致的高度近视。与多基因遗传相比，单基因遗传的高度近视通常发病较早，且病情进展迅速。尽管单基因遗传的高度近视相对罕见，但它为我们理解高度近视的发病机制提供了宝贵的线索。

3. 基因位点的研究

为了更深入地了解高度近视的遗传基础，科学家们利用 GWAS 等方法，成功识别了多个与高度近视相关的基因位点和变异。这些基因位点主要分布在人类染色体上的不同区域，如 MYP1 – MYP20、18p11.31、12q21 – q23、7q36、17q21 – q22 等。其中，*MYP* 基因家族是与高度近视关系最为密切的基因之一，它们编码的蛋白质在眼球发育和视觉信号传导中起着重要作用。除了 *MYP* 基因家族外，还有其他基因如 *PAX6*、*TGFB*、*LUM* 等也被证实与高度近视相关。这些基因的变异可能会导致眼球结构的异常，如眼轴过长、角膜曲率增加等，从而引发高度近视。需要注意的是，高度近视的遗传机制非常复杂，涉及多个基因位点的交互作用以及环境因素的影响。因此，即使与高度近视相关的基因位点发生了变异，也不一定会发病，还需要考虑其他遗传因素和环境因素的共同作用。

4. 不同种族和人群的差异

针对不同人群的研究有助于更全面地了解高度近视的遗传机制，

并为个性化预防和治疗提供科学依据。这些发现不仅揭示了高度近视的遗传结构，还为预防和治疗提供了新的思路和方法。例如，通过基因检测可以评估个体的近视风险，从而制订个性化的预防策略；针对特定基因位点的药物研发也可能为高度近视的治疗带来新的希望。

5. 环境因素不可忽视

环境因素，如长时间近距离用眼、户外活动不足、光照条件不良等，也在高度近视的发病中起着重要作用。遗传因素与环境因素之间存在着复杂的交互作用，共同决定了高度近视的发病风险。例如，某些基因位点的变异可能增加个体对环境因素的敏感性，从而使其更容易发展为高度近视。

总之，高度近视的遗传基础是一个复杂的网络结构，涉及多基因遗传、单基因遗传以及环境因素之间的交互作用。通过深入研究这些遗传因素和环境因素的作用机制，可以为高度近视的预防和治疗提供更有效的策略和方法。

二、基因技术在高度近视研究中的应用与突破

随着生物技术的飞速发展，基因技术已成为研究复杂疾病，包括高度近视的有力工具。高度近视作为一种多因素、多基因影响的复杂疾病，其遗传机制一直是科研人员探索的重点。基因技术的应用，为我们揭示了高度近视的遗传奥秘，为疾病的预防、诊断和治疗提供了新的思路。

基因技术在近视研究中的发展历程可谓波澜壮阔。从最初的基因连锁分析，到后来的候选基因关联研究，再到如今的 GWAS 和单基因遗传研究，每一步都见证了科技的巨大进步。这些技术的发展，使得我们能够更加全面、深入地理解高度近视的遗传基础。

值得一提的是，基因技术在高度近视研究中的应用并不仅限于基础研究。随着技术的不断进步，基因诊断、基因治疗和个性化预防策略等实际应用也逐渐成为可能。例如，通过基因检测，我们可以评估个体患高度近视的风险，从而为其制订更加精准的预防和治

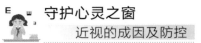
疗方案。同时，针对特定基因变异的靶向药物研发也为高度近视的治疗带来了新的希望。以下是一些基因技术在实际中的运用事例：

1. 通过 GWAS 确定高度近视风险基因

近年来，一项纳入数千名参与者的 GWAS 研究成功识别了与高度近视密切相关的多个基因位点。例如，在某项大规模 GWAS 中，科学家们发现位于染色体特定区域的基因变异与高度近视存在显著关联。这些变异可能涉及眼球结构发育、眼轴长度调控等关键生物学过程。通过对这些基因位点的深入研究，科学家们有望为高度近视的早期筛查、预防和治疗提供新的靶点。

2. 利用单基因遗传研究诊断高度近视

单基因遗传研究在高度近视的精准诊断中也发挥了重要作用。例如，某个家族中多名成员患有高度近视，科学家通过对该家族进行详细的遗传分析，发现了一种罕见的单基因变异与高度近视紧密相关。这种变异导致了一种关键蛋白质的功能丧失，从而影响了眼球的正常发育。通过这一发现，科学家们能够对该家族成员进行准确的遗传咨询和预测，为他们提供有效的预防和治疗建议。

3. 基因检测指导高度近视患者的个性化治疗

基因检测在高度近视患者的个性化治疗中也起到了关键作用。例如，一名年轻的高度近视患者在进行基因检测后，被发现携带了一种与视网膜病变相关的基因变异。基于这一检测结果，医生为患者制订了针对性的治疗方案，包括加强视网膜监测、调整眼镜度数等措施。通过基因检测指导下的个性化治疗，患者的视力得到了有效保护，降低了潜在的视网膜并发症发生风险。

4. 特定基因的突变与高度近视的家族遗传

在一项大型家族性高度近视的研究中，科学家们发现了一种特定基因的突变与该家族中高度近视的高发病率密切相关。通过对家族成员的基因测序和分析，他们确定了这种突变是高度近视的主要遗传因素之一。这一发现不仅有助于解释该家族中高度近视的聚集现象，还为其他具有相似遗传背景的家族提供了预警和干预的依据。

5. 基因编辑技术在高度近视治疗中的应用探索

近年来，基因编辑技术如 CRISPR - Cas9 等在遗传性疾病的治疗中展现出巨大潜力。在高度近视的研究中，科学家们正在探索利用这些技术来纠正导致高度近视的基因缺陷。例如，研究人员可能通过基因编辑技术精确地修饰患者体内与高度近视相关的基因，以恢复其正常功能。尽管这项技术目前仍处于实验阶段，但它为高度近视的根治性治疗提供了新的可能性。

6. 基于基因表达的个性化药物研发

随着对高度近视遗传机制的深入了解，科学家们开始尝试基于个体基因表达谱的个性化药物研发。通过分析高度近视患者的基因表达模式，研究人员可以识别出与疾病进程相关的关键分子途径，并针对这些途径开发新的药物。这种方法有望为高度近视患者提供更加精准和有效的治疗选择。

总之，基因技术在高度近视研究中的应用和突破揭示了这一复杂疾病的遗传奥秘。从 GWAS 到单基因遗传研究，每一步都见证了科技的巨大进步和人类对自身健康的深入理解。随着技术的不断发展和完善，我们有理由相信，基因技术将在高度近视的预防、诊断和治疗中发挥越来越重要的作用，为人类视力健康保驾护航。

三、基因技术在高度近视防控中的应用前景与挑战

随着生物技术的飞速发展，基因技术已成为研究复杂疾病的有力工具。高度近视作为一种多因素、多基因影响的复杂疾病，其遗传机制一直是科研人员探索的重点。基因技术在高度近视防控中具有广阔的应用前景，但面临着诸多挑战。

1. 基因技术在高度近视防控中的应用前景

（1）精准医疗的实现：基因技术的发展为高度近视的精准医疗提供了可能。通过 GWAS 等方法，科学家们已经成功识别了多个与高度近视相关的基因位点。这些位点涉及眼球发育、视觉信号处理等多个方面。未来，通过基因检测，我们可以评估个体患高度近视的

风险，从而为其制订更加精准的预防和治疗方案。例如，对于携带高度近视风险基因的儿童，可以通过调整生活习惯、加强眼部锻炼等方式进行早期干预，降低患病风险。

（2）基因编辑技术的潜力：基因编辑技术，如 CRISPR - Cas9 等，具有在高度近视治疗中纠正基因缺陷的潜力。通过精确修饰导致高度近视的基因变异，有可能恢复眼球的正常发育和功能。虽然这项技术目前仍处于实验阶段，但随着技术的不断完善和安全性验证，未来有望为高度近视患者提供根治性的治疗选择。

2. 当前高度近视基因研究面临的挑战

（1）遗传异质性：高度近视的遗传机制非常复杂，涉及多个基因位点的交互作用。不同人群之间的高度近视基因位点可能存在差异，这使得寻找共同的致病基因变得困难。因此，需要针对不同人群进行大规模的遗传研究，以揭示高度近视的遗传异质性。

（2）基因－环境交互作用的复杂性：高度近视的发病不仅受遗传因素影响，还与环境因素密切相关。例如，长时间近距离用眼、缺乏户外活动等不良生活习惯都会增加患高度近视的风险。这种基因－环境交互作用的复杂性使得高度近视的发病机制更加难以解析。因此，在研究高度近视的遗传机制时，需要同时考虑环境因素的影响，并进行深入的基因－环境交互作用研究。

（3）跨学科合作和国际交流的重要性：面对高度近视基因研究的复杂性和挑战性，跨学科合作和国际交流显得尤为重要。不同学科领域的专家可以从各自的专业角度出发，共同解析高度近视的发病机制。同时，国际间的合作与交流可以促进研究资源的共享和数据的整合，加速科研进展。通过跨学科合作和国际交流，我们有望更全面地了解高度近视的遗传机制，为疾病的预防和治疗提供新的思路和方法。

综上所述，基因技术在高度近视防控中具有广阔的应用前景，但同时也面临着诸多挑战。通过跨学科合作和国际交流，我们有望克服这些挑战，为高度近视患者带来更加精准和有效的治疗选择。

四、结语

随着现代生活节奏的加快和电子产品的普及，高度近视问题日益严重，已经成为全球范围内影响视力健康的主要挑战之一。高度近视不仅影响个体的生活质量，还可能引发一系列严重的并发症，如视网膜脱离、青光眼等，给个人和社会带来沉重的负担。

近年研究表明，高度近视具有显著的遗传倾向。基因技术在高度近视研究中的应用，为我们揭示了这一复杂疾病的遗传奥秘。GWAS等方法的应用，使我们能够更加全面、深入地理解高度近视的遗传基础。科学家们已经成功识别了多个与高度近视相关的基因位点，这些位点涉及眼球发育、视觉信号处理等多个方面。这些研究成果不仅加深了我们对高度近视发病机制的理解，还为疾病的预防、诊断和治疗提供了新的思路。

然而，高度近视的遗传研究仍面临诸多挑战，如遗传异质性、基因－环境交互作用的复杂性等。因此，我们需要倡导全社会关注高度近视问题，加强科普宣传，提高公众对高度近视遗传风险的认识。只有公众充分了解高度近视的遗传机制和防控措施，才能有效降低患病风险，保护视力健康。

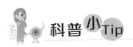

高度近视有哪些危害？

高度近视患者通常需要戴镜片厚厚的眼镜，会给他们的日常生活带来很多不便。当高度近视发展到一定程度会变成病理性近视，近视度数会不断增加，同时导致一系列眼底疾病的发生，例如玻璃体混浊、视网膜变性、视网膜裂孔和脱离、黄斑劈裂、脉络膜新生血管，这些疾病会对视力产生很大的影响，甚至导致失明。

（冯　伟）

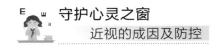
第三节　遗传因素与环境因素的相互作用

近视，这一视力问题在全球范围内呈现出愈发普遍和严重的趋势。随着科技的发展，人们的生活方式发生了巨大改变，从工作到娱乐，越来越多的人长时间面对电子屏幕，这无疑加剧了近视问题的严重性。据世界卫生组织数据显示，近视已成为全球范围内的主要视力障碍原因之一，尤其是在青少年和儿童中，其发病率逐年上升，引起了全球范围内的关注。

遗传因素在近视的发生和发展过程中起着关键作用。研究表明，近视有明显的家族聚集性，即近视患者的家族成员中，近视的患病率明显高于一般人群。基因在近视的发生和发展中扮演着重要角色，特定的基因变异可能增加近视的风险。这种遗传因素的影响使得个体在面对环境因素时，对近视的易感性有所不同。

然而，近视的发生并非完全由遗传因素决定，环境因素同样起着不可忽视的作用。随着现代化生活方式的普及，人们的工作、学习和娱乐方式发生了巨大的变化。长时间的近距离活动、缺乏户外活动和适当的锻炼、不合理的饮食习惯等因素，都可能对眼睛的健康产生负面影响，进而增加近视的风险。这些环境因素与遗传因素相互作用，共同影响着近视的发生和发展。

在近视的普遍性和严重性日益凸显的背景下，深入了解遗传因素和环境因素在近视发展中的相互作用显得尤为重要。这不仅有助于我们更好地认识近视的发病机制，也为制订有效的近视防控策略提供了重要的科学依据。通过加强遗传和环境因素的研究，我们可以更好地了解近视的成因，从而采取针对性的措施，降低近视的发病率，保护视力健康。

一、近视的遗传因素

近视的发生和发展是一个复杂的过程，其中遗传因素扮演着重要角色。近年来，随着分子生物学和遗传学研究的深入，人们对于近视遗传机制的认识逐渐加深。近视的遗传基础是一个复杂的网络结构，涉及多基因遗传、单基因遗传以及环境因素之间的交互作用。这部分内容在上一节中已经有详细的介绍，这里就不再赘述了。

二、近视的环境因素

近视，这一日益普遍的视力问题，不仅与遗传因素密切相关，环境因素同样起着重要的作用。在日常生活中，学习、工作、娱乐等活动中不良的用眼习惯，长时间使用电子产品，缺乏适当的光照，以及不合理的饮食习惯都可能对眼睛健康造成不良影响，增加近视的风险。

1. 近距离用眼

近距离用眼是导致近视发生和发展的主要环境因素之一。在学习、工作和娱乐活动中，我们经常会长时间地注视电脑屏幕、手机屏幕或书本等近距离物体。长时间保持这样的用眼习惯会使眼睛长期处于紧张状态，导致眼轴长度增加，从而引发近视。

2. 长时间使用电子产品

随着科技的发展，电子产品已成为我们日常生活中不可或缺的一部分。然而，长时间使用电子产品，如手机、电脑、平板电脑等，会对眼睛造成严重的伤害。这些设备的屏幕通常较小，字体较小，长时间盯着看会使眼睛过度疲劳，从而增加近视的风险。

3. 户外活动和光照

光照强度与近视的关系近年来备受关注。研究发现，户外活动时光照充足，能够刺激视网膜释放多巴胺等神经递质，有助于控制眼轴长度的增长，从而起到预防近视的作用。此外，户外活动还能促进眼部血液循环，缓解眼睛疲劳。因此，增加户外时间对近视防控具有积极作用。

4. 营养与饮食

营养与饮食对眼睛健康的影响也不容忽视。一些营养素，如维

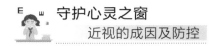
生素 A、维生素 C、维生素 E、锌、硒等，对眼睛健康有益。这些营养素能够保护视网膜、晶状体等眼部组织免受损伤，维持正常的视觉功能。合理的饮食习惯对预防近视至关重要。建议在日常饮食中增加富含维生素和矿物质的食物，如胡萝卜、菠菜、鸡蛋、核桃等。

所以，环境因素在近视的发生和发展中起着重要作用。不良的用眼习惯、长时间使用电子产品、缺乏适当的光照以及不合理的饮食习惯都可能对眼睛健康造成不良影响，增加近视的风险。因此，我们应该注意保持良好的用眼习惯，减少长时间使用电子产品的时间，增加户外活动时间，并保持合理的饮食习惯，以维护眼睛健康，预防近视的发生。

三、遗传因素与环境因素的相互作用

近视的发生和发展是一个多因素影响的复杂过程，其中遗传因素和环境因素的相互作用起到了核心作用。这种相互作用并不是孤立的，而是相互交织、共同影响的。

从遗传因素来看，近视有一定的遗传倾向，父母近视可能会增加子女近视的风险。这种遗传倾向可能与基因变异有关，这些基因变异可能涉及眼球发育、视觉信号处理等方面。一些特定的基因位点已经被发现与高度近视的风险相关。这些遗传因素为近视的发生提供了生物学前提。

然而，单纯的遗传因素并不足以完全解释近视的发生。环境因素在近视的发展中也起到了至关重要的作用。长时间近距离用眼、不良的用眼习惯、缺乏户外活动等环境因素都被认为是近视发生的主要危险因素。这些环境因素可能导致眼球长时间处于紧张状态，进而影响眼球的正常发育，最终导致近视的发生。

遗传因素和环境因素在近视发生和发展过程中的相互作用表现为：具有遗传易感性的个体在不良的环境因素作用下，更容易发生近视。换句话说，遗传因素增加了个体对近视的易感性，而环境因素则触发了近视的发生。这种相互作用并不是简单的加法效应，而是相互增强、共同推动近视的发展。

此外，环境因素还可能通过影响基因的表达来调控近视的发生。环境因素如光照、饮食等可以通过表观遗传学机制来影响基因的表达水平，从而影响眼球的发育和近视的发生。这种基因－环境的交互作用使得近视的发生更加复杂和多样化。

因此，在近视的防控中，需要同时考虑遗传因素和环境因素的作用。对于具有遗传易感性的个体，应该更加注意保持良好的用眼习惯、增加户外活动等环境因素的控制，以降低近视的风险。同时，通过基因检测和制订个性化预防建议，可以更精确地评估个体的近视风险，并制订更有效的防控策略。

总的来说，近视的发生和发展是遗传因素和环境因素共同作用的结果。这种相互作用涉及多种机制和路径，共同影响着近视的发生和发展过程。因此，在理解和防控近视时，需要充分考虑遗传因素和环境因素的相互作用及其影响。

四、结语

近视的发生并非单一因素所致，而是遗传因素与环境因素共同作用的结果。遗传因素为近视的发生提供了生物学背景，而环境因素则通过影响眼球发育和用眼习惯触发近视的发展。二者之间的相互作用及其复杂机制，共同决定了近视的发生风险和发展趋势。我们在近视防控工作中要重视这两个因素的相互影响。

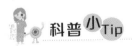

为什么有高度近视的父母要格外关注孩子的近视问题？

近视的发生是有遗传因素的，在相同的用眼情况下，与父母均无高度近视的孩子相比，父母中有一人高度近视，其孩子高度近视的发病风险增加 2.99 倍，父母中两人均有高度近视，其孩子高度近视的发病风险增加 10.74 倍。因此有高度近视的父母要重视孩子视

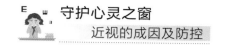
力发育的情况，从幼儿阶段开始就应该注意增加孩子户外活动时间，减少近距离用眼。定期检查孩子的视力和屈光度，如果发现有近视的趋势应及时加强控制，尽量延迟近视的时间，降低近视发展的速度，避免发展为高度近视。

（冯　伟）

第四节　家族性近视管理建议

近年来，近视问题在中国及其他亚洲国家呈现出愈发严重的趋势，特别是在青少年群体中，近视率不断攀升，已经成为一个不容忽视的公共卫生问题。其中，家族性近视作为近视的一种重要形式，其严重性和对个体及家族的长期影响不容忽视。因此，加强家族性近视的管理和防控显得尤为重要。

家族性近视，顾名思义，指的是在家族中有较高比例的近视患者，或者家族中存在与近视相关的基因变异。这种近视往往具有较强的遗传倾向，容易导致近视在家族中的代代相传。由于家族性近视的遗传特点，其影响不仅仅是单个个体的视力问题，更是对整个家族视力健康的长期影响。

在这种情况下，加强家族性近视的管理和防控变得尤为重要。通过科学的管理和防控措施，可以有效地降低近视的风险，减少近视在家族中的传播，保护个体和家族的视力健康。同时，这也有助于减轻因近视问题带来的社会经济负担和医疗压力。

一、家族性近视的概况

家族性近视通常具有较高的遗传率，这意味着如果家族中有近视患者，那么其他家族成员患近视的风险也会相应增加。此外，家族性近视还可能伴随着一些其他眼部问题，如眼轴过长、眼底病变等，这些问题都可能对视力造成长期损害。

除了遗传因素外，环境因素也是导致家族性近视的重要原因。长时间近距离用眼、户外活动不足、年龄增长等因素都可能加剧近视的发展。因此，对于家族性近视的管理和防控，需要综合考虑遗传因素和环境因素的影响。

加强家族性近视的管理对于个体和家族的视力健康至关重要。首先，通过科学的管理措施，可以及时发现近视的苗头，采取有效的干预措施，防止近视的进一步发展。其次，加强管理有助于降低近视的风险，减少近视在家族中的传播。通过遗传咨询、基因检测等手段，可以了解家族成员的近视遗传风险，从而采取相应的预防措施。最后，加强管理还可以提高家族成员对近视问题的认识和防控意识，促进家族整体视力健康的提升。

为了实现这些目标，我们需要采取一系列的管理措施。首先，建立家族近视档案是必不可少的。通过记录家族成员的近视情况、遗传史、生活习惯等信息，可以全面了解家族的近视状况，为制订个性化的防控策略提供依据。其次，加强遗传咨询和基因检测也是非常重要的。通过这些手段，我们可以了解家族成员的近视遗传风险，为他们提供针对性的预防建议。此外，定期开展眼科检查也是必不可少的。通过眼科检查，可以及时发现近视等眼部问题，采取相应的治疗措施，防止问题的进一步恶化。

总之，加强家族性近视的管理和防控对于保护个体和家族的视力健康具有重要意义。我们需要全社会共同努力，通过科学的管理措施和有效的防控手段，降低近视的风险，减少近视在家族中的传播，共同维护视力健康。

二、家族性近视产生的原因

近视，这个在现代社会愈发普遍的视力问题，其背后的原因多种多样。而当近视成为一种家族现象时，其背后的原因则更为复杂。家族性近视，这一眼科学上的重要议题，其产生往往源于遗传与环

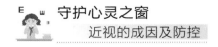
境因素的紧密交织。

1. 遗传因素

遗传，是生命的密码，决定了我们的诸多特性。对于近视而言，遗传因素就像是一个重要的开关，掌控着近视风险的高低。科学研究发现，近视有着明显的家族聚集现象。家族研究数据显示，有近视家族史的人患近视的风险比没有家族史的人要高出数倍。这种风险随着家族中近视患者的增多而增加，尤其是对于那些患有高度近视的家族成员来说，他们的后代患近视的风险更是显著上升。

2. 环境因素

遗传因素并不是家族性近视的唯一原因。环境因素同样扮演着举足轻重的角色。在现代社会中，学习、工作、娱乐等活动往往都需要我们长时间地注视屏幕，这种近距离活动无疑增加了眼睛的负担。与此同时，户外活动的缺乏也导致了视力的下降。长时间待在室内，缺乏远眺的机会，使得眼睛的调节功能得不到有效的锻炼。

3. 年龄和性别因素

年龄和性别也在一定程度上影响着近视的发展。青少年时期是近视发生的高峰期，这与他们处于生长发育阶段、眼睛结构尚未稳定有关。而性别方面，女性患近视的风险似乎略高于男性，这可能与女性在学习、工作等方面面临更多的压力有关。

遗传因素和环境因素并不是孤立存在的，它们之间存在着复杂的相互作用。遗传因素为个体提供了近视的易感性，而环境因素则在这个基础上触发近视的发生。例如，一个近视家族史强阳性的人，在面对长时间近距离用眼等不利环境因素时，其患近视的风险将会显著增加。相反，如果这个人能够保持良好的生活习惯，如定期进行户外活动、注意远眺等，那么即使遗传因素存在，其患近视的风险也会得到一定程度的降低。

家族性近视的产生是遗传因素和环境因素共同作用的结果。遗传为近视的发生提供了基础，而环境则在这个基础上触发了近视的发生。对于家族性近视的管理和防控，需要综合考虑遗传和环境的影响，采取针对性的措施来降低近视的风险。

三、家族性近视的诊断

诊断家族性近视，需要综合运用眼科检查与遗传学检测，以全面、精准地评估患者的近视风险。这一过程既需要专业技术的支持，也需要医生对患者家族情况的深入了解。

1. 眼科检查

眼科检查是诊断家族性近视的基础。其中，视力测试是最常见的检查手段，通过测量患者的裸眼视力和矫正视力，可以初步了解患者的近视程度。而眼轴长度测量则可以直接反映眼球的前后轴长度，是判断近视程度的重要指标。角膜曲率检查则可以了解角膜的形态，对于选择近视的矫正方式具有重要意义。

2. 遗传学检测

除了眼科检查外，遗传学检测在家族性近视的诊断中也扮演着重要角色。基因检测可以检测患者是否存在与近视相关的基因变异，这些基因变异可能是家族性近视的遗传基础。通过对这些基因变异的解读，医生可以更准确地判断患者的近视风险。

同时，家族遗传史的调查和分析也是诊断家族性近视的关键。医生会详细询问患者的家族成员中是否有近视患者，以及近视的发生年龄、程度等信息。这些信息可以帮助医生判断家族性近视的遗传模式，以及患者的近视风险。

3. 综合评估

医生根据眼科检查和遗传学检测的结果，结合患者的家族遗传史，进行全面综合的评估。这一过程旨在更准确地判断患者的近视风险，为后续的防控和治疗提供科学依据。

值得一提的是，对于家族性近视的诊断，我们不仅要关注个体的近视情况，还要对整个家族的视力健康进行长期的监测和管理。通过定期的眼科检查和遗传学检测，我们可以及时发现近视的苗头，采取有效的干预措施，防止近视的进一步发展。

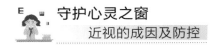
四、建立家族档案

1. 建立家族近视档案

在家族性近视管理中，建立家族近视档案是至关重要的一步。这一档案不仅详细记录了家族成员的近视情况、遗传史，还涵盖了他们的生活习惯、环境因素等相关信息。这些数据的系统性收集，为后续分析家族近视的遗传模式、发展趋势提供了宝贵资料。

具体操作方法：

（1）收集基本信息：收集家族成员的基本信息，包括姓名、年龄、性别等。

（2）记录近视情况：详细记录每位成员的近视度数、矫正方式、近视发生年龄等。

（3）调查遗传史：了解家族中是否有其他成员患有近视，特别是高度近视，以及他们的近视发展情况。

（4）收集生活习惯数据：记录每位成员的学习、工作、娱乐等近距离活动时间，以及户外活动、饮食等可能影响视力的生活习惯。

2. 定期更新档案，追踪近视发展趋势

家族近视档案不是一次性的工作，而是需要定期更新，以追踪近视的发展趋势。通过长期的数据积累，可以更加准确地判断近视的发展速度、影响因素等，为制订个性化的防控策略提供科学依据。

具体操作方法：

（1）定期眼科检查：安排家族成员定期接受眼科检查，记录视力、眼轴长度、角膜曲率等数据。

（2）更新生活习惯数据：随着家族成员年龄的增长、生活习惯的改变，及时更新相关数据。

（3）分析近视发展趋势：通过对比历次检查结果，分析近视度数的变化、发展速度等，判断近视的发展趋势。

3. 制订个性化防控策略

基于家族近视档案中的数据和分析结果，可以为每位家族成员制订个性化的防控策略。这些策略旨在根据个体的遗传背景、生活习惯等因素，提供针对性的防控建议。

具体操作方法：

（1）分析个体情况：根据家族近视档案中的数据，分析每位成员的近视风险、影响因素等。

（2）制订防控策略：根据个体情况，提供针对性的防控建议，如调整学习习惯、增加户外活动时间、配戴合适的眼镜等。

（3）强调定期眼科检查和遗传学检测的重要性：向家族成员强调定期进行眼科检查和遗传学检测的重要性，以便及时发现近视的苗头，采取有效的干预措施。

4. 跨学科合作与社区参与

家族性近视的管理需要眼科、遗传学、公共卫生等多学科的合作。此外，公众的参与和意识提高也是至关重要的。

具体操作方法：

（1）组织跨学科团队：建立由眼科医生、遗传学家、公共卫生专家等组成的跨学科团队，共同制订管理策略、解读检查结果等。

（2）开展社区教育和宣传活动：通过讲座、宣传册、社交媒体等多种渠道，向公众普及家族性近视的知识、防控策略等，提高公众的认识和防控意识。

（3）鼓励家族参与：鼓励家族成员积极参与近视档案的建立和管理过程，了解自己的近视情况和发展趋势，主动采取防控措施。

总之，建立健康档案在家族性近视管理中具有举足轻重的作用。通过系统性收集和分析数据、制定个性化防控策略、加强跨学科合作和社区参与等措施，我们可以更有效地管理家族性近视问题，保护个体和家族的视力健康。

五、结语

家族性近视作为一个日益凸显的公共卫生问题，其防控和管理的重要性不容忽视。通过深入的研究与实践，我们已经认识到，面对家族性近视这一复杂性疾病，单一的方法或手段往往难以取得理想的防控效果。因此，我们必须从多方面、多层次、多角度出发，采取综合性的措施来降低近视风险，保护个体和家族的视力健康。

我们呼吁全社会共同关注家族性近视问题，形成全社会共同参与的防控氛围。政府应加大投入，制定和执行相关政策，推动近视防控知识的普及和防控体系的建立。学校、家庭、社区等各个层面也应承担起责任，通过教育引导、环境改善等方式，为学生和儿童创造更加健康的视觉环境。

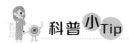 科普小Tip

有高度近视家族史的孩子一定会发展为高度近视吗？

不一定。近视确实有遗传因素，但近视的遗传涉及多个基因，因此有高度近视家族史的孩子也不一定会发展为高度近视。同时，近视的发生发展还与环境因素有很大的关系，有高度近视家族史的孩子如果能从小就养成正确的用眼习惯，减少近距离用眼时间，多户外活动，就可以推迟近视发生的年龄；近视后及时采取控制手段，如角膜塑形镜、低浓度阿托品等，可以控制近视度数的增长，不一定会发展成高度近视。

（冯　伟）

第五节　遗传性近视的特点与诊断标准

在当今社会中，近视已经成为一种普遍存在的眼科问题，影响了全球范围内的大量人群，尤其是学龄儿童和青少年。然而，并非所有的近视都是环境因素（如长时间近距离用眼、不良用眼习惯等）

造成的，遗传性近视在其中占据了不可忽视的比例。遗传性近视是指由遗传因素主导的近视类型，其发病机制和进程往往与普通的近视有所不同。因此，深入了解遗传性近视的特点，并建立准确的诊断标准，对于预防、控制和治疗这一疾病具有重要意义。

遗传性近视通常表现出较强的家族聚集性，患者往往在较年幼时就出现视力下降的症状，且近视进展迅速。此外，遗传性近视还可能伴随其他眼部异常，如视网膜病变、青光眼等，增加了疾病的复杂性和治疗难度。因此，对于遗传性近视的准确诊断和及时治疗显得尤为重要。

为了有效应对遗传性近视带来的挑战，我们需要明确其诊断标准。这通常包括详细的家族史调查、全面的眼科检查以及必要的分子生物学检测。通过综合评估患者的临床表现、家族史和基因检测结果，医生可以更加准确地诊断遗传性近视，进而制订个性化的治疗方案和预防措施。

一、遗传性近视的特点

近视，作为一种屈光不正的眼病，其发病率在全球范围内逐年上升。而遗传性近视，作为近视的一种特殊类型，其发病机制和临床特点备受关注。我们将详细阐述遗传性近视的遗传模式、高度近视的遗传关联以及发展速度与稳定性等方面的特点，以期为大家提供更加深入和专业的了解。

1. 遗传模式：复杂多样的传递方式

遗传性近视的遗传模式并非单一，而是包括常染色体显性遗传、常染色体隐性遗传以及多基因遗传等多种方式。这些遗传方式的存在，使得近视在家族中的传递表现出复杂多样的特点。

常染色体显性遗传是指只要个体携带一个近视基因，就有可能发展成为近视患者。在常染色体显性遗传中，只要父母一方携带近视基因，子女就有50%的概率继承这个基因并发展为近视。这种模式下家族中近视患者的比例较高，且代代相传，形成明显的家族聚

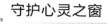
集性。而常染色体隐性遗传则需要个体同时携带两个近视基因才会发病，也就是要求父母双方都携带近视基因，子女才有机会发展为近视。这种情况下，家族中近视患者的比例相对较低，但患者的近视程度可能更高。

除了单一的遗传方式外，多基因遗传在遗传性近视的发病中也起着重要作用。多基因遗传是指多个基因共同参与近视的发病过程，每个基因对近视的贡献程度不同。这种遗传方式使得近视的发病风险更加难以预测，因为不同基因的相互作用和环境因素的影响都可能对近视的发生产生影响。此外，多基因遗传还可能导致近视表型的多样性，即家族成员之间近视的程度和发病年龄可能存在较大差异。

当家族中有近视成员时，其他家族成员患近视的风险会显著增加。这是因为家族成员之间共享了一部分遗传物质，使得近视的遗传因子得以在家族中传递。因此，对于有近视家族史的个体来说，应该更加重视眼健康检查，以便及早发现并采取干预措施。

2. 高度近视：与遗传紧密关联的视觉挑战

高度近视是指近视度数超过 $-6.0D$ 的情况，其与遗传有着紧密的关联。多项研究表明，高度近视患者的家族中往往有其他人也患有高度近视，这进一步证实了遗传因素在高度近视发病中的重要作用。

高度近视的遗传特点表现为发病年龄早、近视度数高且进展迅速。这使得患者在儿童时期就面临严重的视力问题，不仅影响学习和生活，还可能对心理健康产生负面影响。此外，高度近视还可能导致一系列严重的眼部并发症，如视网膜脱离、青光眼、白内障等，这些并发症的发生率和严重程度都随着近视度数的增加而增加。

3. 近视度数的持续发展：遗传性近视的双重困境

遗传性近视的发展速度通常较快，且可能在较早的年龄阶段就开始出现。这使得患者需要密切关注视力的变化，并及时采取干预措施来控制近视的进展。而且，遗传性近视一旦发生，近视度数会随着年龄的增长不断增加，即使成年也不会稳定，随着度数的增长，相应的并发症的发病率也越来越高，对患者的眼健康产生极大的威胁。

遗传性近视的持续发展给患者带来了双重困境。一方面，患者需要不断适应视力变化带来的生活和学习挑战；另一方面，患者需要接受长期的视力矫正和治疗，以应对遗传性近视带来的稳定性问题。因此，对于遗传性近视患者来说，定期的眼科检查和个性化的治疗方案至关重要。

遗传性近视以其复杂多样的遗传模式、与高度近视的紧密关联以及近视度数持续发展等特点，对患者的眼健康和生活质量产生了深远影响。未来的研究应进一步深入探讨遗传性近视的发病机制和治疗策略，以期为患者提供更加精准和有效的诊疗方案。

二、遗传性近视的诊断标准

近视，作为一种常见的视力问题，影响着全球范围内的大量人群。其中，遗传性近视因其特殊的发病机制和诊断方法而备受关注。我们将通过家族调查、眼科检查和遗传学检测三个方面，详细介绍遗传性近视的诊断标准。

1. 家族调查：探寻近视的遗传踪迹

家族调查在遗传性近视的初步诊断中扮演着重要角色。通过询问和记录患者家族成员的近视情况，医生可以初步判断近视是否具有遗传倾向。一般来说，如果家族中有多个成员患有近视，尤其是高度近视，那么患者遗传性近视的可能性就会增加。

在进行家族调查时，医生通常会询问患者的直系亲属（如父母、兄弟姐妹和子女）以及旁系亲属（如叔叔、阿姨和堂兄弟姐妹）的近视情况。这些信息有助于医生了解近视在家族中的分布和严重程度，从而为遗传性近视的诊断提供重要线索。

2. 眼科检查：精准评估视力与眼部结构

眼科检查是遗传性近视诊断的核心环节。通过一系列专业的检查手段，医生可以精准地评估患者的视力和眼部结构，从而判断近视的类型和程度。

（1）视力测试：视力测试是眼科检查的基础。通过让患者观察不同距离和不同类型的视力表，医生可以评估患者的远视力和近视力。视力测试的结果有助于医生判断患者是否存在近视以及近视的程度。

（2）眼轴长度测量：眼轴长度是指眼球前后径的长度。在遗传性近视中，眼轴长度通常会超过正常范围，导致平行光线进入眼内后无法在视网膜上清晰成像。通过精确的眼轴长度测量，医生可以判断患者的眼轴是否存在异常增长，从而进一步确认遗传性近视的诊断。

（3）角膜曲率检查：角膜是眼球前部的透明组织，其曲率对眼球的屈光状态具有重要影响。在遗传性近视中，角膜曲率可能会发生变化，导致眼球的屈光能力增强。通过角膜曲率检查，医生可以了解患者角膜的形态和屈光状态，为遗传性近视的诊断提供重要依据。

3. 遗传学检测：揭示近视的遗传密码

随着基因技术的不断发展，遗传学检测在遗传性近视的诊断中发挥着越来越重要的作用。通过检测与近视相关的特定基因变异，医生可以更加准确地判断患者是否携带近视的遗传因子。

目前，科学家们已经发现了一些与近视风险相关的基因变异。这些基因变异可能涉及眼球发育、视觉信号处理等多个方面。通过基因检测，医生可以确定患者是否存在这些特定的基因变异，从而为遗传性近视的诊断提供有力支持。

在遗传性近视的检测中，以下几种基因检测方法可能会被用到：

（1）基因组测序（genomic sequencing）：全基因组测序（WGS）和全外显子组测序理论上都可以用于遗传性近视的检测。全基因组测序能够覆盖整个基因组，提供全面的遗传信息，但成本较高。全外显子组测序则专注于编码蛋白质的基因区域，成本相对较低，且能覆盖大部分与疾病相关的变异。这两种方法都可以用来寻找与遗传性近视相关的基因变异。

（2）单基因遗传病筛查与单基因位点分析：如果遗传性近视是由单个基因的变异引起的，那么针对这个特定基因的单基因遗传病筛查或单基因位点分析将是有效的方法。这种方法通过 PCR 扩增特定基因区域，然后进行测序分析，以确定是否存在与遗传性近视相关的特定基因变异。

（3）下一代测序技术（next generation sequencing，NGS）：由于具有高通量和低成本的特点，NGS 技术在遗传性近视的检测中具有广泛应用潜力。它可以用于目标区域测序，即针对已知或疑似与遗传性近视相关的基因区域进行深度测序，以寻找致病变异。

（4）基因芯片技术（gene chip technique）：基因芯片可用于检测遗传性近视相关的 SNP。SNP 是人类基因组中最常见的遗传变异形式之一，许多 SNP 与疾病风险相关。通过基因芯片技术，可以同时检测大量 SNP，以寻找与遗传性近视相关的遗传标记。

需要注意的是，基因检测在遗传性近视的诊断中仍处于发展阶段，并不是所有遗传性近视都可以通过基因检测来确诊。目前，基因检测主要用于科研和临床试验，以深入了解遗传性近视的发病机制和个体差异。对于一般患者而言，眼科检查和家族调查仍然是遗传性近视诊断的主要手段。随着技术的不断进步和成本的降低，未来基因检测有望在遗传性近视的诊断中发挥更大作用。

综上所述，遗传性近视的诊断标准包括家族调查、眼科检查和遗传学检测三个方面。通过这些方法的综合应用，医生可以更加准确地判断患者是否患有遗传性近视，并制订相应的治疗方案和预防措施。对于遗传性近视患者来说，及早诊断和治疗是保护视力、预防并发症的关键。

三、诊断流程与注意事项

遗传性近视作为一种复杂的遗传性疾病，其诊断流程需要严谨、细致，涉及多个学科的合作，以确保准确性和有效性。以下是从初步怀疑到最终诊断的完整流程，以及需要注意的事项。

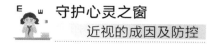
1. 诊断流程

（1）初步怀疑：患者或家属报告有近视家族史，特别是高度近视或早发性近视的病例。患者在幼儿期即出现近视，且进展迅速。

（2）家族调查：详细询问并记录患者三代以内的家族成员的视力状况和近视发展情况。注意收集有关家族成员是否有其他眼部疾病或全身性疾病的信息。

（3）眼科检查：进行全面的眼科检查，包括视力测试、验光、前房角镜检查、视野检查等。特别关注眼轴长度、角膜曲率等参数，这些与近视的发展密切相关。

（4）遗传学咨询与检测：若眼科检查提示遗传性近视的可能性大，应转诊至遗传学科进行进一步咨询。根据患者情况，选择适当的基因检测方法，如单基因遗传病筛查、基因组测序等。

（5）综合分析与诊断：结合家族调查、眼科检查和遗传学检测结果，由多学科团队（包括眼科医生、遗传学家等）进行综合分析。排除其他可能导致近视的非遗传因素，如环境因素、眼部疾病等。最终确定遗传性近视的诊断，并明确其遗传模式和可能的预后。

2. 注意事项

（1）多学科合作的重要性：遗传性近视的诊断涉及眼科、遗传学等多个学科的知识和技能。因此，建立多学科合作团队是提高诊断准确性和效率的关键。团队成员之间应保持良好的沟通，共同制订诊断方案和治疗计划。

（2）健康宣教与心理支持：向患者和家属详细解释遗传性近视的发病机制、诊断流程和治疗方法，以增强他们的理解和配合。提供必要的心理支持，帮助患者和家属应对可能产生的焦虑、恐惧等负面情绪。

（3）隐私保护与伦理原则：在收集和使用患者及其家族成员的遗传信息时，应严格遵守隐私保护和伦理原则。确保患者信息的安全性和机密性。在进行遗传学检测前，应获得患者及其法定监护人的知情同意。

（4）持续监测与随访：对于已诊断为遗传性近视的患者，应建立长期监测和随访机制。定期评估视力状况、近视进展情况和眼部健康状况。根据患者的具体情况，及时调整治疗方案和预防措施，以降低并发症的风险并提高生活质量。

3. 多学科合作的重要性

遗传性近视的诊断涉及眼科、遗传学等多个学科的知识和技能。眼科医生负责进行眼科检查，评估患者的视力状况和眼部健康；遗传学专家则负责进行遗传学咨询和检测，寻找与遗传性近视相关的基因变异。此外，还需要临床实验室、病理科等辅助科室的支持和配合。因此，多学科合作对于遗传性近视的准确诊断和有效治疗至关重要。通过多学科团队的共同努力，可以为患者提供更加精准、个性化的诊疗服务，提高遗传性近视的诊治水平和患者的生活质量。

四、结语

遗传性近视，作为一种受遗传因素显著影响的视力障碍，已经引起了医学界和公众的广泛关注。通过对这一疾病的深入研究，我们发现其具有明显的家族聚集性，且在不同个体的临床表现可能存在差异性。遗传性近视的诊断标准也日臻完善，从家族病史的调查到精确的眼科检查，再到先进的遗传学检测，每一步都为我们揭示了这一疾病的更多面目。

家族病史的调查是遗传性近视诊断的起点，它帮助我们初步判断患者是否存在遗传风险。而眼科检查，包括视力测试、眼轴长度测量等，则为我们提供了患者视力状况的直接证据。遗传学检测能够在分子水平上解释遗传性近视的发病机制，为精准医疗提供了可能。

然而，尽管诊断手段日益精进，遗传性近视的防控仍面临诸多挑战。许多患者对遗传性近视的认识不足，错过了最佳的诊断和治疗时机，导致视力损害进一步加重，甚至引发一系列并发症。因此，我们呼吁公众提高对遗传性近视的认识，了解其特点和诊断标准，

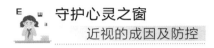
及时进行检查和诊断。

早期发现和干预是降低遗传性近视并发症风险的关键。通过现代化的医疗手段，我们可以为患者量身定制个性化的治疗方案，从而最大限度地保护他们的视力健康。让我们携手共进，为遗传性近视的防控和治疗贡献自己的力量吧！

（冯　伟）

第六节　基于遗传学的近视预防与治疗策略

在 21 世纪的今天，近视这一视力问题已然成为全球性的健康挑战。从东亚的密集城市到西方的发达国家，再到非洲和拉美的新兴市场，无论地域、文化还是经济发展水平如何，近视的患病率都在持续上升。这种普遍性的视力下降不仅影响了个体的生活质量，也给社会经济和教育体系带来了巨大的压力。近视的流行不仅是一个医学问题，更是一个涉及公共卫生、教育政策、城市规划等多个领域的综合性难题。

近视的危害不容小觑。对于个体而言，近视可能导致视物模糊、眼睛疲劳、头痛等一系列症状，严重影响日常的学习和工作效率。随着近视度数的增加，个体还可能面临视网膜脱离、青光眼、白内障等严重眼病的风险。从社会层面看，近视的高发会导致医疗资源的紧张，增加公共卫生系统的负担，甚至影响劳动力和国家竞争力。因此，近视的防控工作刻不容缓。

在近视的防控和治疗中，遗传学扮演着至关重要的角色。近年研究表明，遗传因素在近视的发病中起着决定性的作用。通过深入研究近视的遗传机制，我们可以更准确地识别高危人群，制订个性化的预防和治疗策略。此外，随着基因编辑技术和精准医疗的快速发展，基于遗传学的近视治疗方法也展现出巨大的潜力和希望。

本节旨在探讨基于遗传学的近视预防与治疗策略。通过回顾近视的遗传学背景、介绍基于遗传学的预防和治疗策略的最新研究进展，以及展望未来的发展方向和挑战，我们期望能够为大家提供一个全面、深入的视角，共同推动近视防控工作的开展。让我们携手努力，倡导科学用眼、关注眼健康，为守护全人类的明亮双眼贡献智慧和力量吧！

一、近视的遗传学背景

近视，作为一种常见的视力障碍，已经引起了广泛的关注。近年来，随着遗传学研究的深入，人们逐渐认识到遗传因素在近视发病中的重要作用。

近视并非单一因素所致。它是遗传因素与环境因素共同作用的结果。其中，遗传因素占据了相当大的比重。研究表明，近视有明显的家族聚集现象，即近视患者的直系亲属中，近视的患病率往往较高。这提示，近视的发病与遗传基因有着密切的联系。

为了深入了解近视的遗传机制，科学家们进行了大量的研究。GWAS 是一种常用的方法，它可以帮助我们找到与近视相关的基因变异。通过这些研究，科学家们已经发现了一些与近视相关的基因，这些基因涉及眼球发育、视觉信号处理等多个方面。这些发现揭示了近视的遗传基础，也为后续的预防和治疗提供了线索。

除了基因变异外，表观遗传学也在近视的发病中发挥着重要作用。表观遗传学是研究基因表达调控的学科，它关注的是基因如何在不改变 DNA 序列的情况下影响生物体的表型。在近视的研究中，科学家们发现了一些与近视相关的表观遗传学标记，如 DNA 甲基化、组蛋白修饰等。这些标记可以影响眼球发育相关基因的表达，从而影响近视的发病风险。

需要注意的是，尽管遗传因素在近视的发病中起着重要作用，但环境因素同样不可忽视。长时间近距离用眼、缺乏户外活动等不良生活习惯都会增加近视的发病风险。因此，在预防和治疗近视时，我们需要综合考虑遗传和环境因素，制订个性化的方案。

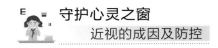
总之，近视的遗传学背景是一个复杂而有趣的领域。通过深入了解近视的遗传机制，我们可以更好地认识这一视力问题，为预防和治疗提供有力的支持。

二、基于遗传学的近视预防策略

近视，作为一种日益普遍的视力障碍，其预防工作显得尤为重要。近年来，随着遗传学研究的不断深入，基于遗传学的近视预防策略逐渐成为研究的热点。我们将详细阐述基于遗传学的近视预防策略，帮助大家更好地理解并应用于实际生活中。

1. 个性化预防的遗传学基础

每个人的基因组都是独一无二的，这意味着每个人的近视风险也不尽相同。通过基因检测，我们可以深入了解个体的遗传背景，从而为其制订个性化的预防建议。这些建议可能包括调整用眼习惯、增加户外活动时间、优化饮食结构等，旨在根据个体的遗传特点降低近视风险。

2. 基因检测在近视预防中的应用

基因检测在近视预防中发挥着至关重要的作用。通过检测与近视相关的基因变异，我们可以预测个体患近视的风险，并据此制订相应的预防措施。例如，对于携带近视高风险基因变异的个体，我们可以建议其更加注意用眼卫生，避免长时间近距离用眼，以降低近视的发生率。

3. 风险评估与早期干预的重要性

风险评估是基于遗传学的近视预防策略中的重要环节。通过对个体的遗传背景和生活习惯进行综合评估，我们可以确定其患近视的风险等级。对于高风险人群，早期干预尤为重要。这包括提供个性化的预防建议、加强用眼卫生教育、定期进行眼部检查等，旨在及时发现并纠正可能导致近视的不良因素。

4. 遗传咨询在近视预防中的作用

遗传咨询在近视预防中扮演着重要角色。通过咨询，个体可以了解自己的遗传背景和近视风险，获得专业的预防建议。遗传咨询的流程通常包括收集家族史信息、进行基因检测、解读检测结果、提供个性化建议等步骤。在这个过程中，咨询师会根据个体的具体情况制订相应的预防策略，帮助个体降低近视风险。

基于遗传学的近视预防策略为我们提供了更加精准、个性化的预防手段。通过深入了解个体的遗传背景和生活习惯，我们可以为其制订针对性的预防建议，从而降低近视的发生率。然而，需要注意的是，遗传学只是近视预防的一部分，我们还需要综合考虑环境因素、生活习惯等多方面因素，共同守护我们的眼健康。

三、基于遗传学的近视治疗策略

近视，作为一种全球范围内普遍存在的视力障碍，其治疗方法一直是眼科研究的热点。近年来，随着遗传学研究的深入，基于遗传学的近视治疗策略逐渐展现出巨大的潜力。我们将详细探讨基于遗传学的近视治疗策略，包括药物治疗、基因治疗以及其他创新治疗方法。

1. 药物治疗的遗传学进展

药物治疗是近视治疗的传统手段之一。随着遗传学研究的不断深入，人们发现近视的发病与多种基因变异有关。这些基因变异可能导致眼球发育异常、视觉信号处理障碍等问题，最终导致近视的发生。因此，针对这些近视相关基因通路的药物研发成为新的治疗方向。

目前，已有一些药物在临床试验中展现出对近视的治疗效果。这些药物通过调节眼球发育、视觉信号处理等通路，改善近视患者的视力状况。同时，基于个体的基因检测结果，医生可以为患者制订更加精准、个性化的药物治疗方案，提高治疗效果并降低副作用。

2. 基因治疗的前景与挑战

基因治疗是一种新兴的治疗手段，通过修改或替代患者体内的缺陷基因以达到治疗疾病的目的。在近视治疗中，基因治疗具有巨

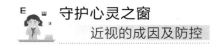
大的潜力。通过基因编辑技术，如 CRISPR – Cas9 系统，科学家可以精确地修复近视相关基因的缺陷，从而恢复眼球的正常发育和功能。

然而，基因治疗在近视治疗中也面临着诸多挑战。首先，安全性问题是基因治疗的首要考量。基因编辑技术可能引发非特异性切割、基因误编辑等风险，需要严格的安全性和有效性评估。其次，伦理问题也是不可忽视的。基因治疗涉及对人类基因组的直接干预，需要遵循严格的伦理规范和法律法规。

3. 其他创新治疗方法的遗传学依据

除了药物治疗和基因治疗外，还有一些创新的治疗方法在近视治疗中展现出潜力。这些方法包括光学矫正、视觉训练以及手术矫正等。

光学矫正和视觉训练是基于个体的视觉需求和眼球发育状况制订的个性化治疗方案。通过调整眼镜度数、进行视觉训练等方式，可以改善近视患者的视力状况并延缓近视的进展。这些方法的遗传学依据在于，个体的基因变异可能导致对光学矫正和视觉训练的反应差异，因此需要根据个体的遗传背景制订个性化的治疗方案。

手术矫正是近视治疗的另一种选择。随着激光手术和人工晶状体植入等技术的发展，手术矫正的安全性和有效性得到了显著提高。然而，手术矫正仍然需要根据个体的遗传背景和眼球发育状况进行评估。例如，某些基因变异可能增加手术并发症的风险，需要在手术前进行充分的遗传咨询和评估。

基于遗传学的近视治疗策略为近视患者提供了新的治疗选择。药物治疗、基因治疗以及其他创新治疗方法都在不同程度上展现出对近视的治疗效果。然而，这些治疗方法仍然需要进一步的安全性和有效性评估以及严格的伦理审查。未来，随着遗传学技术的不断发展和完善，我们期待更加精准、个性化的近视治疗方案的出现。

四、多学科合作与临床实践

遗传性近视，作为一种受遗传因子显著影响的视力障碍，其诊断和治疗往往需要多学科的紧密合作。尤其是眼科医生与遗传学家的合作，已经成为现代医学实践中的关键环节。我们将介绍遗传性近视在多学科合作与临床实践方面的现状与进步。

1. 眼科医生与遗传学家的合作

遗传性近视的诊断和治疗，首先依赖于眼科医生与遗传学家的紧密合作。眼科医生负责评估患者的视力状况、眼球结构以及近视的发展速度等临床信息；而遗传学家则专注于分析患者的基因变异，确定与近视相关的遗传因子。通过双方的深入交流和合作，可以为患者提供更加精准、个性化的诊断和治疗建议。

2. 共同诊断与制订治疗计划

在眼科医生和遗传学家的合作下，患者可以接受更加全面的诊断。这包括对视力、眼球结构、家族病史以及基因检测结果的综合分析。基于这些信息，医生们可以共同制订针对性的治疗计划。这些计划可能包括光学矫正、药物治疗、基因治疗或其他创新手段，旨在最大限度地改善患者的视力状况并减缓近视的进展。

3. 长期随访与效果评估

遗传性近视的治疗往往是一个长期的过程。因此，对患者进行长期的随访和效果评估至关重要。眼科医生和遗传学家会定期与患者联系，了解他们的视力状况、治疗反应以及生活质量的改善情况。通过这些随访数据，医生们可以及时调整治疗计划，确保患者获得最佳的治疗效果。

4. 健康宣教与心理支持

除了临床治疗外，健康宣教和心理支持也是遗传性近视治疗中的重要环节。眼科医生和遗传学家会向患者及其家属普及近视的遗传学知识，帮助他们了解和正确面对这一视力障碍。同时，他们还会提供必要的心理辅导，帮助患者减轻因遗传性疾病带来的焦虑和压力。

遗传性近视的治疗是一个复杂而多维的过程，需要眼科医生、遗传学家以及患者本人的共同努力。通过多学科的合作与临床实践，

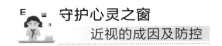
我们可以为患者提供更加精准、个性化的治疗方案，帮助他们改善视力状况并提高生活质量。同时，我们也期待未来在近视遗传学研究和治疗方面取得更多的突破和进展。

五、结语

在深入探讨基于遗传学的近视预防与治疗策略后，我们不难发现其重要性与可行性。遗传学为我们打开了一扇窗，使我们能够更深入地了解近视的成因，进而为个体提供更为精准、个性化的预防与治疗手段。这些策略不仅涵盖了从基因检测到风险评估，再到个性化预防建议的全方位服务，也包括了药物治疗、基因治疗等前沿治疗手段的探索与应用。

在此背景下，我们倡导全社会都应关注眼健康，推广科学用眼的理念和方法。通过教育、宣传等多种途径，提高公众对近视及其遗传因素的认知，引导大家养成健康的用眼习惯，共同推动近视防控工作的开展。

同时，我们也强调跨学科合作在近视研究中的重要性。眼科医生、遗传学家、生物学家、心理学家等多学科专家的紧密合作，将有力推动近视遗传学研究成果的临床应用与转化。这种合作模式不仅能够加速科研进展，还能确保研究成果更加贴近实际需求，从而更好地服务于广大近视患者。

展望未来，我们期待基于遗传学的近视预防与治疗策略能够不断完善和优化，为全人类的眼健康事业贡献更大的力量。

（冯　伟）

第七节　近视遗传学的未来发展方向与挑战

在当今社会中，近视问题已然成为一种普遍现象，且其严重性日益凸显。无论是学术界的研究数据，还是日常生活中的直观感受，都在不断提醒我们：近视的发病率正在逐年攀升，年轻化趋势也愈发明显。这一视力障碍不仅影响着个体的生活质量，更对公共卫生系统和社会经济发展造成了不小的负担。

面对这一严峻的形势，遗传学在近视研究中的作用愈发显得重要。随着分子生物学和基因测序技术的飞速发展，科学家们已经能够深入探索近视的遗传基础，揭示其发病机制。从基因变异到表观遗传修饰，遗传学的研究不仅帮助我们了解了近视的遗传规律，更为预防和治疗策略的开发提供了宝贵的科学依据。

通过本节的阐述，我们期望能够加深大家对近视遗传学领域的认识，激发更多的科研兴趣。同时，也希望这些研究成果能够尽快转化为临床应用，为近视的预防和治疗提供新的思路和方法。毕竟，在与近视这一全球性健康问题的斗争中，每一份科研力量都是不可或缺的。

一、近视遗传学的最新研究进展

随着科技的飞速进步和遗传学研究手段的不断创新，近视遗传学领域近年来取得了令人瞩目的最新研究成果。这些成果不仅加深了我们对近视发病机制的认识，还为未来的近视预防和治疗提供了新的思路。

1. 近视相关基因的发现与功能研究

科学家们通过家族研究、双生子研究和候选基因关联研究等多种方法，成功鉴定出了一系列与近视发病风险密切相关的基因。这些基因涉及眼球发育、视觉信号处理、眼轴长度调控等多个生物学过程。例如，某些基因的变异可能导致眼球发育异常，使得眼轴过长，进而引发近视。对这些基因的功能进行深入研究，有助于我们揭示近视的发病机制，并为开发新的治疗方法提供靶点。

2. GWAS 在近视遗传学中的应用

GWAS 是一种在全基因组范围内寻找与疾病风险相关的遗传变异的研究方法。在近视遗传学中，GWAS 的应用已经取得了显著成

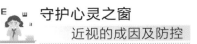
果。通过大规模的人群样本和先进的统计分析技术，科学家们发现了许多与近视发病风险相关的 SNP。这些 SNP 虽然每个对近视风险的影响较小，但它们的累积效应却不容忽视。GWAS 的研究结果提供了更加全面的近视遗传图谱，有助于我们深入了解近视的遗传结构。

3. 单基因遗传近视与复杂遗传近视的区分

近视的遗传方式多种多样，既可以是单基因遗传，也可以是复杂遗传。单基因遗传近视通常是单一基因的变异引起，发病风险高，且容易在家族中传递。而复杂遗传近视则涉及多个基因的变异以及环境因素的相互作用，发病风险相对较低，但更为常见。通过精细的遗传学研究，我们可以区分这两种不同类型的近视，为个体化预防和治疗提供依据。

4. 表观遗传学在近视发展中的作用

表观遗传学是研究不涉及 DNA 序列改变的基因表达调控的学科。在近视的研究中，表观遗传学为我们提供了新的视角。科学家们发现，某些环境因素（如长时间近距离用眼、光照不足等）可能导致眼球发育相关基因的表观遗传修饰发生改变，从而影响基因的表达和眼球的正常发育。这些发现揭示了环境因素在近视发病中的作用机制，也为近视的预防和治疗提供了新的思路。

综上所述，近视遗传学的最新研究进展使我们更加深入、全面地了解近视的发病机制。这些成果不仅有助于开发新的预防和治疗策略，还为未来的近视研究指明了方向。随着遗传学研究技术的不断进步和应用范围的扩大，我们有理由相信，近视这一全球性健康问题终将得到有效解决。

二、近视遗传学的未来发展方向

在 21 世纪的医学领域，近视遗传学已经成为一个备受关注的研究热点。随着科技的不断进步，我们对近视的遗传基础有了更深入的了解。那么，近视遗传学在未来又将如何发展呢？我们将带您一探究竟。

1. 精准医学与个性化预防治疗策略

精准医学是近年来兴起的一种新型医疗模式，它强调根据个体的遗传背景、生活习惯和环境因素等，制订个性化的预防和治疗策略。在近视领域，精准医学同样具有巨大的应用潜力。

通过深入分析个体的遗传信息，我们可以更准确地评估其近视发病风险，从而制订出更具针对性的预防和治疗方案。例如，对于携带特定近视风险基因的人群，我们可以提前进行干预，通过调整生活习惯、改善用眼环境等方式，降低近视的发病风险。

此外，精准医学还可以指导近视的矫正和治疗。传统的近视矫正方法往往是"一刀切"，无法充分考虑到个体的差异性。而精准医学则可以根据个体的遗传特点和眼球结构，量身定制最合适的矫正方案，提高治疗效果和患者满意度。

2. 基因编辑技术在近视治疗中的潜力与挑战

基因编辑技术是一种能够在生物体细胞内精确定向修饰基因的技术。在近视治疗中，基因编辑技术具有巨大的潜力。通过修正导致近视的遗传缺陷，我们有望从根本上治愈近视，让患者摆脱框架眼镜或隐形眼镜的束缚。

然而，基因编辑技术的应用也面临着诸多挑战。首先，近视的遗传机制非常复杂，涉及多个基因和环境因素的相互作用。因此，要找到确切的致病基因并进行精确编辑，难度极大。其次，基因编辑技术的安全性和有效性尚未得到充分验证。在进行临床试验之前，还需要进行大量的基础研究和动物实验。最后，伦理问题也是基因编辑技术不可忽视的一个方面。在进行基因治疗时，我们必须充分尊重患者的知情权和选择权，确保治疗的安全性和合法性。

3. 基于遗传信息的药物研发与创新

随着基因测序技术的飞速发展，我们已经能够获取大量的近视遗传信息。这些信息不仅可以用于风险评估和精准治疗，还可以为药物研发提供新的思路和目标。

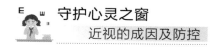

基于遗传信息的药物研发主要包括两个方面：一是针对特定遗传变异的药物设计；二是通过调节基因表达来治疗近视。例如，科学家们可以利用计算机模拟技术，筛选出能够与特定遗传变异相结合的药物分子，从而开发出更具针对性的治疗药物。同时，通过调节与近视发病相关的基因表达水平，我们也有望找到新的治疗靶点和方法。

然而，基于遗传信息的药物研发同样面临着诸多挑战。首先，药物研发过程需要耗费大量的时间和资金。从药物筛选到临床试验，每一个环节都需要经过严格的验证和优化。其次，药物的副作用和安全性问题也是不容忽视的。在进行临床试验之前，我们必须对药物进行全面的毒理学和药理学评估。最后，药物的疗效和适用范围也需要在实际应用中不断验证和调整。

4. 近视遗传学在公共卫生政策制定中的应用

近视遗传学的研究成果不仅可以用于个体化的预防和治疗，还可以为公共卫生政策制定提供科学依据。通过分析不同人群的遗传背景和近视发病风险，我们可以制定出更具针对性和可操作性的公共卫生政策。

例如，对于青少年这一近视高发人群，我们可以根据他们的遗传特点和用眼习惯，制订出相应的预防策略。这些策略包括改善学校用眼环境、推广科学用眼知识、加强户外活动等。同时，对于已经近视的患者，我们也可以根据他们的遗传信息和病情严重程度，制订出更加合理的治疗和管理方案。

此外，近视遗传学还可以为公共卫生资源的配置提供指导。通过分析不同地区的近视发病率和遗传背景差异，我们可以更加合理地分配医疗资源和服务力量，提高公共卫生服务的效率和质量。

近视遗传学在未来将继续发挥重要作用。通过精准医学、基因编辑技术、基于遗传信息的药物研发以及公共卫生政策制定等多方面的应用和创新发展，我们有望为近视患者带来更加美好的明天。

三、近视遗传学面临的挑战

在探索近视的遗传奥秘时，科学家们不仅揭示了令人振奋的新发现，同时也遭遇了一系列复杂的挑战。这些挑战既涉及科学的深层次问题，也涉及伦理和实际应用中的困境。下面，我们就来详细探讨近视遗传学当前面临的主要挑战。

1. 遗传与环境的交互作用解析

近视的形成并非单一因素所致，而是遗传与环境因素共同作用的结果。这一复杂的交互作用使得解析近视的确切成因变得极为困难。科学家们虽然已经发现了许多与近视相关的基因变异，但这些基因变异如何与环境因素（如长时间近距离用眼、户外活动时间少等）相互作用，最终导致近视的发生，仍然是一个未解之谜。

要解开这一谜团，需要深入研究基因与环境之间的相互作用机制。这可能需要借助更先进的实验技术，如基因编辑、表观遗传学分析等，来模拟不同环境因素对基因表达的影响。同时，还需要大规模的人群研究来验证这些发现，并确定不同环境因素对不同基因型个体的影响程度。

2. 大规模研究样本的收集与数据共享

近视遗传学的研究需要大量的样本数据来确保结果的准确性和可靠性。然而，收集大规模的研究样本并进行长期跟踪观察是一项耗时耗力的任务。此外，由于不同人群的遗传背景和生活环境存在差异，因此还需要在多个人群中重复验证研究结果，以确保其普遍适用性。

为了克服这一挑战，科学家们需要开展国际合作，共享研究数据和资源。通过建立大型的研究联盟或数据库平台，可以促进不同国家和地区之间的数据交流和合作。这不仅可以加快研究进度，还有助于发现更多与近视相关的遗传变异和环境因素。

3. 遗传咨询与伦理问题的考量

随着近视遗传学研究的深入，遗传咨询和伦理问题也日益凸显

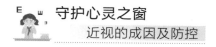
出来。一方面，当人们了解到自己的遗传信息后，可能会产生焦虑、恐惧或歧视等心理问题。另一方面，如何保护个人隐私和避免滥用遗传信息也是一个亟待解决的问题。

为了应对这些挑战，我们需要建立完善的遗传咨询体系和心理支持机制。同时，还需要制定严格的法律法规来规范遗传信息的采集、存储和使用过程。此外，科学家们也需要积极参与公众教育和科普活动，提高公众对近视遗传学的认识。

4. 科研成果向临床应用转化的难题

尽管近视遗传学已经取得了许多令人瞩目的研究成果，但将这些成果转化为实际应用仍然面临着诸多难题。首先，从基础研究到临床应用需要经历漫长的时间和复杂的验证过程。其次，由于近视的遗传机制复杂且涉及多个基因和环境因素的相互作用，因此很难开发出针对所有近视患者的有效治疗方法。

为了推动科研成果向临床应用转化，我们需要加强基础研究与临床研究之间的合作与交流。同时，还需要加大对创新药物和技术的研发投入和支持力度。此外，建立完善的监管机制和评价体系也是确保科研成果安全有效地应用于临床的重要保障。

近视遗传学虽然面临着诸多挑战，但随着科技的不断进步和科研人员的共同努力，我们有理由相信这些挑战最终将被克服。在未来的日子里，我们期待看到更多关于近视遗传学的突破性成果问世，为全人类带来福音。

四、跨学科合作与公众教育

在当今这个信息爆炸的时代，近视问题愈发凸显，成为全球性的健康挑战。要有效应对这一挑战，不仅需要眼科学、遗传学、流行病学等多个学科的深入研究和交叉合作，更需要广泛普及近视遗传学知识，提高公众对近视遗传因素的认知与理解，并大力推广科学用眼与眼健康教育。

1. 眼科学、遗传学、流行病学等学科的交叉合作

近视问题的研究涉及多个学科领域，其中眼科学、遗传学和流行病学等学科的交叉合作尤为重要。眼科医生通过临床观察和诊断，提供大量宝贵的近视病例和数据；遗传学家则深入探究近视的遗传基础和发病机制，寻找与近视相关的基因变异；流行病学家则从群体水平研究近视的分布、影响因素和防控策略。这些学科之间的紧密合作，有助于我们更全面、深入地了解近视问题，为制订有效的防控措施提供科学依据。

2. 近视遗传学知识的普及与传播

随着近视遗传学研究的不断深入，越来越多的证据表明遗传因素在近视发病中起着重要作用。然而，这些专业知识往往局限于学术圈内，普通公众对此知之甚少。因此，普及和传播近视遗传学知识显得尤为重要。通过举办科普讲座、发布科普文章和图书、制作科普视频等多种形式，我们可以将复杂的遗传知识以通俗易懂的方式呈现给公众，帮助他们建立正确的近视防控观念。

3. 提高公众对近视遗传因素的认知

提高公众对近视遗传因素的认知是防控近视的重要环节。许多人认为近视主要是用眼不当或环境因素造成的，而忽视了遗传因素的作用。实际上，遗传因素在近视发病中占有相当大的比重。通过加强公众教育，有助于人们更全面地了解近视的成因，从而更有针对性地制订预防措施。例如，对于携带近视易感基因的人群，可以提前进行干预，通过改善用眼环境、增加户外活动时间等方式降低近视发病风险。

4. 科学用眼与眼健康教育的推广

除了加强公众对近视遗传因素的认知外，推广科学用眼与眼健康教育同样至关重要。科学用眼包括保持正确的用眼姿势、合理安排用眼时间、定期进行眼部检查等；而眼健康教育则旨在帮助公众了解眼睛的结构和功能、掌握基本的眼病预防和治疗知识。通过广泛推广这些知识和技能，我们可以帮助公众建立良好的用眼习惯和健康的生活方式，从而降低近视等眼病的发病率。

跨学科合作与公众教育是防控近视的重要途径。通过加强不同

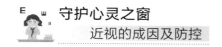

学科之间的交叉合作、普及与传播近视遗传学知识、提高公众对近视遗传因素的认知以及推广科学用眼与眼健康教育，我们可以共同构筑起近视防控的坚固防线，为全人类的眼健康保驾护航。

五、结论与展望

随着科技的飞速发展和生活方式的巨大变革，近视问题已逐渐成为全球性的健康挑战。在这一背景下，近视遗传学的研究不仅为我们揭示了近视的深层机制，也为近视的防控提供了新的思路和方法。

近视遗传学的研究表明，遗传因素在近视的发病中占据重要地位。通过深入探究近视的遗传基础和发病机制，我们可以更准确地识别近视的高危人群，为他们提供个性化的预防和治疗策略。此外，基于遗传信息的药物研发和创新也为近视的治疗带来了新的希望。这些成果不仅提高了近视防控的效果，也减轻了患者和社会的负担。

展望未来，近视遗传学的研究将呈现出几大趋势。首先，随着基因测序技术的不断进步和成本降低，大规模的基因组关联研究将成为可能，有望发现更多与近视相关的基因变异。其次，跨学科的合作将更加紧密，眼科学、遗传学、流行病学、生物信息学等领域的专家将共同攻克近视防控的难题。最后，基于遗传信息的精准医学和个性化治疗策略将得到更广泛的应用，为近视患者提供更有效、更安全的治疗方案。

然而，我们也应看到，近视遗传学的研究仍面临诸多挑战，如遗传与环境的交互作用解析、科研成果向临床应用转化的难题等。这不仅需要科学家们不懈努力，也需要社会各界的支持和参与。

（冯　伟）

第八章　其他屈光类眼病

在我们的日常生活中，清晰明亮的视觉是感知世界、获取信息的重要途径。然而，随着现代生活节奏的加快以及电子产品使用的普及，越来越多的人开始遭受到各种屈光类眼病的困扰。当我们提及屈光问题，很多人首先想到的是近视，但实际上，除了近视之外，还存在着一系列其他的屈光类眼病，它们同样对我们的视力健康构成威胁。

这些眼病，如远视、散光、老视以及屈光参差等，虽然名字各异，但都与眼球的屈光状态异常息息相关。它们或悄无声息地降临，让我们的世界变得模糊不清；或随着年龄的增长而逐渐显现，成为我们生活中的不速之客。无论哪一种情况，这些屈光类眼病都会给我们的日常生活带来诸多不便，甚至影响我们的工作和学习。

了解这些眼病，是预防和治疗的第一步。通过本章，我们将一起探索除了近视以外的其他屈光类眼病的奥秘。我们将详细阐述它们的成因、症状以及治疗方法，帮助大家更好地认识和应对这些眼病。同时，我们也将强调预防的重要性，提供日常生活中的护眼建议，让我们的眼睛在面对现代生活的挑战时能够保持健康与明亮。

在接下来的章节中，请跟随我们的脚步，一起走进这个充满奥秘的屈光世界。让我们共同揭开这些眼病的面纱，守护我们宝贵的视力健康吧！

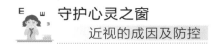
第一节　远　视

在五彩斑斓的世界中，我们的双眼如同捕捉光影的精灵，它们将外界的景象转化为神经信号，传递给大脑，让我们能够感知和理解这个世界。然而，当眼睛的屈光系统出现问题时，清晰的世界就会变得模糊，影响我们对环境的感知。远视，就是这样一种常见的眼病，它使得患者看远处的物体不清晰，看近处的物体更加模糊，给生活带来诸多不便。

远视的存在，常常让患者感到困扰和无助。他们可能在阅读时感到困难，需要不断调整书本与眼睛的距离；他们可能在驾驶时感到吃力，因为远处的路标和交通信号变得模糊不清；他们还可能在长时间用眼后感到疲劳和不适。这些症状不仅影响着患者的日常生活和工作，更在无形中降低了他们的生活质量。

现代医学已经对远视有了深入的了解，并提供了多种有效的治疗方法。从光学矫正到药物治疗，从视觉训练到手术治疗，患者可以根据自身的病情和需求选择合适的治疗方案。同时，日常生活中的一些简单调整，如保持良好的用眼习惯、提供充足的照明等，也能够有效地缓解远视带来的不适。

我们将带您一起了解远视的成因、症状和治疗手段，帮助您更好地认识和理解远视这一眼病。

一、远视的定义

远视是一种屈光不正的眼病，它指的是在调节放松的情况下，平行光线经过眼球的屈光系统折射后，焦点落在视网膜之后的状态。简而言之，远视眼在看远处物体时不清晰，在看近处物体时则更加模糊。这主要是眼球的屈光力不足或其眼轴长度不足所导致的。

与正视眼相比，远视眼的屈光状态使得平行光线无法准确聚焦在视网膜上，而是在视网膜后形成焦点。因此，远视眼看近处物体时需要付出更多的调节力，长时间看近处容易导致眼睛疲劳、头痛等不适症状。同时，远视眼的视力发育也可能受到影响，尤其是对于儿童来说，长期远视可能影响视力的正常发育。

需要注意的是，远视与近视是两种不同的屈光状态。近视眼看远处物体模糊不清，而看近处物体相对清晰；而远视眼则是看远处物体相对清晰，看近处物体更加模糊。因此，在治疗和矫正方面，远视和近视也需要采取不同的方法和手段。

总之，远视是一种常见的屈光不正眼病，它会影响患者的视力和视觉体验。了解远视的定义和成因，有助于我们更好地认识和理解这一眼病，从而采取有效的预防和治疗措施来保护我们的视力健康。

二、远视的分类

远视的分类主要依据度数和眼球解剖特点进行划分。以下是关于远视分类及其表现的详细阐释：

1. 按度数分类

远视的度数是指眼睛屈光不正的程度，通常以"度"为单位来衡量。根据度数的不同，远视可分为低度远视、中度远视和高度远视。

（1）低度远视：低度远视通常指远视度数在 +3.0D 以下的情况。这类远视对视力的影响相对较小，患者可能在看近处物体时稍微感到模糊，但一般能够适应并克服这种困难。低度远视在儿童中较为常见，随着年龄的增长和眼球的发育，部分儿童的低度远视可能逐渐减轻甚至消失。

（2）中度远视：中度远视的度数范围通常为 +3.0 ~ +6.0D。这类远视对视力的影响较大，患者在看近处物体时会出现明显的模糊和困难，需要付出更多的调节力才能看清。中度远视患者容易出现眼睛疲劳、头痛等不适症状，且在阅读、写作等近距离工作时表现尤为明显。

（3）高度远视：高度远视是指远视度数超过 +6.0D 的情况。这

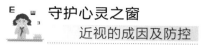
类远视对视力的影响非常严重，患者不仅在看近处物体时模糊不清，甚至在看远处物体时也可能出现困难。高度远视患者往往需要配戴较高度数的凸透镜来矫正视力，且在日常生活中需要特别注意保护眼睛，避免眼部疲劳和受伤。

2. 按眼球解剖特点分类

根据眼球解剖特点的不同，远视可分为轴性远视和屈光性远视。

（1）轴性远视：轴性远视是指眼轴较短导致的远视。在正常情况下，光线经过眼球的屈光系统后应准确聚焦在视网膜上。然而，在轴性远视的情况下，眼轴较短，光线聚焦在视网膜之后，导致看近处物体时模糊不清。轴性远视是远视中最常见的一种类型。

（2）屈光性远视：屈光性远视是指眼球屈光系统的折射率异常导致的远视。这可能是角膜曲率过小、晶状体折射率降低或眼内其他屈光介质的异常所引起的。与轴性远视不同，屈光性远视的眼轴长度可能正常，但屈光系统的折射率改变，导致光线无法准确聚焦在视网膜上。屈光性远视在临床上相对较少见，但一旦发生，往往对视力的影响较大。

远视的分类主要依据度数和眼球解剖特点进行划分。不同类型的远视对视力的影响和表现有所不同，因此在治疗和矫正时需要根据患者的具体情况采取个性化的方案。

三、远视与儿童发育的关系

远视与儿童的发育密切相关，这主要体现在眼球的生长和屈光系统的成熟过程中。

新生儿的眼球相对较小，眼轴也较短，这导致他们的双眼处于远视状态。随着身体的生长发育，眼球逐渐长大，眼轴也会变长。在这个过程中，远视度数会逐渐降低，眼睛逐渐趋于正视，这个过程被称为"正视化过程"。

一定程度的远视储备是合理的，这有助于预防近视的发生。儿童在正视化前的远视大多为生理性远视，可以被理解为一种"远视储备"。当儿童的远视储备量低于相应年龄段的数值时，可能意味着他们的远视储备量消耗过多，有可能较早出现近视。

然而，远视储备并不是越多越好，过多的远视储备可能会成为病理性的远视性屈光不正，从而影响视功能的正常发育，甚至导致弱视的发生。

因此，对于儿童来说，定期的眼部检查是非常重要的。通过检查，可以及时发现并干预远视问题，避免对儿童的视力发育造成不良影响。同时，家长和教师也应该注意儿童的用眼习惯，避免长时间近距离用眼，提供充足的照明等，以保护儿童的视力健康。

四、远视对视力的影响

远视对视力的影响是多方面的，包括视觉清晰度下降、调节力负担加重、视觉功能受限、易引发其他眼病以及对儿童视力发育的影响等。

1. 视觉清晰度下降

远视眼的主要特征是眼轴较短，导致平行光线进入眼内后在视网膜后形成焦点。因此，远视患者看远处物体时相对清晰，但看近处物体时则会出现模糊不清的现象。这种视觉清晰度的下降不仅影响患者的日常生活和工作，还可能对患者的心理健康造成负面影响，如焦虑、抑郁等。

2. 调节力负担加重

为了看清近处物体，远视患者需要付出更多的调节力，即需要增加晶状体的曲率。长时间处于这种高强度的调节状态，会导致眼睛疲劳、干涩、疼痛等不适症状。随着年龄的增长，调节力逐渐减弱，远视症状也会逐渐加重。

3. 视觉功能受限

远视患者的视觉功能可能会受到一定限制，如对比敏感度下降、立体视觉受损等。对比敏感度是指眼睛在不同亮度背景下分辨物体的能力，远视患者的对比敏感度通常较低，导致在复杂或昏暗环境

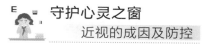
下难以识别物体。立体视觉是人类双眼视觉的重要功能之一，远视患者可能存在双眼度数差异较大或伴有斜视等问题，导致立体视觉受损，影响空间定位和深度感知能力。

4. 易引发其他眼病

远视患者长时间处于调节紧张状态，容易导致眼部肌肉疲劳和血液循环不畅，从而增加患其他眼病的风险，如青光眼、白内障等。此外，高度远视还可能调节过度引发内斜视。

5. 对儿童视力发育的影响

儿童期是视力发育的关键时期，如果患有远视且未得到及时矫正和治疗，可能导致视力发育迟缓或停滞。长期远视还可能引发弱视等更为严重的视力问题，影响儿童的视觉体验和生活质量。因此，对于儿童远视患者，应尽早发现并采取有效的干预措施，以促进视力正常发育。

对于远视患者来说，及时发现并采取有效的治疗措施至关重要。同时，保持良好的用眼习惯和定期进行眼部检查也是预防远视及其并发症的重要措施。

五、远视的治疗

远视，作为一种常见的眼病，其治疗方法的选择对于患者的视力恢复和生活质量至关重要。

1. 光学矫正

光学矫正是远视治疗的基础手段，主要包括配戴框架眼镜和隐形眼镜两种方式。

框架眼镜：对于大多数远视患者来说，配戴框架眼镜是首选的治疗方法。通过精确的验光检查，可以确定患者的远视度数，然后定制适合的凸透镜来矫正视力。框架眼镜的优点是简单、安全、经济，适用于各种年龄段的患者。然而，对于一些高度远视或伴有散光的患者，框架眼镜的矫正效果可能受到一定限制。

隐形眼镜：隐形眼镜是另一种有效的光学矫正方法，尤其适用于对框架眼镜矫正效果不满意或追求更好外观的患者。与框架眼镜相比，隐形眼镜具有更好的视觉质量和舒适性。然而，需要注意的是，隐形眼镜的配戴和护理需要严格遵守医嘱，以避免感染和其他并发症的发生。

2. 药物治疗

药物治疗在远视治疗中起辅助作用，主要用于缓解眼睛疲劳和干涩等不适症状。常用的药物包括人工泪液、眼部营养药等。这些药物可以在医生的指导下使用，以帮助患者更好地适应光学矫正并改善视觉体验。

3. 手术治疗

对于一些中低度远视或伴有其他眼病的患者，手术治疗可能是一个有效的选择。目前，常用的手术治疗方法包括准分子激光角膜屈光手术和眼内屈光手术。

准分子激光角膜屈光手术：这种手术方法通过激光切削角膜组织，改变角膜的屈光力，从而达到矫正远视的目的。手术具有精确度高、恢复快等优点，适用于度数稳定、角膜厚度足够的患者。然而，手术并非没有风险，术前需要进行全面的检查和评估，确保手术的安全性和可行性。

眼内屈光手术：对于一些高度远视或伴有其他眼病的患者，眼内屈光手术可能是一个更好的选择。这种手术方法通过在眼内植入人工晶状体或调整晶状体的位置，来改变眼睛的屈光状态，从而矫正视力。与激光手术相比，眼内屈光手术具有更广泛的适应证和更好的矫正效果。然而，手术操作更为复杂，需要更高的技术水平和更严格的术后护理。

4. 其他治疗方法

除了上述三种主要治疗方法外，还有一些其他治疗方法可以帮助远视患者改善视力，如视觉训练、中医治疗等。这些方法可以在医生的指导下结合患者的具体情况进行选择和应用。

远视的治疗方法多种多样，包括光学矫正、药物治疗、手术治疗和其他治疗方法。在选择治疗方法时，应根据患者的具体情况、

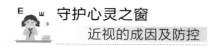
度数高低、年龄等因素进行综合考虑，制订个性化的治疗方案。同时，患者应积极配合医生的治疗和建议，保持良好的用眼习惯和定期检查，以促进视力的恢复和生活质量的提高。

六、结语

远视，作为一种常见的屈光不正眼病，对我们的视觉健康构成了挑战。通过深入了解远视的定义、对视力的影响以及相关的治疗方法，我们可以更加主动地采取措施来保护我们的眼睛。无论是通过光学矫正、药物治疗、视觉训练，还是手术治疗，重要的是在专业医生的指导下选择最适合自己的治疗方案。同时，通过调整生活习惯和用眼方式，我们也可以有效地预防远视的发生或减轻其症状。让我们共同关注眼睛健康，守护我们宝贵的视力吧！

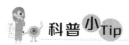

什么是远视储备，远视储备越多越好吗？

我们每个人在出生的时候都处于远视的状态，远视度数随着年龄的增长逐渐下降，到一定年龄消失，然后再向近视的方向发展。这种正常的生理性远视我们称之为远视储备，在远视储备消耗完以前，我们是不会产生近视的。不同年龄段儿童的远视储备不一样，一般来说，3岁的儿童应该有+3.0D左右的远视储备，6岁儿童有+1.5～+2.0D的远视储备，12岁儿童基本变成正视眼，远视储备基本消耗完毕。但如果远视度数高于该年龄正常应有的度数，则可能会影响视力，度数越高，影响越大。尤其是在3～6岁的幼儿期间，高度远视会导致视物模糊，影响孩子视力的发育，从而导致弱视。因此远视储备也不是越多越好。

（冯　伟）

第二节　散　光

当我们谈论视力问题时，很多人首先想到的是近视或远视。然而，有一个同样常见却可能被忽视的视力问题——散光。散光，这个看似专业的名词，实际上在人群中非常普遍，影响着许多人的日常生活和工作。

散光，简单来说，就是眼球的屈光系统无法将光线准确聚焦在视网膜上，导致看远处或近处的物体都模糊不清。这种现象并非个例，而是广泛存在于各个年龄段的人群中，尤其是儿童和青少年。

为了帮助大家更好地了解散光，我们将深入探讨散光的定义、对视力的影响，以及有效的治疗方法。希望通过本节的介绍，大家能够对散光有更全面的认识，从而在日常生活中更好地保护视力，提高生活质量。

一、散光的定义

散光，是指眼球在不同子午线上屈光力不同，导致进入眼睛的光线无法形成一个清晰的焦点，而是形成两条焦线，使得视网膜上的物像模糊不清。散光可以是先天性的，也可以是后天因素所导致。这种视力问题在全球人口中相当普遍，不同年龄段的人都可能受其影响。

1. 散光的定义

散光主要是角膜或晶状体表面曲率不规则所致。正常情况下，光线通过眼球的屈光系统后，应该精确地聚焦在视网膜上，形成清晰的图像。但散光患者角膜或晶状体的曲率不正常，光线无法准确聚焦，而是在视网膜前或后形成弥散的光斑，导致视物模糊。

2. 散光与近视、远视的不同

（1）发病机制：近视是眼轴过长，或者角膜和晶状体的屈光力过

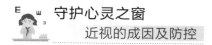
强，导致远处的物体无法清晰成像在视网膜上；远视则是眼轴过短，或者角膜和晶状体的屈光力较差，使得近处的物体无法清晰成像；而散光则是角膜或晶状体的表面曲率不规则，使得光线无法准确聚焦。

（2）症状表现：近视患者看远处物体模糊，看近处物体清晰；远视患者则相反，看近处物体模糊，看远处物体相对清晰；而散光患者无论看远处还是近处物体都会感到模糊，同时还可能伴有重影、眼部疲劳等症状。

（3）矫正方法：近视和远视通常可以通过配戴合适的凹透镜或凸透镜来矫正；而散光的矫正则需要更为复杂的方法，如配戴柱面透镜或特殊设计的隐形眼镜，有时还需要进行角膜塑形或手术治疗。

（4）影响因素：近视和远视的发生与遗传、环境、生活习惯等多种因素有关；而散光的发生则更多地与眼球的解剖结构异常有关，如角膜曲率不规则、晶状体移位等。

散光是一种与近视和远视不同的视力问题，它主要是角膜或晶状体表面曲率不规则，导致光线无法准确聚焦在视网膜上。了解散光与近视、远视的不同，有助于我们更准确地诊断和治疗视力问题，保护我们的眼睛健康。

二、散光的分类

散光是一种常见的屈光不正现象，它可以根据不同的分类标准进行分类。根据散光类型，我们可以将其分为规则散光和不规则散光；而根据聚焦子午线与视网膜的关系，散光又可分为单纯散光和复合散光。

1. 规则散光和不规则散光

规则散光是指眼球的屈光系统（主要是角膜和晶状体）在某个或某些特定子午线上的屈光力与在其他子午线上的屈光力存在差异，但这种差异是规则的，即最大屈光力的子午线和最小屈光力的子午线是相互垂直的。规则散光通常可以通过配戴柱面透镜（即散光镜片)来矫正。规则散光又可以根据屈光力的最强和最弱子午线的关系进一步分为顺规散光、逆规散光和斜向散光。

(1)顺规散光：最强屈光力子午线位于垂直方向（90°±30°）。

(2)逆规散光：最强屈光力子午线位于水平方向（180°±30°）。

(3)斜向散光：最强屈光力子午线位于除上述两个方向之外的其他方向。

不规则散光是指眼球的屈光系统表面的曲率不规则，无法用简单的几何形状来描述。这种不规则可能是眼球表面疾病、外伤或手术等造成的。不规则散光通常无法通过配戴普通的柱面透镜来完全矫正，可能需要使用特殊设计的隐形眼镜或进行角膜塑形等手术治疗。

2. 单纯散光和复合散光

单纯散光是指只有一个子午线上的屈光力异常，导致光线在该方向上无法聚焦在视网膜上形成清晰的像点。单纯散光可以是近视性的（即近视散光），也可以是远视性的（即远视散光）。这种类型的散光相对简单，矫正起来也较为容易，通常只需在框架眼镜或隐形眼镜中加入相应度数的柱面透镜即可。

复合散光则是指存在两个或更多子午线上的屈光力异常，导致光线在多个方向上都无法聚焦在视网膜上形成清晰的像点。复合散光通常包括近视散光和远视散光的组合，或者同时存在多个方向的散光。这种类型的散光较为复杂，矫正时需要更精确的测量和定制化的镜片设计。复合散光的矫正可能需要使用特殊的镜片或隐形眼镜，甚至可能需要考虑手术治疗。

了解散光的分类对于正确诊断和治疗散光具有重要意义。如果您怀疑自己患有散光，建议及时到专业眼科机构进行检查和咨询，以便得到准确的诊断和个性化的治疗建议。同时，保持良好的用眼习惯和定期进行眼部检查也是预防和控制散光的关键措施。

三、散光的产生

散光是一种常见的屈光不正现象，影响着全球数亿人的视力健

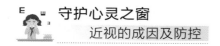
康。了解散光产生的原因，对于预防、诊断和治疗都至关重要。散光产生的原因主要可以分为先天因素和后天因素两大类。下面，我们将从这两个方面深入探讨散光产生的原因。

1. 先天因素

（1）眼球发育不良：在眼球发育过程中，角膜和晶状体的形态起着至关重要的作用。如果角膜或晶状体的曲率不规则，光线在进入眼内时无法准确聚焦，就会产生散光。这种发育不良可能是遗传、母体内环境影响或胎儿期发育异常等导致的。这也是散光产生的最主要因素。

（2）遗传因素：遗传因素在散光的产生中扮演着重要角色。研究表明，散光与基因密切相关，有家族聚集现象。如果家族成员有散光病史，那么个体患上散光的概率会相应增加。

2. 后天因素

（1）眼部疾病与损伤：某些眼部疾病，如角膜炎、圆锥角膜等，以及眼部外伤，都可能导致角膜曲率不规则，进而引发散光。这些疾病和损伤会破坏角膜的完整性，使其表面变得不平整。

（2）不良用眼习惯：长时间近距离用眼、用眼姿势不正确、缺乏户外活动等不良用眼习惯，都可能导致眼球发育不良，从而增加患散光的风险。此外，长时间使用电子设备也会对眼睛造成压力，容易引发散光。

（3）年龄与老化：随着年龄的增长，晶状体逐渐失去弹性，调节能力下降，这可能导致晶状体曲率异常，进而引发散光。因此，老年人更容易患上散光。

（4）其他因素：除了上述因素外，还有一些其他因素也可能导致散光，如眼部手术（如白内障手术）、环境因素（如长时间暴露在紫外线下）等。

散光的产生是由多种先天和后天因素共同作用的结果。了解这些因素，有助于我们更好地预防散光的发生，并在出现症状时及时就医进行诊断和治疗。在日常生活中，我们应保持良好的用眼习惯，定期进行眼部检查，及时发现并处理可能导致散光的因素，以保护我们的视力健康。

四、散光对视力的影响

散光是一种常见的视力问题，不同类型散光会对视力产生不同程度的影响。而且在不同年龄段也会对视力和视觉质量都产生不同的影响。

1. 散光对视力的具体影响

（1）视物模糊：散光的最直接表现就是视物模糊。无论是规则散光还是不规则散光，都会使得光线无法准确聚焦在视网膜上，导致看到的物体变得模糊不清。其中，规则散光在特定方向上的视物模糊较为明显，而不规则散光则可能导致在各个方向上的视力都受到影响。

（2）眼睛疲劳：散光患者常常感到眼睛疲劳。这是因为眼睛需要不断地调节焦距来试图弥补散光的影响，长时间的调节使得眼部肌肉得不到休息，从而产生疲劳感。这种疲劳感可能导致眼睛疼痛、头痛、恶心等症状。

（3）视力下降：长期存在的散光如果不进行矫正，会导致视力持续下降。特别是对于儿童和青少年来说，散光可能影响他们的视觉发育，导致近视或其他更严重的视力问题。

2. 不同年龄段散光对视力的影响

（1）儿童和青少年：在这个阶段，眼睛正处于发育阶段，散光可能对视觉发育产生较大影响。如果散光得不到及时矫正，可能会导致近视、弱视等问题的出现。此外，由于学习压力大，长时间近距离用眼，儿童和青少年散光患者更容易出现眼睛疲劳和视力下降的情况。

（2）成年人：成年人的眼睛发育已经相对稳定，但散光仍然会对他们的视力产生影响。由于工作、生活等，成年人可能需要长时间面对电脑、手机等电子设备，这也会增加眼睛的负担，容易出现眼

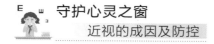
睛疲劳和视力下降。

（3）老年人：随着年龄的增长，老年人的眼睛逐渐出现老化现象，晶状体的调节能力下降，更容易出现散光。此外，老年人还可能患有白内障、青光眼等眼部疾病，这些疾病也可能导致或加重散光，进一步影响视力。

3. 散光对视觉质量和生活质量的影响

散光不仅影响视力，还会对视觉质量和生活质量产生影响。视物模糊和眼睛疲劳可能导致患者无法清晰地看到周围的环境和物体，增加生活中的安全隐患。同时，视力问题也可能影响患者的心理状态，导致自信心下降、社交障碍等问题。

因此，对于散光问题，我们应该给予足够的重视。定期进行眼部检查，及时发现并矫正散光问题，是保护视力、提高视觉质量和生活质量的关键。同时，保持良好的用眼习惯、加强眼部锻炼、避免长时间用眼等行为也有助于预防散光的发生和发展。

五、散光的治疗

散光，作为常见的视力问题，其治疗策略会根据其类型、程度以及患者的年龄和个体差异而有所不同。

1. 规则散光的治疗

（1）光学矫正：对于规则散光，最常用的治疗方法是通过光学矫正，即配戴合适的框架眼镜或隐形眼镜。柱面透镜是常用的矫正工具，其能够根据散光的类型和程度，精确地调整光线的聚焦，从而改善视力。

（2）手术治疗：对于成年且散光稳定的患者，可以考虑手术治疗。其中，角膜屈光手术（如准分子激光手术）是常见的选择。通过调整角膜曲率，手术能够矫正散光，使患者视力恢复正常。

2. 不规则散光的治疗

（1）硬性透气性接触镜（rigid gas permeable contact lens，RGPCL）：不规则散光的治疗更具挑战性。常规的框架眼镜对不规则散光的矫正效果欠佳。硬性透气性接触镜是一种特殊设计的隐形眼镜，能够更好地适应不规则的角膜表面，从而改善视力。

（2）角膜地形图引导下的激光治疗：近年来，随着技术的进步，角膜地形图引导下的激光治疗成为不规则散光的有效治疗手段。这种方法能够根据角膜的具体形态，精确地调整激光的能量和方向，从而实现个性化治疗。

（3）角膜移植：对于某些严重的不规则散光，如角膜疾病或损伤导致的散光，可能需要进行角膜移植手术。通过移植健康的角膜组织，可以恢复角膜的正常形态，从而矫正散光。

3. 生活习惯的调整

除了上述治疗方法外，生活习惯的调整也是治疗散光的重要辅助手段。保持良好的用眼习惯，如定期休息、避免长时间用眼、保持适当的阅读距离等，有助于减轻眼睛的负担，防止散光的进一步加重。

此外，均衡的饮食、充足的睡眠以及适度的户外活动也有助于维护眼睛的健康。特别是富含维生素 A、维生素 C 和维生素 E 的食物，如胡萝卜、菠菜、鸡蛋等，对眼睛的健康有着重要的促进作用。

综上所述，散光的治疗需要根据其类型、程度以及患者的具体情况进行个性化的选择。光学矫正、手术治疗以及生活习惯的调整都是有效的治疗手段，而选择合适的方法则需要依赖于专业的眼科医生的评估和建议。在治疗过程中，患者应积极配合医生的治疗方案，并保持良好的生活习惯和心态，以期达到最佳的治疗效果。

六、结语

散光的分类复杂多样，涵盖了角膜、晶状体等多个眼球结构的异常。不同类型的散光具有不同的特点和矫正方法。因此，在面对散光问题时，我们需要进行专业的验光检查，以确定散光的类型、度数和稳定性，从而制订个性化的矫正方案。

通过本节的介绍，相信您对散光的分类有了更深入的了解。在

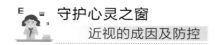

日常生活中，我们应该关注视力健康，定期进行眼部检查，及时发现并处理散光问题，以保护我们的视力。

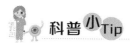

散光需要矫正吗？

散光是否需要矫正，取决于散光的性质和严重程度。一般来说，1.0D 以内的顺规散光属于生理性散光，基本不会影响视力，也就不用矫正。超过 1.0D 的散光，如果影响视力，需要及时进行矫正。对于 3～6 岁的儿童来说，1.5D 以上的散光或者低度数的不规则散光都可能会影响他们的视力发育，因此要根据他们具体的视力情况及时进行矫正。

（冯　伟）

第三节　老　视

随着年龄的增长，人体的各个器官系统都在经历着不可避免的变化，这其中也包括视觉系统。老视，这一术语在眼科领域指的是随着年龄增长而出现的眼睛调节能力的下降，导致人们在阅读或看近处物体时感到困难。它并非一种疾病，而是一种自然的生理现象，与年龄增长紧密相关。

尽管老视是一种自然的生理现象，但它并不意味着我们应该对此无所作为。通过了解老视的成因和症状，我们可以采取相应的措施来延缓其进展，提高生活质量。因此，本节将对老视进行深入的探讨，帮助大家了解这一自然现象，并提供相应的预防和治疗建议。

一、老视的定义

1. 老视的定义

老视，通常被称为"老花眼"，是一种与年龄增长相关的视觉现象。它主要表现为随着年龄的增长，眼睛的调节能力逐渐减弱，导致对近距离物体的清晰视觉能力下降。这并非是一种疾病，而是人体自然老化过程中视觉系统的一种表现。

老视的核心在于眼睛的调节功能下降。眼睛的调节功能是由晶状体完成的，晶状体能够改变其形状和厚度，从而调整眼睛的焦距，使我们能够清晰地看到不同距离的物体。然而，随着年龄的增长，晶状体的弹性和透明度逐渐降低，导致调节能力减弱，特别是在看近距离物体时，眼睛无法准确对焦，从而产生视物模糊的现象。

2. 老视与远视的区别

由于老视和远视都是用凸透镜进行矫正，所以人们常常会把它们混淆，实际上它们的机制完全不同：

（1）成因不同：老视主要是年龄增长导致的眼睛调节能力下降，是自然老化的表现。而远视则可能是眼轴过短，或者角膜和晶状体的曲率过平，使得眼睛在看远处物体时能够清晰对焦，但在看近处物体时却无法准确对焦。

（2）发生时间：老视通常发生在40岁以后，随着年龄的增长而逐渐加重。而远视主要在幼儿期出现。

（3）影响程度：老视主要表现为对近距离物体的视物模糊和眼睛疲劳，一般不会影响远视力。而远视则可能导致对近距离和远距离物体的视力都模糊，且可能伴有头痛、眼部不适等症状。

老视和远视虽然都可能导致对近距离物体的视物模糊，但它们的成因、发生时间以及影响程度都存在明显的区别。了解这些区别有助于我们更准确地诊断和治疗这两种视力问题。

二、老视的症状

随着年龄的增长，许多人都可能经历视力的变化，其中最常见

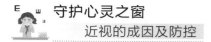

的就是老视。老视是眼睛调节能力下降的自然生理现象。当您发现自己开始难以清晰地阅读小字或需要更长时间来适应不同距离的物体时，可能就需要考虑老视的可能性了。

1. 近视物模糊

视物模糊是老视最常见的症状之一。特别是在阅读或看近处物体时，您可能会发现字迹变得模糊不清。这主要是因为眼睛调节能力的下降，使得眼睛无法准确对焦在近距离的物体上。

2. 眼睛疲劳

长时间看近处物体，如阅读或使用电脑，可能会导致眼睛疲劳。这种疲劳感可能表现为眼睛酸痛、胀痛或不适感。这是因为眼睛需要额外的努力来调节焦距，以便看清近处的物体。

3. 对光线的敏感度增加

老视患者可能对光线变得更加敏感。他们可能会发现，在强光下阅读或看电脑屏幕时感到不适，或者需要更多的光线才能看清近处的物体。这是因为随着年龄的增长，眼睛的瞳孔调节能力下降，对光线的适应能力减弱。

4. 需要更大的字体或更远的距离

为了更清晰地看到近处的物体，老视患者可能需要调整阅读材料的字体大小或阅读距离。他们可能会发现，将书本或报纸拿得更远，或者使用更大字体的书籍和电子设备，能够帮助他们更轻松地阅读。

5. 视觉对比度感知下降

随着年龄的增长，老视患者可能会发现对视觉对比度的感知能力下降。这意味着他们可能更难区分颜色、纹理或明暗之间的差异。这可能会影响到他们的日常生活，如辨认细节、阅读或驾驶等。

6. 双眼调节能力不同步

在一些情况下，老视患者的双眼调节能力可能会出现不同步。这可能导致双眼之间的视觉冲突，产生重影或视物模糊的现象。这种情况可能需要专业的眼科检查和治疗。

老视的症状可能会因人而异，取决于个体的年龄、生活习惯和眼睛健康状况。如果您发现自己有上述症状之一或多个，建议及时咨询眼科医生进行专业的检查和评估。

总之，了解老视的症状对于及早发现和管理视力问题至关重要。通过专业的眼科检查和适当的治疗措施，我们可以有效地延缓老视的进展，提高生活质量。同时，保持良好的用眼习惯和健康的生活方式也是预防老视的重要措施之一。

三、老视的治疗

随着人口老龄化的加剧，老视问题日益凸显，成为影响中老年人生活质量的重要因素。老视的治疗不仅需要关注当前的视力问题，还需要具有前瞻性，考虑到未来的发展趋势和个体差异。

1. 光学矫正

老视的光学矫正主要是通过不同类型的眼镜镜片来改善视力问题。目前，配戴眼镜仍然是治疗老视最主要的方式：

（1）单光镜：单光镜是最常见的眼镜类型，镜片只有一个焦距，主要用于矫正远视或近视。对于老视患者来说，单光镜通常用于矫正近视力，但当他同时有近视或者中高度的远视时，看远处也会有模糊不清的情况，因此，他们可能需要两副眼镜：一副用于看远，另一副用于看近。

（2）双光镜，也称为双焦镜，是一种具有两个不同焦距区域的镜片。通常，镜片上半部分用于矫正远视力，而下半部分则用于矫正近视力。这种设计允许老视患者在同一镜片上同时看远和看近，无须频繁更换眼镜。双光镜的优点是方便实用，尤其对于那些同时有远视或近视问题的老视患者来说更是如此。然而，双光镜的缺点是在两个焦距区域之间有明显的分界线，这可能会导致老视患者在配戴时感到不适应。

（3）渐进多焦点镜片：渐进多焦点镜片是一种先进的镜片设计，它在整个镜片上提供了从远到近的连续焦距。这种镜片没有明显的分界线，因此看起来更加自然。老视患者可以通过简单地调整视线

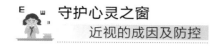
位置来轻松地看远或看近。渐进多焦点镜片非常适合那些需要同时处理远距离和近距离任务的老视患者，如阅读、电脑工作和户外活动。然而，这种镜片通常需要一些时间来适应，因为老视患者需要学习如何正确地调整视线位置以获取最佳的视力效果。

选择哪种类型的镜片取决于个人的视力需求、生活方式以及适应新镜片的能力。建议在进行光学矫正前咨询专业的眼科医生或验光师，以确保选择最适合自己的镜片类型。

2. 手术治疗

单纯的老视没有办法通过手术治疗，手术治疗通常针对近视合并老视或者白内障合并老视的人群，在手术治疗原发疾病的同时兼顾老视的矫正。主要包括近视联合老视的激光手术和白内障人工晶状体植入手术。

（1）激光手术：这类手术主要针对40岁左右已经出现老视症状或者即将出现老视症状的近视患者。因为要考虑术后的近视力，所以要在传统的激光手术基础上做一些调整，以保证术后有相对较好的近视力，目前有以下一些手术方式：①保留度数的双眼近视激光手术，这种手术方式是在设计激光切削量时双眼都保留近视度数1.0D左右，术后有相对清晰的近视力，但是远视力会受到一定的影响。主要针对以近距离工作为主，可以接受术后相对模糊的远视力，但看近不愿意戴眼镜的近视患者。②单眼视近视激光手术，这种手术方式是将主视眼的近视度数完全矫正，非主视眼近视度数保留1.0D左右，这样术后主视眼看远会有清晰的视力，非主视眼看近会有清晰的视力。主要针对术后同时需要看远看近都有清晰视力的患者。缺点是术后患者的双眼视功能会受到影响，并且在术后早期容易有视物重影、眼部疲劳的情况，需要比较长的适应时间。③Q值调整的近视激光手术，这是一种个性化的近视激光手术，主要通过调整术后角膜的非球面状态，增加眼部的景深来获得清晰的远近视力。

（2）晶状体手术：白内障手术是将患者混浊的晶状体摘除，同时换上一个有度数的人工晶状体。需要做白内障手术的患者，一般年龄都比较大，基本都合并有老视的情况。传统的单焦点人工晶状体只能实现看远清楚或者看近清楚的效果，而对于希望同时实现远近都有清晰视力的患者，可以选择多焦点人工晶状体，多焦点人工晶状体可以提供两个或以上的焦点，因此，即使手术以后不戴眼镜也能够基本满足看近和看远都清晰的需求，成为许多白内障手术患者的优先选择。根据焦点范围和设计原理目前可供使用的多焦点人工晶状体有三大类，①双焦点人工晶状体：基于折射或衍射，使光线经人工晶状体产生 2 个焦点，人眼根据同时知觉原理，还原较清晰图像，抑制模糊图像。其初步解决了人工晶状体眼远近视物问题，但仍存在中距离视力稍差的缺点。②三焦点人工晶状体：光学部为中央衍射型，周边为折射型，通过阶梯渐进衍射设计，使人工晶状体从中央到周边逐渐修正物像，将中焦点的二阶衍射波与近焦点重合设计，进一步提高光能利用率。同时实现远中近的清晰视力。③景深延长型（extended depth of focus，EDOF）人工晶状体：又称连续视程人工晶状体。它是采用小阶梯衍射等方式，将入射光线聚焦在一个扩展的纵向平面上，从而达到扩展景深或延长焦深的效果，使物像清晰范围扩大，提供远、中、近的连续视力，不受瞳孔大小影响，看东西清晰明亮，更接近自然人眼。

3. 生活方式调整：用眼习惯与眼部锻炼的完美结合

除了光学矫正和手术矫正外，生活方式的调整也是老视治疗不可忽视的一环。保持良好的用眼习惯，如定期休息、避免长时间用眼、保持适当的阅读距离等，可以有效减轻眼睛的负担，延缓老视的进展。此外，定期进行眼部锻炼也有助于提高眼睛的调节能力和抵抗力。例如，通过远近交替注视、眼球转动等简单动作，可以锻炼眼部肌肉，促进血液循环，从而提高视力。

四、预防和延缓老视

随着科技的飞速发展，我们的日常生活越来越离不开电子设备。

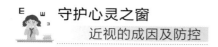
然而，这也带来了一个日益严重的问题——老视。老视不仅影响视力，更在无形中降低了我们的生活质量。幸运的是，通过一系列简单而实用的方法，我们可以有效地预防和延缓老视的发生。

1. 保持健康的生活方式

（1）均衡饮食：我们的眼睛需要各种营养素来维持其正常功能。因此，一个均衡的饮食对预防老视至关重要。确保摄入足够的维生素 A（对视网膜的健康至关重要）、维生素 C（有助于保护眼睛免受自由基的损害）以及抗氧化剂（如维生素 E 和锌）是保持眼部健康的关键。同时，减少摄入高脂肪、高糖分的食物也有助于预防老视。

（2）适量运动：运动不仅有助于维持整体健康，还能改善血液循环，为眼睛提供充足的氧气和养分。定期的有氧运动，如快走、游泳或跑步，都能有效促进眼部健康。

（3）充足睡眠：睡眠是眼睛和身体修复、再生的关键时期。充足的睡眠有助于减轻眼部疲劳，预防老视。

2. 定期进行眼部检查

定期的眼部检查是预防和延缓老视的关键。专业的眼科医生可以通过一系列检查，及早发现并处理可能存在的眼部问题。如果您已经出现了老视的症状，如阅读困难、视物模糊等，更应该尽快进行眼部检查，以便得到适当的治疗和建议。

3. 减缓眼部疲劳

长时间的用眼不仅会导致视力下降，还可能加重老视的症状。因此，学会合理用眼、避免长时间疲劳对眼睛的健康至关重要。以下是一些有效的建议：

（1）适当休息：每隔一段时间（如 30 分钟），将视线从屏幕上移开，进行几分钟的深呼吸和眼部放松运动。这有助于减轻眼部疲劳，预防老视。

（2）控制用眼时间：尽量减少连续使用电子设备的时间。如果可能，尝试将工作分散在一天的不同时间段进行，以避免长时间连续用眼。

（3）使用护眼产品：市场上有很多针对眼部健康的护眼产品，如蓝光滤镜、抗疲劳眼镜等。选择适合自己的产品，可以有效减轻眼部疲劳，预防老视。

总之，预防和延缓老视并不是一件难事。通过保持健康的生活方式、定期进行眼部检查以及减缓眼部疲劳，我们完全可以保持眼睛的健康和清晰的视力。记住，眼睛是我们感受世界的重要窗口，让我们用心呵护它，享受美好的生活吧！

五、结语

总之，老视是随着年龄增长而自然发生的视力现象。它虽然不可完全避免，但我们可以积极采取措施来延缓其进程。通过保持健康的生活方式、定期进行眼部检查，以及配戴适当的眼镜，可以有效保护视力，提高生活质量。

因此，珍视视力健康，积极应对老视，是我们每个人都应该关注的重要课题。让我们从现在开始，采取实际行动，保护我们的视力，享受美好"视界"吧！

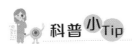

老视可以通过药物治疗吗？

老视的传统治疗手段主要是配戴老视眼镜，但额外配戴眼镜会对生活带来不便。因此人们也在积极寻找其他治疗老视的方法。2021年，一种名为Vuity的滴眼液获得美国食品药品监督管理局（Food and Drug Administration，FDA）批准，用于治疗老视。它的主要成分是毛果芸香碱，可以通过收缩瞳孔直径、增加景深来改善老视，与框架眼镜相比，它可以提供更广泛且连续的近至中距离视力，从而帮助老视患者减少对框架眼镜的依赖，提高生活的便利性。但是需要指出的是，药物并不能从根本上治愈老视，每次点药后良好的近视力能持续4~6小时，之后逐渐恢复

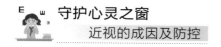
到点药前的视力状态。

（冯　伟）

第四节　屈光参差

在我们的日常生活中，视力问题已经成为许多人关注的焦点，而其中一个较为常见但容易被忽视的视力问题就是屈光参差。屈光参差，简而言之，就是两眼在屈光状态上存在的差异。这种差异可能源自多种原因，如眼轴长度的不同、角膜曲率的不均或是晶状体屈光力的差异等。当两眼在屈光上出现较大的不一致时，就会对视觉健康产生影响，可能导致复视、眼部疲劳甚至弱视等后果。

随着现代生活节奏的加快和电子产品的广泛使用，屈光参差问题日益凸显，成为视力保健中不可忽视的一环。因此，了解屈光参差的概念、认识其对视觉健康的影响，对于我们每个人来说都至关重要。本节旨在科普屈光参差的相关知识，帮助大家更好地理解和关注这一视力问题，从而为维护我们的视觉健康提供有力的支持。通过本节内容，希望大家能够增强对屈光参差的认识，及时发现并采取措施，保护自己和家人的视力健康。

一、屈光参差的定义

1. 眼睛的光学系统

要理解屈光参差，首先需要对眼睛的光学系统有一个基本的认识。眼睛被视为一个复杂的光学仪器，它能够将外界的光线准确地聚焦在视网膜上，从而让我们看到清晰的世界。这一过程主要依赖于眼睛的透明介质——角膜和晶状体。角膜是眼睛最前部的透明组织，它负责大部分的屈光功能。而晶状体则位于眼内，通过改变其形状来调节眼睛的屈光能力，确保不同距离的物体都能清晰成像。

2. 屈光参差的定义和类型

屈光参差，简单来说，是指两眼的屈光状态存在差异，当度数相差超过 2.5D 以上者通常因为融像困难出现症状。这种差异可以是角膜曲率的不同、眼轴长度的差异，或是晶状体屈光力的变化。根据差异的性质，屈光参差可以分为多种类型，如近视性屈光参差、远视性屈光参差、散光性屈光参差等，这些类型的屈光参差都可能对视力产生不同程度的影响。

（1）近视性屈光参差：当一眼近视而另一眼正常或两眼的近视度数相差较大时，称为近视性屈光参差。在这种情况下，近视眼的屈光度数较高，导致看远处物体时模糊不清。

（2）远视性屈光参差：与近视性屈光参差相反，当一眼远视而另一眼正常或两眼的远视度数相差较大时，称为远视性屈光参差。在这种情况下，远视眼的屈光度数较高，导致看近处物体时模糊不清。

（3）散光性屈光参差：散光是指眼睛无法将光线聚焦在一个点上，而是形成多个焦点。当两眼散光程度不同时，就会出现散光性屈光参差。在这种情况下，两眼的角膜曲率或晶状体屈光力存在差异，导致光线无法准确聚焦在视网膜上。

（4）混合性屈光参差：在有些情况下，一只眼睛可能同时存在近视和散光或者远视和散光的情况，而另一只眼睛正常或者只有单纯的近视、远视或散光。这种情况就称为混合性屈光参差。

二、屈光参差的常见原因

屈光参差，即两眼在屈光状态上存在的差异，是一种较为常见的视力问题。这种差异可能对个体的视觉健康产生显著影响，如导致复视、眼部疲劳甚至弱视等。目前认为屈光参差的产生主要有以下三种原因：

1. 遗传因素

遗传在屈光参差的发生和发展过程中扮演着重要角色。多项研究表明，屈光参差具有明显的家族聚集性，即屈光参差患者的直系

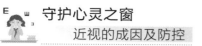
亲属中，该病的发病率显著高于一般人群。这可能与遗传基因对眼球发育、角膜曲率、晶状体屈光力等的影响有关。特定的基因变异可能增加个体发生屈光参差的风险。因此，对于有屈光参差家族史的人群，应更加关注视力健康，定期进行眼科检查。

2. 生活习惯和环境因素

生活习惯和环境因素也是屈光参差产生的重要原因。长时间近距离用眼、不良的用眼习惯（如躺着看书、歪头看书写字等）、缺乏户外活动等，都可能导致眼部疲劳和屈光参差的发生。此外，光照条件不佳（如过强或过弱的光线）、阅读材料的字体过小或模糊等，也可能加重眼睛的负担，导致屈光参差。因此，养成良好的用眼习惯、保持适当的户外活动和照明条件，对于预防屈光参差具有重要意义。

3. 疾病或眼部损伤

某些疾病或眼部损伤也可能导致屈光参差的发生。例如，青光眼、白内障等眼部疾病，以及眼部外伤、手术等，都可能影响眼球的结构和功能，从而导致屈光参差。在这些情况下，屈光参差可能是疾病或损伤的一种表现或并发症。因此，对于患有眼部疾病或遭受眼部损伤的人群，应及时就医并接受专业的治疗和建议，以降低屈光参差的发生风险。

屈光参差的产生是一个多因素的结果，其中遗传因素、生活习惯和环境因素以及疾病或眼部损伤都起着重要作用。了解这些原因有助于我们更好地预防和治疗屈光参差，保护视力健康。对于已经发生屈光参差的患者，应根据具体情况制订合适的治疗方案，包括配戴合适的框架眼镜或隐形眼镜、进行视觉训练等。同时，保持良好的生活习惯和用眼环境，定期进行眼科检查，也是维护视力健康的关键。

三、屈光参差的症状和影响

屈光参差和单纯的近视、远视、散光不同，双眼度数相差过大，导致双眼接受的像在亮度、对比度、清晰度、大小、色彩等方面存在巨大的差异，大脑很难把两个不同的像融合到一起，双眼融像困难，导致出现视物重影、疲劳等症状，进而影响我们的视觉质量。

1. 屈光参差的症状

（1）视物模糊与清晰度差异：屈光参差最直接的体现是两只眼睛的视力清晰度不同。患者可能会发现，用一只眼睛看物体时比用另一只眼睛更为清晰。当双眼同时看物体时，大脑通常选择接收清晰度较高的那只眼睛的视觉信息，导致另一只眼睛被抑制。

（2）眼睛疲劳与不适感：双眼屈光度不一致，眼睛在尝试聚焦时需要进行额外的调节，这会导致眼部肌肉过度劳累，从而产生疲劳感。长时间用眼后，患者可能会感到眼部紧张、酸痛或头痛。

（3）复视与重影：在某些情况下，当双眼的屈光度差异较大时，患者可能会看到两个分离的图像（复视）或一个图像周围有模糊的重影。这是因为两只眼睛无法将光线准确地聚焦在视网膜的同一点上。

（4）深度感知受损：双眼视觉对于深度感知至关重要。屈光参差可能会影响双眼协同工作的能力，从而损害深度感知，使患者在判断距离和高度时感到困难。

2. 屈光参差对视觉质量的影响

（1）视力发育受阻：对于儿童和青少年来说，屈光参差可能会干扰正常的视力发育过程。如果未得到及时矫正，可能会导致弱视（懒眼），即一只眼睛的视力明显低于另一只。

（2）双眼视功能受损：屈光参差会破坏双眼协同工作的能力，这在医学上称为双眼视功能。双眼视功能对于立体视觉、深度感知以及避免复视等方面至关重要。

（3）视觉舒适度下降：由于眼睛需要不断调节以适应不同的屈光度，患者可能会感到视觉不适，如眼睛疲劳、干涩、刺痛等。这些症状在长时间用眼后尤为明显，如阅读、使用电脑或手机等。

（4）学习和工作效率降低：视力问题和眼部不适可能会分散患者的注意力，影响他们的学习和工作效率。特别是对于需要长时间集中注意力的任务，如阅读、写作或精细工作，屈光参差的影响更为

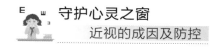
显著。

了解屈光参差的症状及其对视觉质量的影响至关重要。通过定期的眼科检查和及时的干预措施，可以有效地改善视力问题，提高视觉舒适度，从而保护患者的视力健康和生活质量。

四、屈光参差的治疗和管理

屈光参差，即双眼屈光度的不一致，是一种常见的眼科问题。治疗和管理屈光参差旨在矫正视力，缓解眼部疲劳，改善双眼视功能，并提高生活质量。一般屈光参差的治疗方法可以分为非手术治疗和手术治疗两类。

1. 非手术治疗

（1）框架眼镜矫正：框架眼镜矫正是屈光参差最常用的治疗方法之一。通过为患者配戴合适度数的眼镜镜片，可以矫正双眼的屈光不正，使光线能够准确地聚焦在视网膜上，从而提高视力清晰度。眼镜矫正适用于各种程度的屈光参差，特别是儿童和青少年。但是配戴框架眼镜只能解决成像清晰度的问题，当两眼度数相差太大时（相差 2.5D 以上），镜片放大率的不同引起双眼接收到的像大小存在差异，会造成融像困难。一般来说，近视镜片会使我们看到的像缩小，远视镜片会使看到的像扩大，散光镜片会使看到的像在某一方向上拉伸变形。因此屈光参差患者戴框架眼镜容易出现视物重影、头晕等症状，度数相差越大越严重。

（2）隐形眼镜：隐形眼镜也是一种有效的矫正方法，尤其适用于高度屈光参差或特殊职业需求的患者。与框架眼镜相比，隐形眼镜具有更好的美观性和舒适性，同时因为隐形眼镜的放大率远低于框架眼镜，双眼接收的像相差不会太大，不会出现融像的问题。因此对于屈光参差的患者，更建议用隐形眼镜进行矫正。儿童和青少年可以配戴角膜塑形镜，成年人可以配戴软性角膜接触镜。然而，隐形眼镜的配戴和护理需要严格遵守医嘱，以防止眼部感染和其他并发症，尤其是儿童和青少年，一定要在医生指导下使用。

（3）视觉训练：视觉训练主要针对双眼视功能受损的患者，通过一系列的训练项目和活动，帮助改善双眼的协同工作能力，提高视觉质量和舒适度。视觉训练可能包括融合训练、立体视觉训练、调节训练等，具体方案需根据患者的具体情况制订。

2. 手术治疗

（1）角膜手术：角膜手术主要包括激光角膜屈光手术和角膜移植手术。这些手术通过改变角膜的曲率或厚度，从而矫正屈光不正。角膜手术具有恢复快、痛苦小的优点，但并非适用于所有屈光参差患者，需进行严格的术前评估和筛选。

（2）晶状体手术：晶状体手术主要包括人工晶状体植入术和晶状体置换术。这些手术通过植入人工晶状体或替换自然晶状体来改变眼睛的屈光状态。晶状体手术适用于高度屈光参差或角膜手术不可行的患者。然而，手术风险和并发症相对较高，因此需慎重考虑。

3. 屈光参差的治疗选择和决策过程

在治疗屈光参差时，医生会根据患者的年龄、屈光度、眼部健康状况以及个人需求等因素制订个性化的治疗方案。一般来说，对于儿童和青少年，以及轻度至中度屈光参差的患者，首选非手术治疗方法，如配戴框架眼镜或隐形眼镜。对于高度屈光参差或特殊需求的患者，可以考虑手术治疗。

在决策过程中，患者需要充分了解各种治疗方法的优缺点、预期效果以及潜在风险，并在医生的指导下做出选择。此外，定期的眼科检查和随访对于监测治疗效果、及时发现并处理并发症至关重要。

屈光参差的治疗与管理是一个综合性的过程，需要患者和医生的共同努力。通过合适的治疗方法和良好的眼部护理，屈光参差患者可以改善视力质量，提高生活质量。

五、屈光参差对生活的影响和应对策略

屈光参差，即双眼屈光度的不一致，不仅对视力产生直接影响，

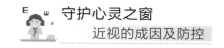
还可能深远地影响个人的工作、学习及日常生活的多个方面。我们将探讨屈光参差对生活和工作的具体影响，并提供有效的应对策略。

1. 屈光参差对工作和学习的影响

（1）视力清晰度下降：屈光参差导致双眼视力不均衡，可能出现一只眼睛视物模糊的情况。对于需要精细视力的工作，如绘图、精密操作等，这种视力差异会严重影响工作效率和准确性。

（2）眼睛疲劳与不适：长时间用眼，尤其是在阅读、写作或使用电脑时，屈光参差可能导致眼睛疲劳、干涩、刺痛等不适，进而影响学习和工作的持续性和专注度。

（3）深度感知受损：双眼视觉对于判断距离和深度至关重要。屈光参差可能损害这种深度感知能力，对驾驶、机械操作等需要精确空间判断的工作构成安全隐患。

2. 屈光参差对生活质量的影响

（1）日常活动受限：屈光参差可能导致患者在日常活动中判断距离和速度的能力下降，影响运动表现和生活自理能力，如打球、驾驶等。

（2）社交障碍：视力问题可能导致患者在社交场合中自信心下降，避免参与需要良好视力的活动，从而减少了社交互动的机会。

（3）心理健康问题：长期的视力困扰和眼部不适可能引发焦虑、抑郁等心理问题，进一步降低生活质量。

3. 如何应对屈光参差带来的挑战

（1）定期眼科检查：定期进行全面的眼科检查是应对屈光参差的第一步。通过检查，可以及早发现问题，制订合适的治疗方案。

（2）选择合适的矫正方法：根据屈光参差的程度和个人需求，选择合适的矫正方法，如框架眼镜、隐形眼镜或视觉训练等。

（3）保持良好的用眼习惯：遵循"20－20－20"原则，定期休息眼睛，减少长时间连续用眼。

（4）环境调整：改善工作和学习环境的光线照明，减少屏幕眩光和反射，使用合适的阅读材料和字体大小。

（5）心理支持：对于因屈光参差导致心理困扰的患者，提供心理咨询和支持，帮助他们建立积极的心态和应对策略。

（6）考虑手术治疗：对于符合条件的患者，可以考虑通过角膜手术或晶状体手术等手术方式矫正屈光参差。

综上所述，屈光参差对工作、学习和生活质量的影响不容忽视。通过定期眼科检查、选择合适的矫正方法、保持良好的用眼习惯以及必要的心理支持，可以有效应对屈光参差带来的挑战，提高个人的生活质量和工作效率。

六、结语

屈光参差不仅影响视力清晰度，还可能导致眼睛疲劳、复视，甚至对深度感知造成干扰，这些都在不同程度上影响了我们的工作效率、学习成绩以及日常生活的舒适度。因此，对这一问题的认识至关重要，通过科学的方法和全面的护理，我们可以有效地减轻其带来的不便，保护视力健康，从而提高整体生活质量。

（冯　伟）

第五节　弱　视

弱视，一个常被人们忽视但至关重要的视力问题，它影响着全球数百万人的生活质量。不同于近视或远视，弱视通常指的是一眼或双眼最佳矫正视力低于相应年龄正常儿童，且眼部检查无器质性病变。这意味着，即使配戴眼镜，弱视患者的视力也可能无法达到正常水平。因此，对于弱视的早期发现和治疗显得尤为重要。

弱视不仅影响患者的日常生活和工作，还可能导致一系列心理和社会问题。例如，弱视患者可能因视力不佳而难以完成学业或职业要求，进而产生自卑和社交障碍。因此，提高公众对弱视的认识和重视，以及加强弱视的预防和治疗，是当今社会面临的重要挑战。

本节将深入探讨弱视的成因、症状、诊断、治疗以及预防措施。

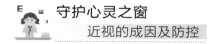
希望通过我们的努力，能让更多人了解弱视，关注弱视，为构建一个视力健康的社会贡献力量。

一、弱视的定义

1. 弱视的定义和概述

弱视，又称为"视力低下"或"视力发育不良"，是指视觉发育期内异常视觉经验（单眼斜视、屈光参差、高度屈光不正以及形觉剥夺）引起的单眼或双眼最佳矫正视力下降，眼球无明显器质性病变。弱视通常发生在幼儿期，由于症状不明显，常常难以被察觉。如果不及时得到诊断和治疗，弱视会持续存在，严重影响儿童的学习和生活质量，到成年后也无法通过配戴眼镜或手术提高视力，其影响会持续终生。

2. 弱视与近视、远视、散光的区别

尽管近视、远视、散光和弱视都属于视力问题，但它们在病理机制上存在显著的差异。近视、远视和散光主要是眼球形态或眼轴长度的改变，使得眼睛无法将光线准确地聚焦在视网膜上。而弱视则可能是在视觉发育期内，视觉细胞、视觉传导通路、视觉中枢受到各种原因（如先天性因素、环境因素等）的影响，导致视觉发育受阻。此外，近视、远视和散光通常可以通过配戴框架眼镜或隐形眼镜来矫正，矫正视力通常能达到 0.8 以上。但弱视的治疗则更加复杂，需要通过多种治疗手段的综合运用。

我们可以举两个例子来帮助理解弱视和近视、远视、散光的区别：①5 岁的小明左眼和右眼不戴眼镜时视力均只有 0.3，父母很担心其有弱视。经过医生检查后发现小明两只眼睛均为远视 − 2.0D，戴上眼镜后，视力均达到 0.8。那么小明的眼睛就不存在弱视。②8 岁的小王，右眼视力 1.0，左眼视力 0.2。经过医生检查，小王右眼正常，左眼没有病变，但是远视 − 6.0D，戴上远视镜片后，视力也只有 0.3，达不到正常，那么小王被诊断为左眼弱视。

3. 弱视的重要性和治疗的紧迫性

弱视的严重性远超过一般的近视和远视。它不仅影响患者的视

力，还可能导致双眼视功能低下和立体视觉丧失，给患者带来长期的视力障碍和生活困扰。因此，弱视的治疗具有极高的紧迫性。

弱视的治疗需要综合考虑患者的年龄、视力状况、病因等多种因素。一般来说，弱视的治疗越早开始，效果越好。因此，家长和学校应密切关注孩子的视力状况，一旦发现孩子有视力问题，应及时就医并进行专业的治疗。

在弱视的治疗中，视觉训练、矫正眼镜的使用和遮盖法是最常用的几种方法。视觉训练是通过一系列精心设计的视觉任务，刺激患者的视觉细胞，改善视觉传导通路，提高视觉中枢的处理能力，从而达到提高视力的目的。矫正眼镜的使用可以帮助患者矫正屈光不正，改善视力状况，为视觉训练提供良好的基础。遮盖法则是通过遮盖正常眼，强迫患者使用弱视眼进行视觉活动，从而刺激弱视眼的视觉发育，提高弱视眼的视力。

除了上述治疗方法外，还有一些其他的治疗手段，如药物治疗、手术治疗等，但这些方法通常只在特定的情况下使用，需要在医生的指导下进行选择。

弱视是一种严重的视力问题，需要引起足够的重视。只有及时发现、正确诊断、科学治疗，才能帮助患者摆脱弱视的困扰，恢复正常的视力。

二、弱视形成的原因

弱视，作为一种常见的视力问题，其形成原因多种多样。这些原因可以大致分为两大类：先天性因素和后天性因素。下面，我们将深入探讨这些因素如何影响视觉发育，导致弱视的发生。

1. 先天性因素

（1）遗传因素：遗传因素在弱视的发病中起着重要作用。研究表明，如果父母中有一方患有弱视，那么孩子患上弱视的风险就会相应增加。这种遗传倾向可能与基因中控制眼球发育和视觉功能的特定片段有关。

（2）妊娠和分娩期的问题：妊娠期和分娩期的问题也是导致弱视的先天性因素之一。例如，母亲在怀孕期间患有某些疾病（如糖尿病、高血压等），或者分娩过程中孩子发生窒息、缺氧等情况，都可能对孩子的视觉系统造成不良影响，增加患弱视的风险。

2. 后天性因素

（1）眼部疾病：某些眼部疾病是导致弱视的重要后天性因素。例如白内障、上睑下垂、角膜病变等，这些疾病会干扰光线正常进入眼内，影响视网膜的清晰成像，从而导致弱视的发生。

（2）视觉环境不佳：视觉环境对孩子的视觉发育有着重要影响。如果孩子在成长过程中长期处于光线不足、照明不均、对比度低等不良视觉环境中，视觉细胞的刺激将受到限制，影响视觉的正常发育，进而导致弱视。

（3）斜视：一般发生在单眼斜视的儿童，眼位偏斜后引起异常的双眼相互作用，斜视眼的黄斑中心凹接收的不同物像受到抑制，导致斜视眼的最佳矫正视力下降。

（4）屈光参差：双眼之间存在屈光参差，屈光度较高的一眼可能产生弱视。这是双眼异常相互作用和形觉剥夺两个因素引起的。屈光参差性弱视也是单眼弱视。

（5）屈光不正：高度的屈光不正（远视、近视、散光）未及时矫正，会导致双眼接收的物像模糊引起形觉剥夺，导致最佳矫正视力下降。屈光不正导致的弱视一般是双眼弱视。

弱视的形成是一个复杂的过程，涉及多种先天性和后天性因素。了解这些因素有助于我们更好地预防和治疗弱视。对于家长来说，关注孩子的视觉环境、培养良好的用眼习惯、定期进行视力检查，都是预防弱视的有效措施。同时，对于已经患有弱视的孩子，及时采取科学的治疗方法，如视觉训练、矫正眼镜等，也能有效改善视力状况，减轻弱视带来的困扰。

三、弱视的症状与诊断

弱视，也被称为视力发育不良，是一种常见的视力问题。了解其症状和诊断方法对于及早发现和治疗至关重要。我们将深入探讨弱视的常见症状以及如何诊断弱视。

1. 弱视的常见症状

弱视通常发生在幼儿时期，因为这一阶段的儿童还不会自我表达，因此弱视的症状可能相对隐匿，容易被忽视。以下是一些常见的弱视症状：

（1）视力下降：这是弱视最明显的症状。患者可能发现自己在看远处或近处的物体时变得模糊。

（2）眼睛疲劳：弱视患者常常感到眼睛疲劳，尤其是在长时间看书、写字或使用电子设备后。

（3）异常眼位：为了看清楚物体，弱视患者可能会采取异常的眼位，会出现歪头斜眼的症状。

（4）对光敏感：有些弱视患者可能对光线特别敏感，尤其是在强光下。

（5）阅读困难：弱视可能导致阅读困难，患者可能需要更近距离地看书或不断调整阅读位置。

2. 如何诊断弱视

诊断弱视需要综合多个方面的信息。以下是一些常用的诊断方法：

（1）视力检查：视力检查是诊断弱视的第一步。通过测量患者的裸眼视力和矫正视力，医生可以初步判断是否存在视力问题。

（2）眼科医生的评估：眼科医生会详细地询问病史，通过眼部检查评估患者的眼部状况，包括观察眼球的外观，检查角膜、晶状体和眼底等。

（3）其他必要的检查

①视觉诱发电位检查：这是一种无创性检查，可以评估视觉通路的功能状态。

②视网膜电图：通过记录视网膜的电活动，可以评估视网膜的功能状态。

③验光检查：验光师会通过一系列检查来评估患者的屈光状态，如散光、近视或远视等。

④遮盖试验：通过遮盖患者的一只眼睛，观察另一只眼睛的视觉反应，可以判断是否存在弱视。

诊断弱视需要综合考虑患者的症状、视力检查结果以及眼科医生的评估。对于疑似弱视的患者，建议及时就医，以便及早发现和治疗，避免对视力造成进一步的影响。通过科学的诊断和治疗方法，我们有望帮助弱视患者改善视力状况，提高生活质量。

四、弱视的治疗

弱视是一种常见的视力问题，而治疗弱视则需要综合运用多种方法。

1. 去除形觉剥夺

形觉剥夺是指眼部疾病、眼外伤等导致视觉信号无法正常传输到大脑进行处理。治疗弱视的首要任务是去除形觉剥夺的因素。例如，对于先天性白内障等眼部疾病，需要通过手术治疗来恢复透明通道，让光线能够正常进入眼内。对于眼睑下垂等问题，也需要通过手术或其他治疗方法来治疗。

2. 配镜

配镜是治疗弱视的重要方法之一。对于屈光不正（如近视、远视、散光等）引起的弱视，通过配戴合适的眼镜，可以有效改善视力状况。配镜的目的是使光线能够准确聚焦在视网膜上，从而提高视觉质量。在配镜过程中，验光师会根据患者的具体情况，精确测量屈光度数，并为其定制合适的眼镜。

3. 遮盖好眼

遮盖好眼是治疗单眼弱视的经典方法之一。通过遮盖好眼，迫使患者使用弱视眼进行视觉活动，从而刺激弱视眼的视觉发育。遮盖时间的长短应根据患者的年龄、视力状况等因素进行调整。一般来说，年龄越小，遮盖时间越长；视力差距越大，遮盖时间也越长。

但需要注意的是，遮盖好眼可能会给患者带来一定的不便和心理压力，因此家长和医生需要给予患者足够的支持和鼓励。

4. 压抑疗法

压抑疗法是一种通过药物或光学手段抑制健眼视力的方法，从而促使弱视眼的使用和发育。常用的压抑疗法包括阿托品压抑法和矫正镜片压抑法。阿托品压抑法是通过给健眼滴用阿托品眼药水，使健眼视物模糊，从而迫使患者使用弱视眼。而矫正镜片压抑法则是通过给健眼配戴过矫的凸透镜，使健眼视力下降，同样迫使患者使用弱视眼。需要注意的是，压抑疗法需要在医生的指导下进行，以确保安全和有效。

5. 弱视训练

弱视训练是通过一系列有针对性的视觉训练任务，来提高弱视眼的视力，改善双眼视功能。训练内容包括但不限于视觉感知训练、视觉认知训练、视觉技能训练等。这些训练可以帮助患者提高视力、改善眼位、增强立体视觉等。弱视训练需要在专业人员的指导下进行，以确保训练的有效性和安全性。

弱视治疗需要综合运用多种方法。在治疗过程中，患者需要积极配合医生的治疗方案，并保持良好的心态和生活习惯。通过科学的治疗和训练，我们有望帮助弱视患者重获清晰"视界"，提高生活质量。

五、家庭和学校在弱视治疗中的作用

治疗弱视年龄因素非常关键，年龄越小疗效越好，到青春期以后，弱视就很难治疗了。因此家庭和学校在弱视治疗中起到非常重要的作用，应该共同努力，采取一系列措施来预防和及时发现弱视，以下是一些具体的建议：

1. 家庭方面

（1）定期眼科检查：家长应定期带孩子去眼科医生那里进行检查，特别是在孩子学龄前和学龄期，这是视力发育的关键时期。通过专业的眼科检查，可以及早发现弱视等视力问题。

（2）优化生活环境：家长应确保孩子的生活环境有足够的照明，避免孩子在昏暗或强烈的光线下阅读和写作业。同时，家长还要控制孩子使用电子设备的时间，避免长时间盯着屏幕。

（3）关注孩子行为：家长应密切关注孩子的行为，如果发现孩子有揉眼、斜眼、近距离看电视或书本等行为，可能是视力出现问题的信号，应及时带孩子去医院检查。

（4）营养均衡：家长应保证孩子的饮食均衡，多摄入富含维生素A、维生素C、维生素E和锌、硒等微量元素的食物，这些有助于维护视力健康。

2. 学校方面

（1）定期视力筛查：学校应定期组织学生进行视力筛查，以及时发现视力问题。筛查可以包括视力测试、眼位检查等。

（2）健康教育：学校应开展视力保护的教育活动，让学生了解视力的重要性、如何保护视力以及弱视的危害和预防措施。

（3）优化学习环境：学校应提供符合视力保护标准的学习环境，如调整适当的桌椅高度、保证教室内有足够的照明等。

（4）用眼卫生：学校应教育学生采取正确的用眼姿势和注意用眼卫生，如定时休息、远离电子屏幕、保持正确的读写姿势等。

（5）及时沟通：学校应与家长保持密切联系，定期反馈学生的视力状况，共同关注孩子的视力健康。

预防和及时发现弱视需要家庭和学校的共同努力。家长和学校都应积极采取措施，确保孩子的视力健康。

六、结语

弱视作为一种常见的视力问题，如果不及时干预，可能会对孩子的学习、生活以及未来的职业发展产生深远影响。因此，家庭、学校以及整个社会都需要对此给予足够的关注和重视。

我们呼吁全社会共同关注儿童眼健康，将预防弱视纳入全民健康教育的范畴。家长作为孩子的第一任教育者，应当定期带孩子进行眼科检查，了解孩子的视力状况，及时发现并治疗弱视。学校则应当加强健康教育，普及视力保护知识，为学生提供符合视力保护标准的学习环境。

同时，政府和社会各界也应加大对儿童眼健康的投入，提高眼科医疗资源的可及性，为弱视患儿提供更多的治疗机会。通过全社会的共同努力，我们相信一定能够有效预防和控制弱视的发生，让每一个孩子都能拥有一个健康、明亮的未来。让我们携手行动，共同关注儿童眼健康，为预防和治疗弱视贡献我们的力量吧！

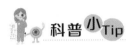

弱视的表现有哪些？

弱视的主要表现为远视力模糊。如果是双眼都有弱视的孩子可能会有看东西喜欢凑得很近、看电视眯眼睛、斜视、眼球震颤等表现，严重弱视的孩子还会有反应迟钝的表现，如不能注视目标、不随外物运动而转动眼球等。单眼弱视的孩子隐蔽性较强，平时生活中可能不会有视力障碍的表现，或者仅表现为看远处歪头斜眼，因此往往会被家长忽视而错过最佳治疗时机。家长应该多留心孩子平时的视力表现，发现异常及时就诊。另外从孩子3岁开始，可以定期检查视力和屈光度，发现异常及时干预治疗。

（冯　伟）

第六节　斜　视

斜视，是指双眼无法同时注视同一物体，导致视轴偏离正常位置的现象。这种偏离可以是水平方向的，也可以是垂直方向的，具体表现为一眼注视目标时，另一眼偏离目标。这不仅影响了患者的

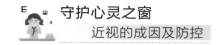
视力清晰度，更对他们的视觉发展产生了深远的负面影响。

在儿童和青少年群体中，斜视的发生率相对较高。这可能是由于他们的视觉系统尚未发育完全，更容易受到外界因素的干扰。斜视常常伴随着视力下降、眼部疲劳等症状，如果不及时干预和治疗，可能会对儿童的视觉发育造成不可逆的损害。

除了对视觉发展的不良影响外，斜视还可能对患者的心理健康造成潜在的伤害。视觉上的异常，斜视患者可能会受到来自同龄人的嘲笑和歧视，导致自信心受损、社交能力下降，甚至产生心理压抑和自卑感。这些心理问题不仅影响了患者的日常生活和社交能力，还可能进一步加重斜视的症状，形成恶性循环。

因此，我们有必要对斜视进行深入的了解和研究，提高公众对斜视的认知度，尤其是家长和教育工作者。通过早期的筛查和干预，我们可以有效预防斜视的发生，或者减轻其症状，从而保护儿童的视觉和心理健康。

一、斜视的定义和分类

1. 斜视的定义

斜视，是指两眼无法同时注视同一目标，导致视轴偏离正常位置的现象。正常情况下，双眼视轴应当是平行的，以便同时捕捉并处理来自外界的视觉信息。然而，斜视患者眼外肌或眼球本身存在异常，使得一眼的视轴偏离了另一眼的视轴，造成双眼视觉的不协调。这种不协调不仅影响了患者的立体视觉和深度感知，还可能对视力发育造成长期的负面影响。

2. 斜视的分类

斜视的分类比较复杂，我们仅介绍根据眼位偏斜方向分类的方法，因为这是最直观，也最容易被大家理解的分类方法。

（1）内斜视：内斜视是指一眼或两眼的视轴向内偏斜，常见于儿童。内斜视可以分为先天性内斜视和后天性内斜视。先天性内斜视通常在出生后就存在，而后天性内斜视则可能与调节过度、远视等因素有关。内斜视可能导致弱视、立体视觉丧失等问题。

（2）外斜视：外斜视是指一眼或两眼的视轴向外偏斜。这种类型的斜视通常在儿童期或青少年期出现，并可能随着年龄的增长而加重。外斜视可能是间歇性的，即只在特定情况下出现，如疲劳或注意力不集中时；也可能是恒定性的，即有一只眼睛始终向外偏斜。外斜视可能导致双眼视觉不稳定，影响阅读和书写等视觉任务。

（3）上斜视：上斜视是指一眼的视轴相对于另一眼向上偏斜。这种类型的斜视通常与垂直眼肌的异常有关。上斜视可能导致头部姿势异常，如抬头或低头看物体，以补偿视觉偏斜。

3. 各种类型斜视的常见症状和特点

（1）内斜视：患者可能表现为双眼同时注视时，一眼向内偏斜；可能出现视力下降、立体视觉丧失等症状；间歇性内斜视患者可能在疲劳或注意力不集中时出现偏斜。幼儿或儿童期出现内斜视可能导致弱视。

（2）外斜视：患者可能表现为双眼同时注视时，一眼向外偏斜；可能出现双眼视觉不稳定，影响阅读和书写等视觉任务；间歇性外斜视患者可能在特定情况下出现偏斜，如疲劳或注意力不集中时。

（3）上斜视：患者可能表现为一眼向上偏斜；可能出现异常的头部姿势，如抬头看物体以补偿视觉偏斜；上斜视可能导致视力下降和立体视觉丧失。

斜视是一种复杂的视觉问题，不同类型的斜视具有不同的症状和特点。对于斜视患者来说，及时的诊断和治疗至关重要，以便尽早矫正视觉偏斜，保护视力发展和心理健康。

二、斜视的成因

导致斜视的因素很多，有先天因素也有后天因素，大致有以下这些原因：

1. 遗传因素

遗传因素在斜视的发病中扮演着重要角色。许多研究显示，有

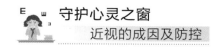
斜视家族史的人群，其斜视的发病率明显高于普通人群。家族研究也发现，斜视在双胞胎中的共患率远高于普通人群，这进一步证实了遗传因素在斜视发病中的关键作用。具体来说，一些与眼外肌发育和功能相关的基因变异，可能会增加个体患上斜视的风险。

2. 解剖结构异常导致斜视

解剖结构异常是斜视的另一个重要成因。眼外肌的发育不良、过大或过小，以及眼外肌附着点的异常，都可能导致眼肌力量不平衡，进而引发斜视。此外，眼球解剖结构的异常，如眼轴长度异常，也可能导致斜视的发生。

3. 神经肌肉病变引发斜视

神经肌肉病变也是斜视的一个重要成因。支配眼外肌的神经受损或发育不良，可能会导致眼肌的运动不协调，进而引发斜视。例如，先天性神经肌肉疾病、脑损伤或脑卒中等都可能影响眼外肌的神经调控，导致斜视的发生。

4. 视觉系统发育不良导致斜视

视觉系统发育不良也是斜视的一个重要成因。在视觉发育的关键时期，如果双眼视觉刺激不足或不平衡，可能会导致双眼视觉发育不协调，进而引发斜视。例如，先天性白内障、上睑下垂等视觉障碍，可能会影响到双眼视觉的正常发育，导致斜视的发生。

5. 环境因素对斜视的诱发作用

除了上述因素外，环境因素也在斜视的发病中起着一定的作用。长时间近距离用眼、不良照明等都可能增加患斜视的风险。长时间近距离用眼可能会导致眼部肌肉过度紧张，进而引发斜视；而不良照明则可能会影响到双眼视觉的正常刺激，导致视觉系统发育不良，进而引发斜视。

斜视的成因是复杂多样的，既包括遗传因素、解剖结构异常、神经肌肉病变和视觉系统发育不良等内在因素，也包括长时间近距离用眼和不良照明等环境因素。对于斜视的预防和治疗，我们需要综合考虑这些因素，采取针对性的措施，以保护我们的视力健康。

同时，对于已经患上斜视的患者，也应及时就医，接受专业的诊断和治疗，以减轻症状、改善生活质量。

三、斜视的诊断

诊断斜视是一件专业而复杂的工作，需要有经验的医生通过一系列检查方法和专业的设备才能得到准确的诊断，从而开展有针对性的治疗。

1. 眼科医生的核心作用

在斜视诊断中，眼科医生发挥着核心作用。他们凭借深厚的专业知识和丰富的临床经验，利用多种专业工具和方法，细致入微地评估和分析，以确保斜视的准确诊断，进而制订后续的治疗方案。

2. 专业诊断工具与视觉检查方法

（1）遮盖试验：这是一种经典的斜视检查方法。医生会让患者注视一个固定的目标，随后交替遮盖双眼。在此过程中，医生会密切观察被遮盖眼在去掉遮盖物后的移动情况。若眼球出现不自主的移动，可能暗示着斜视的存在。

（2）角膜映光法：这是一种基于光学原理的检查方法。医生使用专业光源照射患者的角膜，并观察其反射光线的精确位置。正常情况下，反射光线会聚集在角膜的中心点。如果出现偏移，表明可能存在眼位异常，即斜视的可能性。

3. 深入诊断

（1）验光：除了常规检查视力外，验光还能帮助医生了解患者的详细屈光状态，如近视、远视或散光等。这些屈光不正可能与斜视存在关联，因此验光在斜视诊断中占据重要地位。

（2）眼位测量：通过使用专业的眼位测量仪器，例如三棱镜、同视机、综合验光仪等，医生能够精确地量化眼球的偏移程度和方向。这为后续的治疗提供了宝贵的数据支持。·

（3）眼肌检查：眼肌是控制眼球运动的关键结构。医生通过专业的眼肌检查，可以评估眼外肌的功能状态，从而判断是否存在眼肌

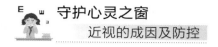
异常，进而分析斜视的潜在原因。

4. 诊断的目的与意义

斜视诊断不仅仅是为了确认是否存在斜视，更重要的是为了全面了解患者的斜视类型、严重程度以及可能的病因。这有助于医生制订更为精准和个性化的治疗方案，从而最大限度地提高治疗效果，维护患者的视觉健康。

斜视诊断是一个高度专业和技术要求严格的过程。患者在选择诊断医生时，应优先考虑具有丰富经验和专业背景的眼科专家，以确保诊断的准确性和治疗的有效性。

四、斜视的治疗

斜视，作为一种常见的视觉问题，不仅影响美观，还可能对视力造成长期影响。对于斜视的治疗，方法多样，包括光学矫正、训练治疗以及手术治疗等。我们将深入解析这些治疗方法，帮助您更好地了解并选择合适的方案。

1. 光学矫正

（1）框架眼镜矫正：对于某些类型的斜视，如调节性内斜视，医生可能会推荐患者配戴特制的框架眼镜。这些框架眼镜可以矫正屈光不正，从而减轻或消除斜视症状。

（2）隐形眼镜矫正：对于不愿配戴框架眼镜的患者，隐形眼镜可能是一个更好的选择。某些特殊设计的隐形眼镜，可以在矫正斜视引起的视觉问题中起到辅助作用。

2. 训练治疗

（1）视觉训练：视觉训练是一种通过特定的视觉任务，如注视训练、追视训练等，来矫正患者的用眼习惯，增强双眼协调能力的方法。这种训练通常适用于非器质性斜视，如间歇性外斜视。

（2）眼肌训练：眼肌训练则是一种通过特定的运动，如眼球运动训练、肌肉强化训练等，来增强眼肌力量，改善眼球运动协调性的方法。这种训练对于某些类型的斜视，如共同性内斜视，具有一定的治疗效果。

3. 手术治疗

（1）手术时机：当光学矫正和训练治疗无法达到预期效果时，医生可能会建议患者进行手术治疗。手术时机通常取决于患者的年龄、斜视类型以及症状的严重程度。

（2）手术方法：斜视手术通常包括眼肌缩短、眼肌延长、眼肌移位等多种方法。医生会根据患者的具体情况选择合适的手术方案。

（3）术后护理：术后护理对于患者的恢复至关重要。患者需遵循医生的建议，如避免剧烈运动、定期清洁眼部、按时复查等，以确保手术效果并预防并发症的发生。

总之，斜视的治疗需要综合考虑患者的年龄、症状、斜视类型等多个因素。选择合适的治疗方法对于患者的恢复至关重要。通过光学矫正、训练治疗以及手术治疗的综合应用，我们可以有效改善斜视患者的视觉问题，帮助他们恢复自信，重获清晰"视界"。同时，患者在治疗过程中也应积极配合医生的治疗，保持良好的生活习惯和眼部卫生，以促进治疗效果的最大化。

五、斜视对视觉质量的影响

双眼视觉是人类赖以生存的重要感官功能之一，它让我们能够感知深度、距离和方向。然而，当双眼视觉受损、立体视觉丧失或视力下降时，我们的生活质量将受到严重影响。而斜视会使双眼视觉受到严重的影响，甚至让我们丧失双眼视的功能。

1. 双眼视觉受损的实际后果

双眼视觉受损可能导致眼部疲劳、阅读困难、空间判断力下降等问题。例如，一位长期遭受双眼视觉受损的患者可能会感到眼睛疲劳，无法长时间集中注意力，从而影响工作和学习的效率。此外，双眼视觉受损还可能导致深度感知异常，使患者在行走或驾驶时难以准确判断距离和障碍物，增加事故风险。

2. 立体视觉丧失的影响

立体视觉是双眼视觉的重要组成部分，它让我们能够感知物体

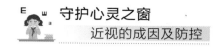
的三维形状和空间位置。立体视觉丧失可能导致患者无法准确判断物体的远近、高低和大小，进而影响日常生活和工作。例如，一位立体视觉丧失的艺术家可能无法准确捕捉物体的形态和质感，从而影响其创作质量。

3. 视力下降的长期影响

视力下降是许多眼部疾病的共同表现，长期视力下降不仅影响患者的生活质量，还可能引发一系列心理问题。视力下降可能导致患者无法清晰看到周围环境，影响社交和沟通能力。此外，长期视力下降还可能增加患眼病的风险，如青光眼、白内障等。

4. 弱视与斜视的关系

弱视，是指一眼或双眼的最佳矫正视力低于正常标准，且不能用病变或视路异常来解释。斜视则是双眼视线无法同时注视同一物体的状况。研究表明，弱视与斜视之间存在密切关系，许多斜视患者都伴有一定程度的弱视。尤其是在幼儿期就发生的斜视往往都伴随有弱视。

弱视和斜视对视觉功能的长期影响不容忽视。长期得不到足够的视觉刺激，弱视眼的视觉功能可能进一步退化，甚至导致视力永久丧失。斜视患者则可能因为双眼视线不一致，出现复视、视觉混淆等现象，严重影响视觉质量。此外，弱视和斜视还可能影响患者的心理健康，导致自卑、孤僻等问题。

双眼视觉受损、立体视觉丧失以及视力下降是严重的视觉问题，它们对患者的生活质量、工作能力和心理健康产生深远影响。因此，我们应该重视眼部健康，定期进行眼部检查，及时发现并治疗视觉问题。同时，对于弱视和斜视等视觉问题，我们应该采取积极的干预措施，如视觉训练、矫正手术等，以尽可能恢复患者的视觉功能，提高他们的生活质量。

六、斜视的预防

斜视，作为一种常见的眼科疾病，不仅影响患者的视力，还可能对其生活质量和心理健康造成深远影响。为了维护眼部健康，及时发现并治疗斜视就显得至关重要。

1. 早期筛查与干预的重要性

早期筛查是预防或治疗斜视的关键。通过定期的眼科检查，医生可以及时发现并评估儿童的视觉发育情况，如有无斜视、近视等潜在问题。早期发现意味着早期干预，能够有效防止斜视进一步恶化，降低治疗难度。干预措施包括但不限于视力训练、配戴矫正眼镜等，需要根据个体情况量身定制。

2. 保持良好的生活习惯和用眼卫生

预防斜视，生活习惯和用眼卫生同样重要。首先，保持充足的睡眠时间，有助于眼睛得到充分休息和恢复。其次，均衡饮食，摄入足够的维生素 A、维生素 C、维生素 E 等营养素，对维护眼睛健康大有裨益。最后，避免长时间连续用眼，尤其是在阅读或使用电子设备时，应适时休息眼睛，减轻眼部疲劳。

3. 避免长时间近距离用眼

长时间近距离用眼是诱发某些类型斜视的重要因素之一。长时间盯着电脑屏幕、手机屏幕或书本，容易导致眼睛疲劳和调节失衡，进而可能引发斜视。因此，建议在阅读或使用电子设备时，保持适当的距离和角度，同时定期进行眼部放松活动，如远眺、闭眼休息等。

4. 定期眼科检查

定期眼科检查是预防斜视的重要手段。通过专业的眼科检查，可以及时了解眼睛的健康状况，发现并解决潜在的视力问题。尤其是对于儿童和青少年，由于他们的眼睛正处于发育阶段，更需要定期接受眼科检查。建议每年至少进行一次眼科检查，特别是对于有斜视家族史的人群，更应提高警惕。

5. 注意事项

除了上述提到的预防措施外，还有一些注意事项需要关注。首先，避免在光线不足或过于强烈的环境下阅读或使用电子设备。其

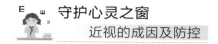
次，避免长时间配戴隐形眼镜，以免对眼睛造成不必要的负担。最后，如果发现自己有斜视的症状，如眼睛容易疲劳、视力下降等，应及时就医，接受专业的诊断和治疗。

预防斜视需要从多方面着手，包括早期筛查与干预、保持良好的生活习惯和用眼卫生、避免长时间近距离用眼以及定期眼科检查等。通过采取科学有效的预防措施和遵守注意事项，我们可以有效降低斜视的发生风险，维护眼部健康。

七、结语

斜视，作为一种常见的眼科疾病，不仅影响患者的视力，还可能给其日常生活、工作以及心理带来显著的影响。斜视不仅仅是眼位的异常，它更是涉及视觉功能、眼部健康以及生活质量的多维度问题。我们应该从多个角度去看待和处理斜视，既要重视其对患者生活的影响，也要关注其治疗方法的选择和效果。同时，我们还需要强调早期发现和治疗的重要性，以及对儿童眼健康的持续关注，从而为维护人们的视觉健康和生活质量做出积极的贡献。

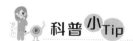
科普小Tip

戴眼镜可以矫正斜视吗？

除了调节性内斜视，大多数斜视都不能通过戴眼镜矫正。如果验光时散瞳后，或孩子配戴远视矫正眼镜后，内斜视消失，说明是调节性内斜视，只需要坚持戴眼镜即可，远视治疗好后斜视也会随之治愈。但是其他的斜视类型就没办法通过戴眼镜矫正，影响视功能的往往需要通过手术治疗。

斜视什么时候手术？

斜视会影响孩子的双眼视和立体视，也可能导致弱视。因此严重的斜视建议尽早手术，促进双眼视、立体视的发育。如果斜视程度不重，且孩子能配合做视功能检查，可以定期随访，根据孩子双眼视、立体视的发育情况选择手术时机。很多斜视并不能通过一次手术就完全矫正，可能需要多次手术。

（冯　伟）

第七节　圆锥角膜

圆锥角膜是一种渐进性的眼病，它以角膜中央或旁中央的局部变薄并向前锥形突出为特征，可导致严重的视力损害。本节旨在深入剖析圆锥角膜的概念、发病机制、临床表现及其诊断和治疗等内容，帮助大家全面了解该疾病。

一、圆锥角膜的定义与发病机制

1. 圆锥角膜的定义

圆锥角膜是一种慢性的、进行性的眼病，其特点是角膜中央或旁中央区域逐渐变薄并向前锥形突出。这种结构上的变化会导致角膜曲率不规则，从而影响视力。圆锥角膜多发生于青少年和年轻人，且双眼可能先后或同时发病。

2. 病因与发病机制

圆锥角膜的病因与发病机制目前尚未完全明确，但经过多年的研究，学者们普遍认为这一疾病与多种因素有关，包括遗传因素、环境因素以及其他潜在风险因素。

（1）遗传因素：遗传因素在圆锥角膜的发病中起着重要作用。许多研究已经证实，圆锥角膜具有家族聚集性，即有圆锥角膜家族史的人群患病风险显著增加。这主要与特定的基因突变有关，这些基因主要影响角膜的结构和胶原纤维的合成。

（2）环境因素：环境因素也被认为与圆锥角膜的发病有关。例如，长期揉眼、配戴不合适的隐形眼镜或眼部受到外伤等，都可能

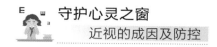
对角膜产生不良影响，从而增加患圆锥角膜的风险。此外，一些全身性疾病，如结缔组织病、变态反应性疾病等，也可能与圆锥角膜的发病有关。

（3）其他潜在风险因素：除了遗传因素和环境因素外，还有一些其他潜在的风险因素被认为与圆锥角膜的发病有关。例如，性别因素，男性患圆锥角膜的风险似乎略高于女性。此外，患有其他眼部疾病的人群，如角膜炎、角膜营养不良等，也可能增加患圆锥角膜的风险。

圆锥角膜是一种复杂的眼病，其病因与发病机制涉及多种因素。虽然目前尚未完全明确其具体病因，但遗传因素、环境因素以及其他潜在风险因素都已经被证实与圆锥角膜的发病有关。因此，对于圆锥角膜的预防和治疗，我们需要综合考虑这些因素，采取综合性的措施来降低患病风险并改善患者的生活质量。同时，对于已经患有圆锥角膜的患者，早期诊断和干预是治疗成功的关键，因此及时就医并进行专业的眼科检查是至关重要的。

二、圆锥角膜的症状与体征

圆锥角膜是一种慢性进展性疾病，其症状与体征在不同阶段有不同的表现。了解这些症状与体征对于早期发现和有效治疗圆锥角膜至关重要。

1. 早期症状

圆锥角膜的早期症状往往较为轻微且难以察觉，因此常被忽视。常见的早期症状包括：

（1）视力下降：患者可能首先注意到的是视力逐渐下降，尤其是在看远处时更为明显。这通常是因为角膜曲率变化导致的。

（2）眼睛疲劳：患者可能会感到眼睛容易疲劳，尤其是在长时间阅读或使用电子设备后。

（3）敏感性增加：圆锥角膜患者可能对光线和风的刺激更为敏感，这可能会导致眼睛不适或疼痛。

2. 进展期症状

随着疾病的进展，圆锥角膜的症状会逐渐加重，影响患者的日常生活。进展期的主要症状包括：

（1）视力急剧下降：在疾病进展期，患者的视力可能会迅速下降，甚至出现严重的视力障碍。

（2）角膜变形：通过眼科检查，医生可能会观察到患者的角膜出现明显的变形，呈现锥形突起。

（3）不规则散光：圆锥角膜患者可能出现不规则散光，导致视物模糊、重影等视觉症状。

3. 典型体征

圆锥角膜的典型体征主要包括角膜变薄和突出、视力下降以及散光等。这些体征在眼科检查中容易被发现，是诊断圆锥角膜的重要依据。

（1）角膜变薄和突出：通过角膜地形图等检查手段，医生可以观察到患者的角膜中央或旁中央区域明显变薄，并向前突出，形成典型的圆锥形态。

（2）视力下降：圆锥角膜患者的视力通常会受到严重影响，这可能是角膜曲率不规则和散光等导致的。

（3）散光：圆锥角膜患者的散光通常较为严重，且呈现不规则分布。这种散光不仅影响患者的视力，还可能导致视觉不适和疲劳。

（4）圆锥角膜患者还可能出现一些其他相关症状，如眼睛疼痛、畏光、流泪等。这些症状可能是角膜变形和变薄引起的，需要引起患者的重视并及时就医。

了解圆锥角膜的症状与体征对于早期发现和治疗这一疾病具有重要意义。如果您或您身边的人出现上述症状或体征，请尽快就医并进行专业的眼科检查。通过早期诊断和干预，可以有效减缓疾病的进展并保护患者的视力健康。

三、圆锥角膜的诊断

圆锥角膜的诊断依赖于一系列专业且精细的眼科检查。这些检

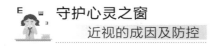
查不仅帮助医生确定患者是否患有圆锥角膜，还能评估疾病的严重程度和制订合适的治疗方案。

1. 眼科检查

眼科检查是诊断圆锥角膜的初始步骤。通常包括评估患者的病史、家族病史，以及目前的症状和体征。医生会仔细检查患者的角膜，查看是否有典型的圆锥形态，同时评估角膜的透明度和曲率。

2. 裂隙灯检查

裂隙灯是一种常用于眼科检查的专业设备。通过这种设备，医生能够放大并观察患者眼部的细节。裂隙灯检查有助于发现角膜的细微变化，如角膜变薄、突出或不规则散光等，这些特征对于圆锥角膜的诊断具有重要意义。

3. 角膜地形图

角膜地形图通过测量角膜表面的曲率绘制出角膜的三维形态图。这种非侵入性的检查方法能够精确地显示角膜的锥形突起和不规则性，为医生提供关于圆锥角膜形态和严重程度的详细信息。

4. 特殊检查

除了上述常规眼科检查外，还有一些特殊检查在圆锥角膜的诊断中发挥着关键作用。

（1）共聚焦显微镜：这种显微镜能够深入到角膜组织内部，观察微观结构。对于圆锥角膜，它可以揭示角膜细胞的排列异常和炎症反应，为医生提供关于疾病进程的直接证据。

（2）角膜曲率计：角膜曲率计通过精确测量角膜曲率，帮助医生判断角膜是否存在局部变薄或突出，这些改变是圆锥角膜的典型特征。

（3）OCT：OCT 技术能够获取角膜组织的高分辨率横截面图像。在圆锥角膜的诊断中，它可以清晰地显示角膜各层结构的异常，如基质层变薄和上皮层增厚，为医生提供关于疾病进展和治疗效果的实时信息。

圆锥角膜的诊断流程是一个综合性的过程，需要医生结合各种检查结果、患者的病史以及临床症状进行全面评估。在诊断过程中，与其他眼部疾病的鉴别诊断尤为重要，以确保患者得到准确和及时的治疗。同时，定期的复查和监测对于观察病情的变化和进展也至关重要。

四、圆锥角膜的治疗

圆锥角膜是一种进展性的眼病，需要及时的治疗与管理以保护患者的视力。治疗策略通常根据疾病的严重程度和患者的个人情况来定制。下面我们将详细探讨圆锥角膜的非手术治疗、手术治疗以及治疗后的注意事项。

1. 非手术治疗

对于病情较轻的患者，非手术治疗通常是首选。这包括观察与随访、视力矫正以及药物治疗。

（1）观察与随访：对于病情稳定、进展缓慢的患者，定期观察与随访是关键。这有助于监测疾病的进展，及时采取干预措施。

（2）视力矫正：患者可能需要配戴特殊设计隐形眼镜来矫正视力。这些矫正器能够减少不规则散光，提高患者的生活质量。

2. 药物治疗

某些药物，如局部抗生素和抗眼部疲劳药物，可能用于减轻症状或控制疾病的进展。然而，目前尚无特效药物能够逆转圆锥角膜的病理过程。

3. 手术治疗

对于病情较重或进展迅速的患者，手术治疗通常是必要的。手术治疗主要包括角膜交联手术和角膜移植手术。

（1）角膜交联手术：这是一种较新的治疗方法，通过在角膜组织中引入特定的化学物质，增强角膜胶原纤维之间的连接，从而加固角膜结构。这种手术适用于病情较轻、角膜尚未出现严重变形的患者。

（2）角膜移植手术：对于病情严重、角膜变形明显的患者，可能

411

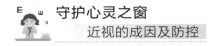
需要进行角膜移植手术。这种手术涉及将病变的角膜组织替换为健康的供体角膜组织，以恢复角膜的正常形态和功能。

4. 治疗方案的选择依据

治疗方案的选择应根据患者的具体情况而定，包括病情的严重程度、患者的年龄、全身健康状况以及个人意愿等。医生会根据这些因素制订个性化的治疗方案，以最大限度地保护患者的视力。

5. 治疗后的注意事项与随访

无论是非手术治疗还是手术治疗，治疗后的注意事项与随访都至关重要。患者应定期接受眼科医生的检查，以监测疾病的进展和治疗效果。同时，遵循医生的建议，正确使用框架眼镜、隐形眼镜或药物，并保持眼部卫生。此外，避免揉眼、避免配戴不合适的隐形眼镜等，以减少对角膜的刺激和损伤。

圆锥角膜的治疗与管理需要综合考虑多种因素，包括病情的严重程度、患者的个人情况以及治疗方案的选择等。通过非手术治疗和手术治疗的结合，以及治疗后的注意事项与随访，我们可以最大限度地保护患者的视力，提高他们的生活质量。

五、圆锥角膜的预防和康复

圆锥角膜作为一种慢性进展性疾病，其预防与康复同样重要。通过采取一系列预防措施，可以有效降低圆锥角膜的发病率，同时对于已经患病的患者，合理的康复与支持也是保障其生活质量的关键。

1. 预防措施

预防圆锥角膜，首先要从遗传风险因素和生活方式调整两方面入手。

（1）控制遗传风险因素：圆锥角膜具有一定的家族聚集性，对于有家族史的人群，应定期进行眼科检查，以便早期发现病变。

对于已经确诊圆锥角膜的患者，其家庭成员也应接受筛查，了解是否携带相关基因突变。

（2）生活方式调整：保持眼部卫生，避免揉眼等不良习惯，以减少眼部感染的风险。避免剧烈运动，尤其是可能撞击到眼部的运动，以减少眼部受伤的可能性。

2. 康复与支持

对于已经患病的患者，除了接受专业的医学治疗外，还需要心理、视觉和社会等多方面的支持。

（1）心理辅导：圆锥角膜可能对患者的视力产生长期影响，导致患者产生焦虑、抑郁等心理问题。因此，提供心理辅导，帮助患者建立积极的心态，应对生活中的挑战，是非常重要的。

医生和家属可以通过与患者的沟通，了解其心理需求，并提供相应的支持和帮助。

（2）视觉康复：对于视力受损的患者，可以通过配戴特殊设计的隐形眼镜来矫正视力，提高生活质量。

对于视力矫正效果不佳的患者，还可以考虑辅助视觉设备的使用，如望远镜、显微镜等，以满足其在工作、学习和生活中的视觉需求。

（3）社会支持：圆锥角膜患者可能面临社会适应和就业等方面的挑战。因此，提供社会支持，帮助他们更好地融入社会，是非常必要的。

政府、社会组织和企事业单位等可以出台相关政策，为圆锥角膜患者提供就业、教育等方面的支持和帮助。

预防与康复是保障圆锥角膜患者生活质量的重要方面。通过采取一系列预防措施，可以有效降低圆锥角膜的发病率；同时，对于已经患病的患者，提供心理、视觉和社会等多方面的支持，也是至关重要的。我们希望通过本节内容的介绍，能够帮助更多的人了解圆锥角膜的预防与康复知识，共同促进眼健康事业的发展。

六、圆锥角膜研究的最新进展与展望

圆锥角膜，作为一种慢性进展性的眼病，近年来在科研和临床

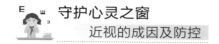
治疗领域均取得了令人瞩目的成果。科技的迅猛发展使我们得以更深入地探索圆锥角膜的病因、发病机制及治疗策略。

1. 圆锥角膜研究的最新进展

（1）遗传学研究：得益于基因测序技术的日新月异，我们对圆锥角膜的遗传背景有了更为深入的认识。多个与其发病密切相关的基因位点被发现，这为早期诊断、预防及治疗提供了新的方向。

（2）病理机制研究：通过构建动物模型和进行体外实验，研究者们对圆锥角膜的发病机制进行了深入挖掘。其中，角膜胶原纤维的异常排列、角膜细胞的凋亡以及炎症反应等均被认为是该疾病发生和发展的关键因素。

（3）新型治疗方法：在生物医学工程的推动下，一系列创新的治疗方法应运而生。例如，角膜交联手术通过增加角膜的刚性和稳定性来减缓疾病的进展；而基因治疗则尝试通过修复或替换缺陷基因来达到根治的目的。这些新兴疗法不仅提高了治疗的安全性，也为患者带来了更为广阔的治疗选择。

2. 未来研究方向与挑战

（1）精准医学治疗：展望未来，我们期望实现更为个性化和精准化的治疗方案。通过结合基因测序、大数据分析以及人工智能等技术，我们有望为每位患者量身定制最佳的治疗策略。

（2）新型药物的研发：当前，针对圆锥角膜的药物治疗仍显不足。因此，开发新型药物，特别是那些能够针对疾病核心机制的靶向药物，将成为未来研究的重中之重。

（3）再生医学的应用：随着再生医学的飞速发展，利用干细胞和组织工程技术重建受损的角膜组织已不再是遥不可及的梦想。这一领域的突破将为那些无法通过传统手术治疗的患者提供新的治疗途径。

（4）多模态监测与评估：为了更好地评估疾病的进展和治疗效果，我们需要发展更为全面和精准的监测手段。通过整合多种影像学技术、生物标志物以及患者报告的结果等信息，我们可以更加准确地把握疾病的动态变化，从而为临床决策提供更为有力的支持。

圆锥角膜的研究正处于一个充满希望和机遇的时代。随着科技的不断进步和研究的持续深入，我们有理由相信，在不远的将来，我们将能够为圆锥角膜患者提供更加有效和人性化的治疗方案。然而，这一目标的实现仍需要我们共同面对并解决诸多挑战和问题。

七、结语

随着我们对圆锥角膜的深入了解和研究，这一慢性眼病逐渐从医学的迷雾中走出，展现在我们面前的是其复杂而精细的病理机制以及多元化的治疗策略。本节概述了圆锥角膜的基本概念、诊断方法、治疗进展以及未来研究方向，旨在为公众、患者及医疗工作者提供全面而准确的信息。

重要的是，我们必须认识到圆锥角膜的早期识别与治疗对于患者至关重要。早期发现疾病，不仅能够有效减缓病情进展，降低并发症的风险，还能为患者提供更多的治疗选择，从而最大限度地保护视力，提高生活质量。因此，增强公众对圆锥角膜的认知，提高医疗工作者的诊断能力，是当下亟待解决的问题。

（冯　伟）

参考文献

［1］刘祖国．眼科学基础［M］.3 版．北京：人民卫生出版社，2018.

［2］葛坚，王宁利．眼科学［M］.3 版．北京：人民卫生出版社，2015.

［3］瞿佳．近视防控瞿佳 2023 观点［M］．北京：科学技术文献出版社，2023.

［4］姜珺．近视管理白皮书（2019）［J］．中华眼视光与视觉科学杂志，2019，21（3）：161 - 165.

［5］中华医学会眼科学分会眼视光学组，中国医师协会眼科医师分会眼视光学专业委员会．儿童青少年近视普查工作流程专家共识（2019）［J］．中华眼视光与视觉科学杂志，2019，21（1）：1 - 4.

［6］梅颖，唐志萍．儿童近视防控：从入门到精通［M］．北京：人民卫生出版社，2020.

［7］吕帆．教育环境是学生近视发生发展的最强因素［J］．四川大学学报（医学版），2021，52（6）：895 - 900.

［8］陈竺．医学遗传学［M］．北京：人民卫生出版社，2020.

［9］王培林．遗传病学［M］．北京：人民卫生出版社，2000.

［10］中华医学会眼科学分会眼视光学组，中国医师协会眼科医师分会眼视光专业委员会，中国非公立医疗机构协会眼科专业委员会视光学组，等．高度近视防控专家共识（2023）［J］．中华眼视光与视觉科学杂志，2023，25（6）：401 - 407.

［11］董彦会．2000—2050 年全球近视和高度近视的患病率及趋势研究［J］．中华预防医学杂志，2017，51（4）：294.